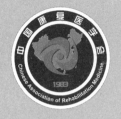

中国康复医学会作业治疗专业委员会作业治疗丛书

总主编　闫彦宁　李奎成　罗　伦

社区作业治疗

Community-Based Occupational Therapy

主编　罗　伦　罗筱嫒

江苏凤凰科学技术出版社·南京

图书在版编目(CIP)数据

社区作业治疗 / 罗伦，罗筱媛主编. — 南京：江
苏凤凰科学技术出版社，2023.3
（中国康复医学会作业治疗专业委员会作业治疗丛书）
ISBN 978 - 7 - 5713 - 3457 - 4

Ⅰ. ①社⋯　Ⅱ. ①罗⋯ ②罗⋯　Ⅲ. ①康复医学
Ⅳ. ①R49

中国国家版本馆 CIP 数据核字(2023)第 034229 号

中国康复医学会作业治疗专业委员会作业治疗丛书

社区作业治疗

主　　　编	罗　伦　罗筱媛	
策　　　划	傅永红　杨小波	
责 任 编 辑	楼立理	
责 任 校 对	仲　敏	
责 任 监 制	刘文洋	

出 版 发 行	江苏凤凰科学技术出版社
出版社地址	南京市湖南路 1 号 A 楼，邮编：210009
出版社网址	http://www.pspress.cn
照　　　排	南京新洲印刷有限公司
印　　　刷	南京新洲印刷有限公司

开　　　本	889 mm×1194 mm　1/16
印　　　张	13.75
字　　　数	390 000
版　　　次	2023 年 3 月第 1 版
印　　　次	2023 年 3 月第 1 次印刷

标 准 书 号	ISBN 978 - 7 - 5713 - 3457 - 4
定　　　价	98.00 元

中国康复医学会作业治疗专业委员会作业治疗丛书
编写委员会

社区作业治疗
编者名单

主　　编　罗　伦　罗筱媛

副 主 编　杨晓姗　刘　刚

编　　者　（按姓氏笔画排序）

龙　艺　中南大学湘雅医院

刘　刚　南方医科大学南方医院

杨　琼　华中科技大学同济医学院附属同济医院

杨晓姗　广东省工伤康复医院

肖少华　华中科技大学同济医学院附属同济医院

吴丽君　重建生活为本康复中心

吴晓珺　无锡市康复医院

汪　颖　上海市养志康复医院（上海市阳光康复中心）

罗　伦　成都市第二人民医院

罗筱媛　九如城康复医院

郑雅丹　中山大学附属第三医院

翁弋婷　香港理工大学

黄卫平　湖北省残疾儿童康复中心

梁国辉　重建生活为本康复中心

推荐序 Recommended order

世界卫生组织文件中指出"康复是一项有益的投资,因为可以提升人类的能力……任何人都可能在生命中的某一时刻需要康复。"根据2021年世界卫生组织发表于《柳叶刀》的研究报告,2019年全球有24.1亿人可从康复中获益。当今,康复的重要性和必要性已成为人们的广泛共识。《"健康中国2030"规划纲要》更是将康复提升到前所未有的高度,全民健康、健康中国已上升为国家战略。2021年6月,国家卫生健康委、国家发展改革委、教育部等八部委联合发布了《关于加快推进康复医疗工作发展的意见》,指出"以人民健康为中心,以社会需求为导向,健全完善康复医疗服务体系,加强康复医疗专业队伍建设,提高康复医疗服务能力,推进康复医疗领域改革创新,推动康复医疗服务高质量发展"的总体目标,推出了"加强康复医疗人才教育培养""强化康复医疗专业人员岗位培训",鼓励有条件的院校要"积极设置康复治疗学和康复工程学等紧缺专业,并根据实际设置康复物理治疗学、康复作业治疗学、听力与言语康复学等专业",并且提出"根据医疗机构功能定位和康复医疗临床需求,有计划、分层次地对医疗机构中正在从事和拟从事康复医疗工作的人员开展培训,提升康复医疗服务能力。"

作业治疗作为康复医学的重要组成部分,近年来得到了快速发展。2017年11月成立了中国康复医学会作业治疗专业委员会,并于2018年5月成为世界作业治疗师联盟(World Federation of Occupational Therapists, WFOT)的正式会员,这是我国作业治疗专业发展的一个重要里程碑。自2020年开始,中国康复医学会作业治疗专业委员会开始承担WFOT最低教育标准作业治疗教育项目国际认证的材料审核工作。据不完全统计,目前我国已有15所本科院校开设康复作业治疗学专业(其中7所已通过WFOT认证),另有一些高职院校也开始开设康复治疗技术(作业治疗方向)的培养课程。然而,目前国内还没有一套专门的作业治疗专业教材,也没有系统的作业治疗系列专著。本次由中国康复医学会作业治疗专业委员会组织编写的国内首套"作业治疗丛书",系统化地介绍了作业治疗的基本理论、常用技术以及在各个系统疾病或群体中的实际应用。丛书以临床需求为导向,以岗位胜任力为核心,不仅可以为作业治疗专业人才培养/培训提供系统的参考用书,也可以作为作业治疗临床/教学的重要参考用书,具有非常重要的现实意义。

作为康复医学界的一位老兵和推动者,我从2011年就开始组织并推动作业治疗国际化师资培训,至今已举办了十余期,在以往的培训中均缺少系统的培训教材和参考专著。我非常高兴地看到本套丛书得以出版,为此由衷地推荐给广大读者,相信大家一定可以从中获益。同时我也希望各位编委总结经验,尽快出版作业治疗学系列教材,以满足作业治疗教育的需要。

励建安

美国国家医学科学院国际院士

南京医科大学教授

序言 Preface

为满足人们日益增长的康复医疗服务需求,2021年6月,国家卫生健康委、国家发展改革委等八部门共同发布了《关于加快推进康复医疗工作发展的意见》,提出"力争到2022年,逐步建立一支数量合理、素质优良的康复医疗专业队伍",并对康复从业人员的数量和服务质量提出了具体的要求。

作业治疗作为康复医疗的重要手段之一,是促进病(伤、残)者回归家庭、重返社会的重要纽带,在康复医疗工作中发挥着不可替代的作用。近年来,随着我国康复医疗工作的不断推进,许多医院已经将原来的综合康复治疗师专科逐步向物理治疗师、作业治疗师、言语治疗师的专科化方向发展。

在我国,现代作业治疗自20世纪80年代随着康复医学引入,经过40余年的发展,从业人员的数量和服务质量都有了很大的提高。2017年12月,中国康复医学会作业治疗专业委员会成立,并于2018年5月成为世界作业治疗师联盟(World Federation of Occupational Therapists, WFOT)正式会员,为我国作业治疗从业者搭建了更高的学术平台,为推动我国作业治疗师队伍走向世界打下了基础。目前,我国已经有近20所高校开设了作业治疗专业(或康复治疗学专业作业治疗方向),其中7所高校的作业治疗本科课程通过了WFOT教育项目的认证。2017年,教育部正式批准部分高校开设"康复作业治疗学"本科专业,标志着我国作业治疗高等教育走向了专科化发展的轨道。可是,目前国内尚无一套系统的作业治疗专业教材,为了促进国内作业治疗的专业化、规范化发展,满足作业治疗从业人员的需求,有必要出版一套系统、全面且符合中国国情的作业治疗丛书。因此,在中国康复医学会的指导下,由中国康复医学会作业治疗专业委员会牵头启动了我国首套作业治疗丛书的编写工作,以期为国内作业治疗、康复治疗、康复医学等相关专业临床及教学工作者提供一套较为全面和系统的参考工具书,同时该套丛书也可作为作业治疗及相关专业学生的教材使用。

本套丛书共有14个分册,涵盖了作业治疗理论、作业治疗评定、常用作业治疗技术、临床常见病症的作业治疗、特殊群体的作业治疗以及作业治疗循证研究等模块,包括《作业治疗基本理论》《作业治疗评定》《日常生活活动》《职业康复》《矫形器制作与应用》《辅助技术与环境改造》《神经系统疾病作业治疗》《骨骼肌肉系统疾病作业治疗》《心理社会功能障碍作业治疗》《烧伤作业治疗》

《儿童作业治疗》《老年作业治疗》《社区作业治疗》《循证作业治疗》。

参加本套丛书编写的人员多数有在国外或我国台湾、香港、澳门地区学习作业治疗的经历，或具备深厚的作业治疗理论基础和丰富的作业治疗临床或教学实践经验。在编写过程中，本套丛书力图体现作业治疗的专业特色，在专业技术方面做到详细、实用、具体，具有可操作性。

丛书编写工作得到了康复领域多位专家的悉心指导，得到了中国康复医学会、江苏凤凰科学技术出版社以及参编人员所在单位的大力支持，同时也离不开所有参编人员的共同努力，在此我们一并表示衷心的感谢。

作为本套丛书的总主编，我们深感责任重大。作为国内首套作业治疗丛书，由于可供参考的资料不多，且参编人员较多，写作水平和风格不尽一致，书中难免存在不足或疏漏之处，我们恳请各位同道不吝指正，以便修订时完善。

闫彦宁　李奎成　罗　伦
中国康复医学会作业治疗专业委员会
2022 年 8 月

前言 Foreword

2011年6月,世界卫生组织发布的首份《世界残疾报告》指出,全世界超过10亿人存在不同形式的残疾,其中,1.1亿～1.9亿人在日常生活中面临着严重的功能障碍。同时,随着人口老龄化及慢性疾病的增多,残疾人的数目也在不断增长。不同形式的暂时性或长期的残疾会给人们的健康带来不同程度的负面影响,同时也会进一步增加对卫生保健的需求。根据《联合国残疾人权利公约》第25条规定,残疾人享有获得最高标准卫生保健的权利。此外,《联合国残疾包容战略》明确指出各种形式的残疾人都可以进行有意义的参与,促进残疾人的权利,满足具体社区的需要,实现将残疾人融入和纳入社会和发展的各个方面的总目标。

第二次全国残疾人抽样调查结果显示,中国各类残疾人总数为8296万人,其中需要机构式康复、社区和家庭康复,以及延伸服务的残疾人比例分别为54.85%、38.20%和6.95%。这个数据表明了残疾人对社区康复的极大需求。

2004年,国际劳工组织、联合国教科文组织、世界卫生组织联合将社区康复新定义为一项促使残疾人康复、机会平等、减贫和融入社会的策略,并认可残疾人及其组织对促进社区康复发挥主动作用。社区作业治疗是社区康复服务中的一项重要内容,是机构康复的一项重要延伸。社区作业治疗旨在帮助有需要的残疾人最大限度地重建生活能力、生活角色和生活方式,提高其生活质量,促进全面成功的社区融入。

然而,在中国内地还很少有经过社区作业治疗正规培训的作业治疗师。同时,残疾人及其相关人员对于社区作业治疗的认知也很匮乏。因此,我们想要通过这本书把我们多年的社区作业治疗相关临床经验分享给提供社区作业治疗服务的医务工作者及作业治疗专业的学生,帮助他们为有需要的残疾人及其相关人员提供更加专业的社区作业治疗服务,实现真正意义上的残疾人社区融入,从而为进一步推进中国的社区作业治疗发展做出贡献。

本书不仅介绍了社区作业治疗与传统临床作业治疗的主要不同,还详细介绍了针对不同类型失能人士的社区作业治疗干预内容。同时,本书还通过实际案例展示了如何通过对人、环境和活动的干预来开展针对患有不同疾病的残疾人的具体社区作业治疗过程。此外,本书还详细阐述了如何运用生活重整的概念,帮助残疾人重建生活能力、生活角色和生活方式,从而实现真正意义上的社会融入。另外,本书也介绍了如何运用中国传统文化与功法来促进残疾人的身心健康,以帮助其融入社会。

参与本书编写的作者均是具有多年丰富的社区作业治疗临床与教学经验的专业人员。尽管全体编写人员尽心尽力,多次审核校对,但仍难免有错漏之处,欢迎大家提出宝贵的意见,在此我们表示衷心的感谢!

罗 伦

2022 年 5 月

目 录 Contents

第一章

社区作业治疗概论

社区卫生、社区康复与社区作业治疗

一、社区卫生

（一）定义

在社区居民对所在社区的卫生资源和需求进行评估的基础上，政府通过卫生政策、社区基础设施建设及公共卫生支持等手段，为社区居民提供高质量的公共卫生服务。在我国，社区卫生服务是社区建设的重要组成部分，是在政府领导、社区参与、上级卫生机构的指导下，以基层卫生机构为主体、全科医师为骨干，合理使用社区资源和适宜技术，以人的健康为中心、家庭为单位、社区为范围、需求为导向，以妇女、儿童、老年人、慢性病患者、残疾人、贫困居民等为服务重点，以解决社区主要卫生问题、满足基本卫生服务需求为目的，融预防、医疗、保健、康复、健康教育、计划生育技术功能等为一体的，有效、经济、方便、综合、连续的基层卫生服务。

（二）内容

1. 预防服务　包括传染病、非传染病和突发事件的防控。一是传染病的预防，即社区一级病因预防、二级五早预防和三级预后康复预防；二是非传染病预防，即一级危险因素预防、二级早期疾病干预、三级伤残预防；三是突发事件的预防，是指隐藏在"健康人群"中的，并且能突发严重卫生问题的监测预防。

2. 医疗服务　主要是指除了在医院开展门诊和住院服务以外，重要的是还要根据社区居民的需

要，开展家庭治疗。

3. 康复及关怀服务　为社区居民提供家庭康复和临终关怀等医疗服务。

4. 保健服务　对社区居民进行保健合同制的管理，并定期进行健康保健管理。

5. 健康教育　是实施预防传染病、非传染病和突发事件的重要手段。

（三）特点

社区卫生服务以居民的卫生服务需求为导向、以人的健康为目的、以社区为范围，合理使用社区资源和适宜技术。为居民提供有效、经济、方便、综合、连续的集医疗、预防、保健、康复、健康教育、计划生育技术指导为一体的服务。社区卫生服务具有以下4个特点：

1. 为社区居民的健康服务。社区拥有丰富的居民健康信息，坚持以预防为主，从社区居民健康出发，对社区人群的健康进行全程管理。

2. 防治结合、多档合一，合理配置、充分利用现有信息资源，融居民健康档案与临床信息于一体。医务人员以全科医学思维服务居民。

3. 以社区居民的需求为导向，突出重点服务对象，针对社区常见病、多发病的防治，体现社区卫生服务的特征。

4. 统筹规划、分步实施，从社区的实际出发，实事求是，在服务中心试点并逐步推广，形成区域性疾病预防控制和社区居民健康信息的网络系统。

二、社区康复

（一）定义

社区康复在国际上的定义为："一种社区发展范畴内，为所有残障人士提供康复、公平机会和社

会融合的策略。社区康复的实施,需要有残障人自身、他们的家庭以及相关的卫生、教育、职业和社会服务等方面的机构共同参与。"我国目前对社区康复做出的定义为:"社区康复是社区建设的重要组成部分,是指在政府领导下,相关部门密切配合,社会力量广泛支持,残疾人及其亲友积极参与,采取社会化方式,使广大残疾人得到全面康复服务,以实现机会均等,充分参与社会生活的目标。"

(二)内容

按照社区康复广泛多层面发展的策略,2004年针对社区康复工作内容,创建了社区康复的结构图,为社区康复的工作内容提供了共同框架(表1-1)。结构表由5个关键部分组成——健康、教育、谋生、社会和赋能,并且在每一部分中又包括5个要素。其中,前4个部分健康、教育、谋生、社会与关键性发展层面相关,反映了社区康复的多层面的重点;最后一部分赋能关于赋权增能予残疾人、他们的家庭和社区,它是保证残疾人无障碍地参与发展的各个层面、提高生活质量、分享人权的基础。

表1-1 社区康复的结构组成

健康	教育	谋生	社会	赋能
健康促进	幼年教育	技能发展	他人帮助	倡导与沟通
疾病预防	基础教育	自我营生	人际关系婚姻家庭	社会动员
医疗保健	中高等教育	有薪就业	文化宗教艺术	政治参与
康复治疗	非正式教育	金融服务	休闲娱乐运动	自助小组
辅助器具	终生学习	社会保护	司法	残疾人组织

(三)特点

社区康复具有如下特点:

1. 社会化的工作原则 社区康复是社区经济和社会发展事业的一个组成部分,应成立由政府领导负责,多个部门参加的社区康复服务协调组织,相关职能部门将社区康复服务的有关内容纳入本部门的行业职能和业务领域之中。

2. 以社区为本 社区康复服务的生存和发展必须从社会的实际出发,必须立足于社区内容的内部力量,充分利用当地社区的资源。

3. 低成本、广覆盖 加强康复资源的有效利用,提高康复服务质量,走低水平、广覆盖、低投入、高效益的道路。

4. 因地制宜 只有根据实际情况,因地制宜地采取适合本地区的社区康复服务模式,才能解决当地的康复问题。

5. 提供全面的康复服务 社区康复应遵循全面康复的方针,为社区残疾人提供医疗、教育、职业、社区等方面的康复服务,促进残疾人回归社会、融入社会。

6. 技术实用,促进包容性健康 要想使大多数残疾人享有社区康复服务,必须使大多数康复人员、残疾人本人及其亲友掌握社区康复适宜技术。

7. 康复对象及其家属的主动参与 社区康复对象和他们的家属、残疾人组织代表共同参与康复计划的制订、目标的确定、训练的开展及回归社会等全部康复活动。

三、社区作业治疗

(一)定义

在我国,社区作业治疗是一项社区康复服务,是指在家庭或社区为康复对象或残疾者提供的作业治疗服务,它旨在通过实地评估、家居及社区内训练、家居及社区环境改造建议或为康复对象提供辅具评估、适配、使用指导,以及提供合适的就业信息及转介等服务,帮助他们提高日常生活活动和社会参与活动的独立性,使他们能真正地融入家庭和社会,提高他们的生活质量。

(二)内容

美国作业治疗协会(American Occupational Therapy Association,AOTA)指出了作业治疗的六大工作领域,包括:儿童及青少年;老年人;心理卫生;康复、职业、工业;残疾和参与;卫生和健康。因此,社区作业治疗存在于这六大领域中,并且每一领域都有其对应的社区作业治疗服务。下面列举一些服务,即人体工效学咨询、驾驶评估和训练、福利工作计划(welfare-to-work program)、地方老年服务(aging-in-place service)、暴力预防项目等。

随着社会的发展,为了适应社会的职业需求,作业治疗师不仅被要求在社区为个人和家庭提供服务,还将被要求为各种组织、社区乃至全人类提供服务。因此,广义的社区作业治疗比社区康复中的作业治疗更加全面,它包括广泛的健康相关服务。

2010年,美国作业治疗协会的劳动力研究结果表明,有9.1%的作业治疗师从事社区作业治疗工作,其中有2.0%的作业治疗师服务于成人日间照护中心、独立生活中心、生活辅助设施、老年中心和监督住房,有2.3%服务于驾驶项目、支持性就业、庇护工厂和工伤康复/职业康复,另有4.8%的作业治疗师服务于早期干预项目。以上统计没有将2.9%服务于社区心理卫生项目和5.8%服务于家庭健康的作业治疗师纳入其中。

早在1967年,美国就有专业人士预言作业治疗服务将向社区延伸,并描述了针对传统上以临床为基础的作业治疗师的4个新兴角色,包括:评估员、顾问、监管员和研究员。另外一些社区作业治疗师的角色包括:项目策划者和评估者、员工训练者、社区健康顾问、政策制定者和初级保健提供者。承担这些角色的社区作业治疗师应该与其他的作业治疗师、健康和社会服务人员以及社区领导者之间建立支持和协作的网络关系。

2000年,美国的Fidler预期将来会出现一类"作业家",他们将提供除了康复服务以外的服务,如提供健康促进建议和预防项目服务,提供生活方式咨询和学习能力提高服务,以及参与各种组织、机构和社区的计划和设计。如果作业治疗师继续排斥向最需要作业治疗服务的社区延伸,仍然只热衷于医院和临床环境,其专业的未来发展必将受限。

(三)特点

鉴于社区作业治疗相比临床作业治疗的广泛性,在社区作业治疗中,将服务对象称为"患者"已经不妥当了,应该称其为服务对象,"治疗"也应该改称为"干预"。如果继续使用医学术语,将限制治疗师的观点,缩小其专业视角,并降低其选择决定的能力。

在社区作业治疗中,服务对象是了解其自身情况、需求和愿望方面的专家,因此服务对象是选择服务内容的决定者。为了成功地提供社区作业治疗服务,作业治疗师首先必须与不同的机构、组织

及社区中的个体进行协调并做出针对性的计划。其次,作业治疗师要充分认识、重视本土文化的影响并且将其包含到服务的传递中。最后,作业治疗师还要对服务的接受者和评估者即服务对象提供专业的报告。

在社区作业治疗中针对个体的评估包含了传统临床作业治疗的评估内容,如作业的范畴、执行模式、执行能力和个人功能情况。然而,这种类型的评估对社区作业治疗来说是不充足的。在医疗模式中,个人功能情况往往是最主要的,而在社区模式中,更具意义的是服务对象的基本日常生活活动能力(basic activities of daily living,BADL)、工具性日常生活活动能力(instrumental activities of daily living,IADL)、休息/睡眠、工作、教育、娱乐休闲和社会参与方面的活动能力及其环境信息。在实施社区作业治疗评估时,需要关注服务的群体及其所处的环境,制订干预计划时也要立足于社区本身,使用综合评估的信息,服务项目要对接受者和社区组织有针对性。社区机构,如学校、教堂、寺庙、社会组织、健康服务机构和政治机构等,它们均是服务所处的环境,因此它们也是评估和干预的组成部分。

广义的社区作业治疗有以下几个特点:

1. **以服务对象为中心**　根据服务对象的需求,与服务对象一起制订恰当的社区作业治疗方案。

2. **以作业为基础**　社区作业治疗服务的核心是作业,作业既是目标也是重要的服务手段。

3. **以循证为依据**　社区作业治疗服务应做到有据可依,应以有力的循证依据为支撑。

4. **基于动态系统理论**　社区是作为一个系统在运作,因此在社区作业治疗中拥有动态系统这一观点极其重要。动态系统以完全的相互关联性为特点,也就是系统中的所有变量都是互相关联的,其中一个变量的变化将导致所有其他变量的变化。以动态系统理论为基础的社区作业治疗方案,为社区作业治疗的评估和干预在不同系统提供了参考框架,包括个体的、人际的、组织的、社区的和政策的。即使我们的干预是针对个体,也必须重视其所处的多个系统。例如,个体在社区的自我实现和独

立可能更多地归结于其环境、机构、政策和社会方面的障碍而不是他的躯体功能障碍。因此,干预措施可以同时专注于个体所处的不同系统。

5. 符合生态平衡 社区作业治疗方案是一个生态的方案,它将服务对象置身于各种环境之中,并让其与它们互动。这一方案要求作业治疗师既要考虑服务对象的优势和劣势,又要考虑环境的优势和劣势。服务对象的优势可包括心理的、身体的、认知的、神经行为的和精神方面的资本。环境的优势可包括社会文化的、传统价值的、政策的、社会经济的和人造及自然环境方面的资源。服务对象的劣势可包括较差的健康状况、心理障碍、精神问题、作业的危险因素和作业执行能力的限制。环境的劣势可包括贫穷、较差的家庭氛围、人造和自然环境资源的缺乏、经济衰退、高失业率、不适当的公共交通、缺乏社会参与机会。作业治疗师认识到人和社会及物理环境之间的相互作用至关重要,它们之间需要达到彼此平衡才能实现有效的社区作业治疗。

6. 以服务对象的力量为基础 社区作业治疗师应该关注服务对象的优势、才能,以及拥有的资源和能力,而不是仅仅看到其劣势和功能障碍。所谓力量,就是指能在特定活动中持续发挥优质作用的能力。基于力量的模式应避免使用负面标签,减少受害感,还要形成希望、发展和自信等正能量。要想发掘服务对象的力量可以遵循三部曲:第一,识别服务对象的力量和天赋;第二,将这些力量和天赋合并到服务对象对自己的看法中;第三,改变其行为。

第二节
社区作业治疗的组织管理与服务实施

一、社区作业治疗的组织管理

(一)社区作业治疗管理的组织网络

不同的国家和地区社区作业治疗的组织形式不同,管理方法也不同。在我国,社区作业治疗作为社区康复的一部分,其组织管理方法与社区康复组织管理方法相同,都基于目前的社区资源架构

(图1-1)。根据我国部分城乡社区康复工作试点经验,目前行之有效的社区康复管理体制可概括为三级社区康复网络,其中包括政府部门参与的三级社区康复管理网、卫生部门参与的三级医疗保健康复网、民政部门参与的三级社会福利保障网。三级是指区(县)、街道(乡镇)、居委会(村),即以区(县)为主导,以街道(乡镇)为基地,以居委会(村)为基础,协调教育、残疾人联合会(简称残联)、财政、劳动、宣传等部门,为社区康复对象提供全面康复服务。

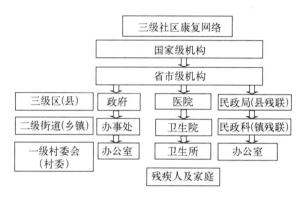

图1-1 社区资源架构

(二)社区作业治疗师应具备的能力

要想社区作业治疗得到良好的发展,需要有专门的社区作业治疗师,但目前我国还没有正规经过社区作业治疗培训的作业治疗师。在开展社区作业治疗时,作业治疗师除了通过活动分析和对活动及环境的调整来提高康复对象功能,还需要具备更多的其他技能和特质。这些技能和特质在1999年被美国作业治疗协会分成五类并归入持续能力标准,其分类如下:

1. 具备多重角色的相关知识。
2. 多重角色所需的关键推理能力。
3. 与他人建立有效人际关系的能力。
4. 执行技能和熟练的实践能力。
5. 负责决策时的伦理推理能力。

以上能力中关于社区作业治疗师所需掌握的多重角色相关知识包括:以作业为基础的评估和干预;作业治疗的哲学;作业治疗的参考模式和框架;以服务对象为中心的原则;作业治疗的实践框架:领域和过程;作业治疗的核心价值观;作业治疗项目的开展;作业治疗在实践领域的潜在角色和贡

献;社区系统;公共卫生原则和实践模式。另外,我国的社区作业治疗师还需认识我国的社区资源架构(图1-1)。

社区作业治疗师的执行技能包括:预想作业治疗的角色和服务内容;运用重建生活为本的作业治疗理念开展作业治疗服务,进行生活意志的重建、生活能力的重建、生活方式的重建,在社区作业治疗服务中,治疗侧重于生活能力和生活方式的重建;正确指导协助康复对象进行重建健康幸福生活的六部曲,具体内容如下:

第一部:配合参与治疗,促进肢体活动、认知及交流功能恢复。

第二部:利用受限的肢体活动、认知及交流功能。

第三部:学习多领域代偿生活技能。

第四部:调节家庭朋友及社会角色。

第五部:建立新的生活方式。

第六部:达至身体健康、心理健康、成功生活、幸福生活。

另外,根据重建生活为本理念的能力阶梯概念(图1-2),社区作业治疗师要为康复对象提供社会性的康复训练,着重于生活能力、生活角色和生活方式3个方面进行相应的治疗。

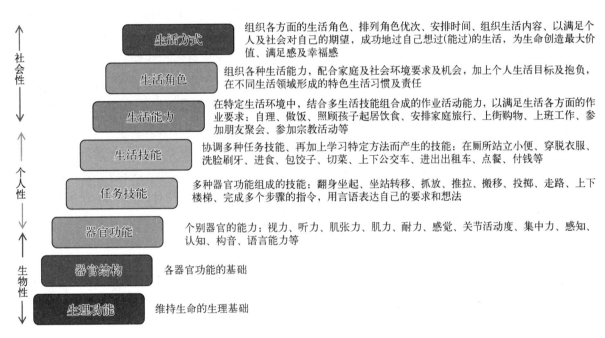

图1-2 重建生活为本能力阶梯

社区作业治疗师在进行社区作业治疗时需执行以服务对象为中心的实践;评定、评估并就作业问题进行干预;与其他人协作;辨别和获取可利用的资源;对新兴的实践进行研究、分析和循证研究的汇总;寻求机会展示和使用技能以满足服务对象的需求;对不同领域实践的评估结果进行选择、管理和解释;引导综合性的任务和活动分析;对团体和个人提供咨询服务。

二、社区作业治疗的服务实施

(一)社区作业治疗的服务流程

在我国,社区作业治疗的服务对象主要是因

伤、病导致的残疾者。社区作业治疗的服务流程也与社区康复的服务流程一致。目前,我国正在推行并完善康复服务体系建设,社区康复工作依托自上而下的网络实施,即以区、县为指导,街道、乡镇为平台,居(村)、家庭为基础。

由此可以看出我国的社区康复发展还很不成熟,不管是体系的建立和完善还是人员的专业水平等都需大幅的提升。因此,社区作业治疗依赖于我国社区康复服务流程的完善。在国外,有专门的个案管理者负责跟进需要社区康复服务的个体,在我国,这项工作可能需要医务社工和社区社工共同完成,这样才能为康复对象提供无缝衔接的社区康复服务。社区作业治疗的实施应从康复对象的出院计划开始,当康复对象回到家庭和社区后,为其提供相应的评估、治疗和转介等服务,并给予其长期的随访,以监督并维持疗效。在整个服务流程中,作业治疗师都需要与医务社工及社区社工进行沟通,保证为康复对象提供最恰当的社区作业治疗服务。以下是目前社区作业治疗的流程(图1-3)。

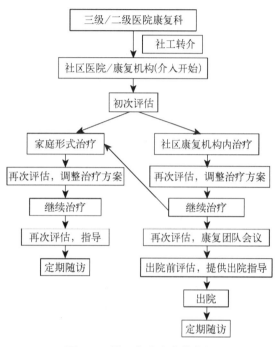

图1-3 社区作业治疗的流程

(二)社区作业治疗的服务内容

1. 家庭形式的作业治疗 在康复对象的实际家庭环境中,协助康复对象计划日常生活活动和为他们提供日常生活技能训练及余暇活动训练,帮助其在作业活动表现上发挥潜能。在此过程中可以设计日常生活时间表,在康复对象家中为其实地提供自我照顾及家务训练。依据康复对象的原有生活方式及家居活动习惯,与作业治疗师进行沟通交流,根据康复对象的目标,制订合适的家庭治疗计划,确定康复对象可以使用一个安全、恰当的活动方式参与日常自我照顾及家居活动,照顾者做好协助及监督工作,保障康复对象活动过程的安全,并做好记录工作,以便作业治疗师进行随访及对治疗方案进行调整。治疗内容包括:自我照顾及家居活动训练、任务性训练活动、辅具的使用及教育、家居环境的改造等。

2. 社区形式的作业治疗 利用康复对象的社区资源提供作业治疗服务的形式,包括在社区康复服务机构(如基层康复站、县/区康复中心,社区卫生服务中心的社区康复站,居委会的康复点,福利企业、特教机构等福利企事业单位的康复站,大型企业和残疾者较多的单位设立的康复站,社区工疗站等)提供治疗或者在社区环境中进行社区活动训练,为康复对象在社区康复服务机构中提供全面的作业治疗服务,在康复对象的实际社区环境中协助康复对象参与日常社区活动,以及为他们提供社区生活技能训练及余暇活动训练,发挥最大的作业活动表现能力。依据康复对象的原有生活方式及社区活动习惯,根据制订的康复目标,制订合适的治疗计划,确定康复对象可以使用安全、恰当的活动方式参与社区康复治疗及日常社区生活活动。在进行社区生活活动时,照顾者也需要做好协助及监督工作,保障活动过程的安全,并向作业治疗师进行反馈,以便于作业治疗师调整治疗方案。治疗内容包括:①评估和训练:对康复对象的身心功能和日常生活活动能力(activities of daily living, ADL)等进行评估,并开展针对性的训练,使康复对象充分发挥自己的潜力,提高他们的生活独立性和信心。其中一些特定的评估包括手功能评估、认知功能评估、ADL评估等;一些针对性的训练包括手功能训练、认知功能训练、BADL和IADL训练、休闲娱乐活动训练、生活重整等。②提供代偿性方案:对辅助器具的需求进行评估,帮助康复对象选择合适的辅具,并教会康复对象如何正确地使用辅具;对康复对象的家居及社区环境进行评估,并提供环境改造方案。③教育:教会康复对象及其照顾者有关康复对象安全、活动参与、自尊和独立性的重要技巧。其中,一旦康复对象的独立性得到提高,将大大减轻照顾者的照看负担和经济负担,同时也提高了康复对象的生活质量。

3. 康复对象及其照顾者的教育 在为康复对象提供治疗时,宣教也是必不可少的。可以制作不同的宣传教育手册,提供给康复对象,便于康复对象及其照顾者随时查看,根据手册内容指导活动,提高治疗成效。康复对象及其照顾者的教育包括:①康复对象完成日常生活活动的教育。②照顾者照顾技巧的教育。③疾病相关知识的教育。④防跌倒的教育。⑤压力管理的教育。⑥获取医疗及社区资源方法的指导。⑦良姿位的教育。⑧预防并发症的教育。

4. 辅助器具的运用 使用适当的辅助器具能维持及提升康复对象的独立生活能力和减轻照顾者的负担。作业治疗师应训练康复对象使用辅助器具的方法及技巧;跟进他们使用辅助器具的情况;确保其能正确及安全地使用辅助器具。

辅助器具是为提高康复对象的自身能力,弥补其丧失的功能,针对日常生活活动困难的康复对象,帮助其能够或容易独立完成生活活动所研究和设计的一些器具。辅助器具的使用不仅是一种积极的治疗手段,还有助于树立康复对象的自信心,提高其自我成效感。

应用辅助器具的目的主要包括:①代偿因瘫痪或肌肉无力所致的部分身体功能障碍(如丧失握力)。②代偿受限关节活动。③保持物体或器具的稳定以便于单手使用。④代偿不自主运动所致的功能障碍。⑤代偿感觉功能(视、听等)障碍。⑥在各种不同的体位对康复对象的身体给予支持。⑦帮助康复对象进行信息交流等。

5. 转介服务 在康复服务团队中,各专业间相互转介,有益于提高以康复对象为中心的一站式跨专业全面康复服务。

(1)接收转介:在社区康复服务中,接收来自其他专业人员的转介。如物理治疗师在提供家居康复训练时,发现康复对象的家居环境影响其完成日常活动,可以转介给作业治疗师进行家居环境评估,而其他专业护理人员在康复对象的护理过程中,若发现需要作业治疗师介入的问题,也可以把康复对象转介给作业治疗师。有一些评估工具可以帮助其他专业人员进行康复对象的转介,如多维评估工具(multidimensional assessment instrument,MDAI),其目标是帮助护理管理人员,评估康复对象的长期护理需求并为其分配所需服务。MDAI包括6个领域:①ADL 和 IADL。②交流能力(意识、听力和视力、理解能力、自我表达能力)。③特殊护理需求(病史、皮肤情况、药物、疼痛、肌力、关节活动度、平衡和移动能力、跌倒史、辅具使

用情况、胃管和尿管等特殊护理)。④认知、情绪和行为问题。⑤家居环境、家庭和社会支持。⑥照顾者负担。当护理管理人员通过 MDAI 评估发现康复对象某些方面有问题时,可将康复对象转介给作业治疗师或其他专业人员。

(2)向外转介:作业治疗师在提供作业治疗服务的过程中,若发现康复对象有其他专业的服务需求,作业治疗师应及时做出相应的转介。例如,当作业治疗师在治疗过程中,发现康复对象有家庭及社区资源需求的问题时,可转介社工跟进等。

第三节
社区作业治疗实践的历史与发展

一、社区作业治疗实践的起源

作业治疗起源于为精神病康复对象提供健康、促进作业活动的社区服务。在 20 世纪以前,大多数医疗保健服务是在社区、康复对象家中及通过公共卫生服务提供的。随着感染控制技术及科技的进步,医院服务逐步增加,大多数医疗和相关卫生服务都采用以科学的方法在医院提供服务的形式开展。随着在医院开展的服务成为医疗标准,医疗费用开始增加。随着时间的推移,不断上升的医疗成本带来了新的关注问题,即在经济限制范围内的医疗质量和医疗服务可及性问题。在美国,由于医疗卫生服务成本的提高,其正面临一些挑战。由于社区作业治疗可以让作业治疗师在医院之外拓展自己的服务,包括一些不依赖第三方支付的服务,以进一步提高人们的生活质量,这为美国减轻医疗成本提供了帮助。因此,美国作业治疗协会的百年愿景表明,作业治疗师可以在社区提供医疗和健康服务。Timmons 也在 2008 年指出,由于医疗服务在大多数发达国家的经济中仍然是一项巨大开支,任何可以减少住院需求的服务,包括作业治疗,都可能有助于降低医疗支出。这些时代和经济的变化,促使了社区作业治疗的发展。

二、社区作业治疗实践的发展背景

在 20 世纪后半叶,各种各样的医疗服务进入

了不断扩大的医院大楼。医师、护士、物理治疗师和作业治疗师及其他医疗服务者在医院环境中服务大多数康复对象。同时,学校也产生了一些新的医学专业,为医院提供其所需的技术和技能人才。医疗保健与国民经济之间也建立了关系。此时,大多数的工人由他们的雇主提供医疗保险,自己不需要支付任何医疗费用。因此,他们使用的医疗服务往往比所需的更多,这种做法在某些情况下反而使他们的健康状况有所下降。"道德风险"一词描述了一种情况,即当服务或产品是免费的或以非常低的成本提供时,人们使用的服务会比他们需要的多,或者当他们必须为这些服务付费时,他们则会进行选择。由于消费者对医疗保健实际成本的不了解,从而导致了医疗服务需求的增加,尽管医疗服务延长了人们的寿命,但却给社会带来了巨大的经济成本。

在美国,为了应对医疗经济成本不断增加这一问题,近年来,雇主通过提高保费、免赔额和共同支付等,将更多的实际医疗费用转移给了雇员。一些雇主无法承担医疗保险的费用,因此不能向所有受雇者提供医疗保险,从而导致约 4 700 万美国人没有投保,另外有 2 500 万人投保不足。没有办法支付医疗费用的个人,致使其治疗延迟,导致健康状况变差,这最终又增加了美国医疗保健的成本负担。随着保险公司和政府项目继续为美国的大多数医疗保健支付费用,它们已经能够影响医疗保健服务的分配、提供的服务类型及这些服务的提供时间。正是因为医疗保健成本结构的变化影响了作业治疗师的供求关系,从而改变了他们的就业环境。

20 世纪 90 年代初,许多作业治疗师在为老年人提供长期照护和康复的机构中工作。而老年人的治疗费由个人和政府保险费高比例地支付。这些长期照护机构使用治疗费来支付治疗成本,同时也支付机构中的其他费用。而作为"道德风险"的一个例子,一些接受治疗的康复对象并不需要这些服务。随着长期照护机构工作岗位的增加,对治疗师的需求也在增加。随着市场需求的增加,治疗师的工资也在上涨,培养治疗师的学校也在扩大,以便为市场提供更多的治疗师。随着越来越多的治

疗师被聘用,在长期照护机构中照护康复对象的费用成为保险提供者的负担。因此,在 20 世纪 90 年代末,政府对这些机构的康复服务费用提出了严格的限制。由于支付结构的变化,许多作业治疗师、物理治疗师和语言治疗师离开了长期照护机构,开始在社区提供服务。因而,社区服务越来越受到重视。

在选择提供公立医疗服务的国家,由单一的政府管制的卫生保健体系向所有公民提供基本医疗服务,但对于可提供的医疗服务有限制,而且个人在接受非紧急医疗服务之前常常必须等待。因此,在提供公立医疗服务的国家,社区服务已成为一项特别重要的成本节约措施。社区服务可能包括疫苗接种门诊、疾病早期检测筛查、宣传充分营养和锻炼或避免已知致病物质来促进健康的教育项目。这些社区服务通过避免或尽量减少住院降低了医疗成本。

Wilma West 指出,将康复对象重新融入社区最好是在社区内完成,而不是在医院。Ann Mosey 和 Mary Reilly 也提倡康复对象在其实际运用生活技能的地方(即社区),进行生活技能的学习。在加拿大,作业治疗师认识到将作业治疗带出医院的重要性,以便更好地满足康复对象的需求。他们认为,与康复对象的社区环境(包括家庭、文化价值观和社区资源)相比,只关注疾病和残疾的医院提供了更好的治疗环境。虽然此时的作业治疗师已经认识到将作业治疗转移到社区将对康复对象有益,但到 20 世纪 70 年代,在社区中开展的项目仍寥寥无几。此时的作业治疗实践仍以主要在医院提供的医学模式进行,作业治疗教育项目在培养学生时,教给他们的也是在医院或诊所工作时所使用的理论和技术。此外,也很少有相应的支付机制为在医院或诊所外提供的作业治疗付费。随着社会和社区健康服务的不断发展,关于社区作业治疗的服务模式、服务内涵和支付机制得以慢慢完善。

尽管在社区为服务对象提供生活技能训练是作业治疗师的一个优势,但与非医疗团队的成员一起为满足服务对象的需求而合作,这可能是一个挑战,但也可能是在社区工作的最大乐趣之一。同时,在社区工作也能持续地创造额外的机会。在

2007 年,Hinojosa 表示,即使在充满挑战的经济时代,社区健康服务也存在许多创新机会。Baum 也发现了致力于健康服务的机会,因为随着经济的发展,人们越来越多地通过学习来保持自己的健康。随着医疗保健技术的不断进步、人口老龄化及人们对健康的期望不断提高,对医疗保健筹资的要求将进一步提高。此外,随着医院的继续扩张,一些额外的债务必须从康复对象身上收回。因此,美国医疗保险行业继续以营利模式运作,很多康复对象仍无法负担自己在医院的医疗费用。这些经济环境为作业治疗师提供了一个在社区环境中提供服务的机会,在社区环境中,他们可以帮助人们养成更健康的生活方式,并最终帮助其降低医疗成本。

三、社区作业治疗实践的内涵及其发展

在 20 世纪之前,精神疾病康复对象在社区里得到照顾,并与照顾者和其他精神疾病康复对象一起参与工作,以维持运动、社区活动和休闲活动,这些活动似乎可以减轻他们的疾病症状。让康复对象从事有意义和有目的的活动的想法成为第一批作业治疗师关注的焦点。在 20 世纪初,随着工业化和城市化对环境健康造成的不利影响,社区康复对象通过参与活动来充实自己,恢复自己的身体功能,并赋予生活以秩序和意义,因为他们相信参与日常生活活动可以使自己的功能和健康得到改善,这些活动成为作业治疗师帮助康复对象的一种治疗手段。

作业治疗早期使用的治疗方法反映了社会的需求。当农业是大多数人口的主要生存手段时,种植蔬菜和水果以及饲养动物作为食物有助于维持精神疾病康复对象的社区参与性。这些活动充实了他们的思想和行为,给他们一种满足感,因为他们为自己和他人的生存做出了贡献。随着农业对社区生存的重要性降低,作业治疗师发现,在 20 世纪早期流行的手工活动,如针线活和木工活,可以产出能售卖的产品,这使得康复对象能够为他们的生存提供支持。尽管许多这些职业活动,如农业、木工和针线活,在世界大部分地区已不再广泛实施,但有一些康复对象社区仍然必须靠此来维持生计,因此这些职业活动也常常被作业治疗师用作自己的一种治疗手段。

在第一次世界大战之后,很多身体和精神都有障碍的士兵回到家乡,经过培训的康复助理通过康复治疗来帮助他们恢复功能。而此时在精神病院提供的治疗包括在经过专门培训的作业治疗师的指导下使用有意义的作业活动来帮助康复对象改善健康状况。尽管作业治疗服务在社区的提供已经拥有很长一段历史,但最终是在物理治疗的影响下,作业治疗师开始与其他医疗健康服务者一起拓展出针对功能障碍者的科学治疗方案。

当大多数作业治疗师在医院或居住式照护机构工作时,作业治疗实践形成了相应的治疗技术,通过响应康复对象的需求并与其他医疗保健服务者协调干预措施来促进专业的发展。此时,大多数作业治疗师与其他治疗师在一个方便的环境中工作,在这些工作环境中所有必要的治疗用品都放在治疗师手边。由于在医院提供的医疗服务在社区中具有更高的专业地位和认可度(因为医院享有在安全环境中提供优质医疗服务的声誉)。因此,在 20 世纪中叶,作业治疗师采用的是改编自医学模式的治疗模式,这种模式是一种还原论方法,将康复对象视为可以用适当工具修复的受损机器。但一些作业治疗师认为这种方法并不令人满意,因为它依赖于重复的治疗而并未考虑其对康复对象的意义。因此作业治疗师开始难以界定他们的职业,只能通过描述每个作业治疗师在特定人群或临床程序中的工作来定义自己的职业。因此,作业治疗的起源需要被重新认识,并形成一种新的实践范例,以便为所有作业治疗师定义自己的职业。

20 世纪 90 年代,世界各地的作业治疗师将自己重新定义为帮助康复对象在他们的社区中获得最佳生活状态的专业人员,他们在康复对象自己的社区里为其提供最充分的生活准备。此时的作业治疗师通过倾听和解决服务对象的需求,回归到他们职业的基础上。Wood 在 2004 年时也描述了作业治疗师如何有效地提供服务,并在服务过程中锻炼自己的现代医学知识和技术。随着社区作业治疗服务的不断发展,作业治疗师也开始看到,提供服务对象认为重要的服务的持续价值,而不是根据

以前的服务模式来制订治疗方案。加拿大以服务对象为中心的实践模式可以帮助作业治疗师将服务对象视为最有能力确定自己未来的人,这促使了服务对象和作业治疗师之间的合作,使服务对象的未来成为现实。这种经济和哲学原则的融合使作业治疗师重返社区。作业治疗师从20世纪70年代开始重返社区,他们在公立学校、家庭医疗机构和社区心理健康项目中提供服务。他们认识到,在人们所需技能的自然地点(即人们的生活和工作环境)提供服务,能对改善康复对象的生活做出重大贡献。

随着作业治疗师从机构转移到社区提供服务,他们在社区实践中既扮演着传统角色又扮演着新的角色。尽管大多数作业治疗师直接在社区提供服务,但许多作业治疗师也同时在担任机构、项目和个人的顾问。作业治疗师作为社区团队而非医疗团队的一部分这一概念,使他们将关注的重点从疾病和残疾转移到健康,并将康复对象的不同能力融入社区环境。为了缩减医疗开支,医院将康复对象的住院天数控制得较少,作业治疗师为住院天数较少的康复对象提供必要的家庭健康干预措施,以促使康复对象良好地回归家庭及社区。家庭照护的自然环境已被证明是作业治疗师帮助服务对象应对其生活挑战的理想环境。虽然医院通过提供转入式淋浴和升高的厕所来让康复对象适应环境,但当他们回到家中时,可能发现仍无法在自己的环境中进行日常生活活动。而准备食物和往返于自己最喜欢的椅子成为康复对象在家中具有重要意义的康复挑战,这些挑战则需要社区作业治疗师提供的家庭服务来解决。除了提供直接干预外,社区作业治疗师还要给家庭成员进行宣教。当家庭成员更多地了解康复对象的能力时,他们才可以为康复对象的康复提供持续的支持,帮助康复对象克服家庭生活的挑战。在社区中,作业治疗师成为不同于医疗团队的康复对象照护团队的一员,整个团队包括家庭成员、朋友、教师和雇主,所有团队成员一起为康复对象实现有价值的社区角色提供支持。这些非医疗团队成员的加入可能对习惯于在有共同语言、服务优先等级和付款要求的医疗环境中工作的作业治疗师是一个挑战。

四、社区作业治疗实践的挑战

当作业治疗师从医院环境转移到社区环境提供服务时,会面临许多变化和挑战,但当他们提前了解这些挑战,并为这些挑战做好心理准备之后,相信他们一定能很好地胜任社区服务工作。下面将社区作业治疗的挑战列举如下:

(一)时间的管控

通常,在医院环境中工作的作业治疗师每天都按时上下班,每天的工作内容和模式都较为固定,虽然有时工作顺序可能存在差异,一些新的康复对象也可能会带来挑战,但每天的工作节奏通常都保持不变,作业治疗师只需根据既定的时间安排表为每位康复对象提供服务,并控制好服务时间,以保证能为安排表上的每位康复对象提供服务。因此,对于在医院工作的作业治疗师来说,时间是为其服务的而不需多过地管控。相反,对于在社区提供服务的作业治疗师来说,在大多数日子里可能没有什么固定的工作程序。他们通常会根据雇主的要求或自己对收入的要求来确定每周需要服务的人数,并自己与服务对象约定时间,但即便这样,计划也会偶尔改变。虽然在医院和社区工作的作业治疗师可能在每个工作日的同一时间醒来,但他们的日常工作活动会有显著差异。在社区提供服务的作业治疗师每天可能会去不同的地方执行他的工作,他安排会见康复对象的时间以及和每位康复对象见面的时间长短可能有所不同。他的工作时间可能不同,午餐或休息时间可能每天都不一样,有时他可能不得不在转换康复对象的旅途中吃饭。因此,对在社区工作的作业治疗师来说,时间的管控是一个挑战,他需要熟练地安排和管理自己每一天和每一周的工作时间。

(二)临床挑战和支持

在过去,大多数作业治疗师都是在医院开始自己的职业生涯,因为大部分工作岗位都来源于医院。在医院里,通常有许多作业治疗师,其中一些具有多年的工作经验,他们作为前辈和榜样,可以帮助新的作业治疗师提高技能。一个作业治疗师,即使他具备丰富的临床经验,当发现康复对象的问题对他来说很有挑战性时,他同样可以在自己的工作环境中获得帮助,找到解决问题的方法。即便随着医疗服务模式的变化,康复对象住院时间变短,医疗服务人员的工作节奏变快,作业治疗师与其他团队成员之间关于康复对象的讨论机会变少,在遇到问题时他们仍然可以选择向其他治疗师、护士或医师寻求帮助。而且,大多数医院都有图书馆或其他参考资料,可以帮助作业治疗师找到解决康复对象问题所需的信息。此外,为提高服务效率,大多数医院的作业治疗师都遵循以特定的治疗技术为重点的治疗指南,这为他们提供了很大的便利。

相比之下,在社区工作的作业治疗师通常会独立地工作。然而,这并不意味着社区作业治疗师缺乏资源来帮助其解决实践中出现的问题,只是这些资源相比在医院工作时更难获得。社区作业治疗师必须通过确定社区资源来建立自己的专业支持,为帮助自己解决问题提供额外的知识或经验。他们通常跟服务于同一年龄或疾病人群的同事保持联系,他们可能会通过邮件或电话交流,或定期面对面交流,相互分享和学习。一些社区作业治疗师工作的机构会定期召开会议,把所有的作业治疗师召集在一起,让他们学习新的工作程序,给他们提供继续教育,并让他们互相联系。互联网的使用扩大了社区作业治疗师的群体,包括那些可能生活在遥远的地方,但有相同临床关注问题的社区作业治疗师。互联网也给社区作业治疗师提供了继续学习相关研究和临床治疗的机会。总的来说,尽管社区作业治疗师相比在医院工作的作业治疗师,在遇到困难时可能需要使用更多的不同策略去寻找资源,但所有的资源对两者来说都是同样可以获取的。

(三)物资和设备

在医院里可以方便地提供最新的治疗用品和设备,而这些设备通常都只能放在医院,因为它可能很昂贵而且不便于携带。在医院工作的作业治疗师可以快速、方便地获取治疗所需的设备和用品,许多作业治疗师围绕这些资源为康复对象制订干预计划。通过医院提供的改良环境,作业治疗师还可以为康复对象提供日常生活活动训练,如洗澡和如厕。如果医院里面提供厨房设施,作业治疗师还可以让康复对象训练烹饪等工具性日常生活活

动,而这些厨房设施可能有许多地方针对康复对象的功能障碍进行了改良。在医院里的作业治疗师在确定康复对象的需求之后,能教会康复对象如何通过医院的改良环境来达到自己的需求。

而在社区环境中,康复对象可使用的设备是在自己家中找到的,或是由社区作业治疗师带到康复对象家中的,这对社区作业治疗师来说既是一个挑战也是一个机会。虽然有时难以找到适合康复对象的治疗设备或用品,但对康复对象来说,一些日常生活中随手可得的、经济实惠的治疗用品才是最合适的。相比在医院提供作业治疗服务,在康复对象家中为其训练重要的生活技能更加充分地展示了作业治疗的潜力。在社区环境中,生活技能在其必须使用的环境下习得并使用,作业治疗师无须考虑在改良环境中提供的干预措施是否能容易地转移到康复对象家庭环境中,这免去了社区作业治疗师的很多担忧。此外,在社区工作的大多数作业治疗师都喜欢与康复对象一起解决家中的安全和无障碍问题,他们共同致力于将治疗变为康复对象日常生活的一部分,从而使康复对象更加独立,能够完成有意义的个人活动。

(四)个人安全

社区作业治疗师必须经常进入他们不熟悉的社区。因此,他们必须知道如何解决环境安全问题,并对自己的人身安全负责。对于在不安全的社区工作的作业治疗师,个人安全尤其应该引起重视。不安全的社区可能存在违禁药品销售,且当地居民存在药物滥用,或者暴力犯罪。尽管有些社区作业治疗师选择不在他们感到不安全的地方提供服务,但大多数提供家庭服务的社区作业治疗师都会去有需要的地方,在这个过程中也学会了如何谨慎地保护自己。

当需要到不安全的社区提供服务时,一些技巧和策略可以帮助社区作业治疗师保护自己的安全。比如,通过手机设置紧急报警程序,以防意外的发生。另外,社区作业治疗师也可以提前告诉康复对象自己的到达时间,让他们在窗外看着自己。当作业治疗师走在社区里时,一定要保持对周围环境的警觉,即使在那些被认为安全的社区里也是如此。作业治疗师需遵循自己的直觉,当感到不安全时,

要格外警惕,或者可以去公共场所以获得安全感,热闹或更开放的场所通常比偏僻孤立的地方更安全。当在社区为精神障碍康复对象服务时,社区作业治疗师必须采取一些额外的保护措施。当第一次进入康复对象家中时,作业治疗师保持在直对门口的位置很重要。如果康复对象存在不安,则不要让康复对象站在作业治疗师和门口中间。如果作业治疗师觉得不安全,应立即离开,等康复对象平静下来后,作业治疗师可以随时回来。当康复对象情绪不稳或存在其他人身安全问题时,作业治疗师不要单独去康复对象家中,而且当存在可能涉及人身安全的情况下,很多精神障碍社区服务是允许社区作业治疗师与同事结伴而行的。

以上几点是关于社区作业治疗师在工作中可能会遇到的挑战和一些处理办法,能为一些没有工作经验或即将从医院转移到社区工作的作业治疗师提供一些帮助,让他们可以顺利地在社区开展工作。

(罗　伦)

参考文献

［1］付克礼.社区康复学［M］.2版.北京:华夏出版社,2013.

［2］闵水平,孙晓莉.作业治疗技术［M］.2版.北京:人民卫生出版社,2014.

［3］王刚.社区康复学［M］.北京:人民卫生出版社,2013.

［4］张建忠.作业治疗技术［M］.武汉:华中科技大学出版社,2014.

［5］SCAFFA M E,REITZ S M. Occupational Therapy in Community-Based Practice Setting［M］. 2nd ed. Philadelphia:F. A. Davis Company，2014.

［6］SUSAN K,MEYERS. Community practice in occupational therapy: a guide to serving the community ［M］. Boston: Jones and Bartlett Publishers, 2009.

第二章
社区作业治疗评估与计划制订

第一节
城市与乡镇的社区作业治疗需求及评估

社区作业治疗是社区康复服务的重要组成部分,作为三级康复医院、康复机构和社区家庭康复等康复服务的重要拓展途径,社区作业治疗正在逐渐完善其专业特色和服务人群。社区作业治疗主要针对对象为残障人士和老年人群,或是有作业活动障碍及今后有发生障碍倾向的社区居民。社区残疾人工作的对象是常年生活在社区的残疾人,即在心理、生理、人体结构上,某种组织、功能丧失或者不正常,全部或者部分丧失以正常方式从事某种活动能力的人。根据第二次全国残疾人抽样调查主要数据显示,全国各类残疾人总数 8 296 万人,城镇残疾人口为 2 071 万人,占 24.96%;农村残疾人口为 6 225 万人,占 75.04%,经过具体分析抽样数据调查后,总结如下表格(表 2-1)。可见大量的残障人士以肢体残疾障碍为主要功能障碍,常见的致病因素有脑血管疾病、骨关节疾病、外伤性疾病等。农村残障人士数量远多于城镇残疾人数量。农村致病因素除了以上常见因素外,还包括脑瘫、脊髓灰质炎、发育畸形等疾病(表 2-2)。在康复形式上,54.85%的残疾人需要机构式康复,38.20%的残疾人需要社区和家庭康复,6.95%的残疾人需要延伸服务(上门服务)。社区作业治疗在社区和家庭康复及延伸服务方面可以覆盖的内容极其丰富,包括着重评估康复对象的活动能力、生活方式、家居环境和安全情况等。因此,本章将从城市与乡镇两部分,根据不同区域的残疾人特点进行社区作业治疗的评估与计划制订。

表 2-1　第二次全国残疾人抽样调查数据——残疾分类

残疾分类	城镇（单位:人）	农村（单位:人）
视力残疾	5 907	17 933
听力残疾	11 433	26 937
言语残疾	559	1 951
肢体残疾	14 362	33 683
智力残疾	2 246	8 598
精神残疾	3 394	8 396
多重残疾	6 882	19 198
总计	44 783	116 696

表 2-2　第二次全国残疾人抽样调查数据——主要致病因素

主要致病因素	城镇	农村
脑瘫	499	1 184
发育畸形	646	2 041
侏儒症	76	249
其他先天发育障碍	235	808
脊髓灰质炎	1 523	2 688
脑血管病	4 646	7 346
周围血管病	137	250
肿瘤	158	224
骨关节病	3 138	8 065
地方病	27	131
脊髓疾病	336	765
工伤	1 184	2 093
交通事故	986	1 876
脊髓损伤	152	420
脑外伤	143	279

（续表）

主要致病因素	城镇	农村
其他外伤	2 352	7 590
结核性感染	193	429
化脓性感染	165	712
中毒	26	73
其他	1 239	3 343
原因不明	489	1 880

一、社区作业治疗评估内容

（一）基础信息采集

基础信息采集主要包括了解康复对象个人信息（如姓名、性别、年龄、兴趣）、基础医疗信息（如现病史、关键障碍点、既往史、主诉等）、医疗诊治经过（如发病次数、发病的风险因素等）和康复治疗介入情况（如接受康复治疗的情况、康复前后的功能情况）等，可以通过实地访谈和评估来获得，也可以通过查阅相关治疗师和医师的病案信息进行了解。之后社区作业治疗师在与康复对象进行面谈时，可以初步掌握康复对象的基本相关信息，既可以节约面谈时间，也可以充分而全面地了解康复对象。

（二）家庭社区信息采集

除了基础信息，社区作业治疗师还需要掌握康复对象及其家属照护情况、照护者的健康状况、医保与经济地位、主要经济来源等，以及家庭物理环境，如是否有楼梯、电梯、台阶、扶手等；家庭成员人际关系、与近邻的关系，是否亲密、互助和支持等；社区政策和人员支持情况如何，经济保障如何、志愿者参与或是否提供或者协助家居环境改造等；对于以生活自理为目标的社区作业治疗，如果没有看到以康复对象自身为主的生活场面，就没法进行具体的治疗和干预。在残障人士的相关设施中，其中有些费用较为高昂，故而提供社区作业治疗服务的同时需要考虑经济效益比，充分考虑康复对象的经济状况并协商。因此，如有条件，社区作业治疗师可以进行家访，实地进行探访和评估，获取更加真实和有效的信息，同时还可以增加康复对象对社区作业治疗师的信任，以便充分发挥社区作业治疗的作用。

（三）功能评估内容

1. **全身状态** 康复对象的生命体征（血压、脉搏、呼吸、体温）、有无意识障碍及意识障碍的程度、睡眠状态（睡眠与觉醒的规律）、营养状态及卫生管理状况、有无疼痛及疼痛的性质，以及其姿势、表情、动作和对外界刺激的反应等。

2. **身心功能状态** ①身体功能主要包括：障碍程度、是否有失用性综合征、是否能维持坐位与站位平衡及其原因与程度，运动功能状态及有无活动欲望，上肢功能状态及体力、耐力、视力、听力和深浅感觉状态。②功能方面包括：认知障碍的有无及程度、交流能力与状态、作业活动能力、判断能力和活动中安全管理意识等。③心理状态包括：是否有不安感、是否有抑郁和焦虑、是否有活动欲望、是否能进行有意义的活动、参加集体活动的情况、对外界刺激的反应与关心的程度等。

3. **日常生活活动的实际情况** 包括基础性日常生活活动和工具性日常生活活动。基础性日常生活活动的实际情况包括基础性日常生活活动障碍的程度，在基础性日常生活活动中所使用的方法，详细的照顾者的辅助情况，是否有辅助器具和自助具的参与，康复对象每一天、每一周乃至每个月的主要生活内容安排、活动的空间范围、是否独居、活动或休息的比例等。工具性日常生活活动状况也包括工具性日常生活活动障碍的程度，使用方式，参与内容与范畴，需要辅助和照顾的程度。以上相关内容，社区作业治疗师均需要进行详细记录。

4. **生活史及兴趣等** 包括康复对象的文化程度、学业和工作经历及兴趣，家族生活史，过去休闲娱乐情况与经历，自身及照顾者的性格及性格的变化。

5. **康复对象的期望** 目前康复对象所期望的生活活动、现在自己能够做的日常生活活动、家人与朋友希望康复对象能够完成的自理活动等。

6. **环境改造** 在康复对象存在日常生活活动障碍的情况下，社区作业治疗师需要判断是否需要进行环境改造和调整。其原则是为便于康复对象安全地进行家庭生活，能够有效地使用生活空间，尽可能地节省体能。同时，为了使康复对象维持姿势与保持身体的稳定性，提倡安装无障碍设施和使用相应的辅助器具。

二、评定方法

（一）收集康复对象的相关信息

收集信息的过程可由社区作业治疗师独立进行并完成，也可以由整个康复团队参与、分工合作，对康复对象的所有生活活动和运动及交流的情况等进行全面评定。整个过程是比较复杂和分散的，需要比较长的工作周期进行资料收集与整理。因此，尽可能地从其他相关部门获取可用的相关信息是较为有利的方式，特别是康复对象的入院史、疾病诊断、病史及入院期间的诊疗经过、治疗内容、用药效果等，医疗诊治的危险隐患、禁忌事项、合并认知障碍者有无生活活动或行为问题等均需详细了解。社区作业治疗师所获取的相关资料，也可以提供给其他相关部门，以便更加全面地为康复对象提供社区康复服务。

（二）面谈与观察

面谈主要是通过倾听的方式，聆听康复对象与家属的表述，判断康复对象的性格和对现实的认知情况。特别是对自身疾病和障碍的认知情况及理解和表达沟通能力等。康复对象和家属的主诉和期望目标尤为重要，这将关系到将来康复对象的恢复和参与程度，以及目标的实现情况。

观察也是社区作业治疗师评定项目中的一个重要环节。对于康复对象的日常生活活动的状况，作为社区作业治疗师应尽可能地亲自进行观察、判断。主要观察的内容如下：①康复对象的容貌，包括面色、头型、着装、气质、全身状态，如意识状态、营养状态、卫生管理状况及有无水肿等。②活动，包括姿势与肌张力（步行时、移动时、卧床时、进食时、坐位休息时等）、生活能力障碍程度、基本日常生活活动的状态（进食、穿衣、修饰、移动、洗澡等）、工具性日常生活活动（家务活动、财务管理等）、休闲活动、有无意识不清醒的行为和意思不明确的行为、有无伤害自己健康的行为。③交流，包括和周围人的相处方式（家人、邻居、同事、朋友等）、生活活动中的人际关系、交流的方式、小组社区作业治疗中的人际关系及参加情况等。④作业能力，包括能否按照要求完成作业活动、理解能力、行动能力、协调性、完成程度、思考与创造能力、是否有满足

感、有无安全意识及安全管理的能力。⑤物理环境，生活活动障碍的情形、整体住宅的结构、状况、生活用品的管理状态、在居室内的移动规律等。⑥合并认知障碍者，需重视其家人和照顾者所描述的康复对象的生活活动的状况以及照顾者对于康复对象的辅助方式。这些信息均对康复对象重新获得独立与稳定的生活活动能力至关重要。

（三）检查与评定

检查与评定的结果，可以客观地反映康复对象的生活状态。其结果可与其他相关人员进行共享，常见的评定方法如下：

1. **基本日常生活活动** 基本日常生活活动有两种常用的评定方法：其一是改良 Barthel 指数（modified Barthel index，MBI）评定量表，另一个是功能独立性评定（functional independence measurement，FIM）量表。

（1）改良 Barthel 指数评定：在改良 Barthel 指数中共有 10 个评定项目，每一项分为 1～5 级，可逐步分为完全依赖、大量帮助、少量帮助、监督下完成、完全独立。总分满分 100 分，最低分为 0 分（表 2-3）。

表 2-3　改良 Barthel 指数

ADL项目	完全依赖 1级	大量帮助 2级	少量帮助 3级	监督下完成 4级	完全独立 5级
修饰	0	1	3	4	5
洗澡	0	1	3	4	5
进食	0	2	5	8	10
穿衣	0	2	5	8	10
如厕	0	2	5	8	10
大便控制	0	2	5	8	10
小便控制	0	2	5	8	10
上下楼梯	0	2	5	8	10
床椅转移	0	3	8	12	15
平地行走	0	3	8	12	15
操作轮椅*	0	1	3	4	5

* 表示仅在不能行走时才评定此项。

注：评定结果解释：0～24 分：极重度依赖；25～49 分：重度依赖；50～74 分：中度依赖；75～90 分：轻度依赖；91～99 分：极轻微依赖；100 分：完全自理。

改良 Barthel 指数的评级标准为每个活动的评级可分为 5 级，不同的级别代表了不同程度的独

立,最低的是 1 级,最高的是 5 级。级数越高,代表独立程度越高。每个等级的内涵如下:

1)完全依赖别人完成整项活动。

2)某种程度上能参与,但在整个活动过程(超过一半的活动过程)中需要别人提供协助才能完成。

3)能参与大部分的活动,但在某些过程(一半或以下的过程)中仍需要别人提供协助才能完成整项活动。

4)除了在准备或收拾(一些可在测试前后去处理的非紧急活动过程)时需要协助,可以独立完成整项活动,或进行活动时需要别人从旁监督或提示,以策安全。

5)可以独立完成整项活动而无须别人在旁监督、提示或协助。

(2)FIM 评定:FIM 各项的评定标准分为 7 个阶段,有相同的判断标准。其中是否需要他人的帮助是区分帮助与独立的标准。所谓独立就是指完全利用自己的能力和使用最普通的方法完成动作,所得分值为 7 分。用矫形器或自助具,需要一定的时间,要考虑安全性等带有附加条件的独立,所得分值为 6 分,也属于独立范畴。根据帮助的程度,不接触障碍者,只是监视或在准备阶段时给予帮助,其余活动能够独立完成,所得分值为 5 分。给予最小的帮助,障碍者能够完成动作的 75% 以上,所得分值为 4 分。中等程度的帮助,可完成动作的 50%~75%,所得分值为 3 分。给予最大限度的帮助,能够完成动作的 25%~50%,所得分值为 2 分。所完成的动作不足 25%,需要完全帮助时,所得分值为 1 分。其中,运动领域得分为 13~91 分,认知领域得分为 5~35 分,总得分为 18~126 分(表 2-4)。

表 2-4　功能独立性评定量表

项目	评分标准
1. 运动功能领域	
自理能力: 　进食 　修饰 　清洁 　穿脱上衣 　穿脱下衣 　如厕动作	

（续表）

项目	评分标准
括约肌控制: 　排尿控制 　排便控制 转移: 　床、椅子、轮椅 　坐便器 　浴盆/淋浴 行走: 　步行/轮椅 　上下楼梯	独立　没有帮助者 7 分　完全独立(合理的时间、安全性) 6 分　调整性独立(使用辅助器具) 部分帮助　有帮助者 5 分　监视准备 4 分　最小量帮助(完成 75% 以上内容) 3 分　中等帮助(完成 50%~75% 内容)
2. 认知功能领域	
交流: 　理解 　表达 社会认知: 　社会交往 　解决问题 　记忆	完全帮助 2 分　最大量帮助(完成 25%~50% 内容) 1 分　完全帮助(完成 25% 以下内容)

2. 工具性日常生活活动　工具性日常生活活动(instrumental activity of daily living,IADL)目前为止没有较为统一的评定量表,各国根据自己的文化背景有各自的评定内容和方法,主要内容包括使用公共交通、购物、准备食物、财务管理、阅读杂志和书籍、健康管理等。目前较为常用的评定方法有 Lawton IADL 评估、Frenchay 活动指数、快速残疾评定量表等。

Lawton IADL 评估包含 9 个项目,每个项目评分为 0、1、2、3,共 4 个级别:0 分代表不能完成;1 分代表需要帮助完成,包括言语和身体帮助;2 分代表可以做,但有困难;3 分代表可以无困难地独立完成(表 2-5)。

表 2-5　Lawton IADL 评估

项目	分值
1. 你能够自己用电话吗(找电话号码、打/接听电话等)	
2. 你能够自己去乘坐交通工具吗(乘坐正确的车辆、付车费/买车票、上下车等)	
3. 你能够自己去超市/商店吗(正确选择货品,付钱等)	
4. 你能够自己做饭吗(自己看食谱、准备食材、煮熟食物,盛入碗里等)	
5. 你能够自己做家务吗(简单家务,如洗碗、整理床铺;较复杂家务,拖地,抹窗等)	
6. 你能够自己应付简单的家居修理吗(换灯泡、换螺丝等)	
7. 你能够自己洗衣吗(清洗、晾晒床单、被褥等)	
8. 你能够自己服用药物吗(包括正确时间服用正确剂量的药物)	
9. 你能够自己处理财务吗(包括交水电费、去银行取钱等)	

3. 躯体功能评估　包括运动、感觉、平衡和协调障碍，以及痉挛、关节活动度受限等，这些功能障碍在不同时期需要接受不同的康复训练。因此，常见的躯体功能也是需要进行评定的。

（1）运动功能：Brunnstrom 肢体功能恢复阶段、上田敏评定法等。

（2）感觉功能：浅感觉（针刺觉、轻触觉）、深感觉（位置觉、运动觉、振动觉）、实体觉等。在对偏瘫康复对象进行评定时，不要忽略感觉障碍，要注意分辨感觉障碍的类型、所涉及的肢体部位、受损范围和受损程度。

（3）平衡协调功能的评定：常用的有 Berg 平衡量表等。

（4）痉挛评定：可用改良 Ashworth 痉挛评定量表。

4. 认知能力评估　社区康复对象常包括认知障碍患者，如阿尔茨海默病、脑卒中或脑外伤后合并认知障碍者。认知障碍的评定主要包括意识水平、记忆、时间和地点定向、判断能力及问题解决能力等。在进行详细的评估前，可先使用简易精神状态检查量表（mini-mental state examination, MMSE）进行简单筛查。也可使用长谷川痴呆量表（Hastgawa dementia scale, HDS）、蒙特利尔认知评估量表（montreal cognitive assessment, MoCA）、痴呆简易筛查表（brief screening scale for dementia, BSSD）、Pfeffer 量表（pfeffer outpatient disability questionnaire, POD）等。

（1）简易精神状态检查量表（MMSE）：是目前最有影响的标准化智力状态检查的量表之一。它具有简单易行、重复性好且容易接受的优点（表2-6）。

表 2-6　简易精神状态检查量表

题号	检查内容	记分	项目
1	现在是哪一年		1
2	现在是什么季节		2
3	现在是几月份		3
4	今天是几号		4
5	今天是星期几		5
6	你住在哪个省		6

（续表）

题号	检查内容	记分	项目
7	你住在哪个县(区)		7
8	你住在哪个乡(街道)		8
9	(这里是什么地方)这里是哪个医院		9
10	这里是第几层楼		10
11	我告诉你三样东西，在我说完之后请你重复一遍它们的名字，"皮球""国旗""树木"。请你记住，过一会儿我还要你回忆出它们的名字	皮球 国旗 树木	11 12 13
12	请你算算从 100 中减去 7，然后将所得数字再减 7，一直减下去，直到我说停为止：100 减 7，再减 7，再减 7，再减 7，再减 7	93 86 79 72 65	14 15 16 17 18
13	现在请您说出刚才我让你记住的那三种东西的名字	皮球 国旗 树木	19 20 21
14	(出示手表)这个东西叫什么		22
15	(出示铅笔)这个东西叫什么		23
16	请你跟我说"四十四只石狮子"		24
17	将一张干净、信纸大小的纸举到患者面前："用你的左/右手(未受累侧)拿着这张纸"；"用两只手将它对折一次"；"放在您的左腿上"		25 26 27
18	(将写上"闭上你的眼睛"的卡片递给受试者)请你读一读这句话，并且按照上面的意思去做		28
19	请你给我写一个完整的句子		29
20	(出示图案，将笔、橡皮和纸放在受试者面前)请你按这个样子把它画下来		30

注：评分标准为满分30分，每项正确为1分。文盲小于17分、小学小于20分、中学以上小于24分为痴呆。20～26分为轻度痴呆，10～19分为中度痴呆，10分以下为严重痴呆。

（2）MMSE 评估的操作说明

1）定向力（最高分 10 分）：首先询问被测试者日期，之后再针对性地询问其他部分，如"您能告诉我现在是什么季节?"每答对一题得 1 分。请依次提问，"您能告诉我，我们在什么省市吗?"（区县? 街道? 什么地方? 第几层楼?)每答对一题得 1 分。

2）记忆力（最高分 3 分）：告诉被测试者将被问几个问题来检查其记忆力，然后清楚、缓慢地说出 3 个相互无关的东西名称（如皮球、国旗、树木，大约 1 s 说一个）。说完所有的 3 个名称之后，要求被测试者重复它们。被测试者的得分取决于他首次重复的答案（答对 1 个得 1 分，最多得 3 分）。如果被测试者没能完全记住，可以重复提问，但重复的次数不超过 5 次。如果 5 次后他仍未能记住所有的 3 个名称，那么对于回忆能力的检查就没有意义了。可选择跳过该项目。

3）注意力和计算力（最高分 5 分）：要求被测试者从 100 开始减 7，之后再减 7，一直减 5 次（所得结果应依次为 93、86、79、72、65）。每答对 1 个得 1 分，如果前次错了，但下一个答案是对的，也可得 1 分。

4）回忆能力（最高分 3 分）：如果前次被测试者完全记住了 3 个名称，现在就让他再重复一遍。每正确重复 1 个得 1 分，最多得 3 分。

5）语言能力（最高分 8 分）：①命名能力（0～2 分）：拿出手表卡片给被测试者看，要求他说出这是什么？之后拿出铅笔问他同样的问题。②复述能力（0～1 分）：要求被测试者注意你说的话并重复一次，注意只允许重复一次。这句话是"四十四只石狮子"，只有正确、咬字清楚的才记 1 分。③三步指令（0～3 分）：给被测试者一张空白的纸，要求对方按你的指令去做，注意不要重复或示范。只有他按正确顺序做的动作才算正确，每个正确动作计 1 分。④阅读能力（0～1 分）：拿出一张写有"闭上你的眼睛"的卡片给被测试者看，要求被测试者读它并按要求去做，只有他确实闭上眼睛才能得分。⑤书写能力（0～1 分）：给被测试者一张白纸，让他自发地写出一句完整的句子，句子必须有主语、动词，并有意义，注意不能给予其任何提示，语法和标点的错误可以忽略。

6）结构能力（0～1 分）：在一张白纸上画有交叉的两个五边形，要求被测试者照样子准确地画出来，评分标准：五边形需要画出 5 个清楚的角和 5 条边。同时，两个五边形交叉处形成菱形，线条的抖动和图形的旋转可以忽略。

5. 生活质量　社区作业治疗师对康复对象实施治疗的最终效果就是要提高和改善康复对象的生活质量（quality of life，QOL）。生活质量本身包括的内容比较宽泛，主要是康复对象对于自己生活的认知。近年，世界卫生组织（World Health Organization，WHO）公布了生活质量精简检查表（表 2-7）。

表 2-7　生活质量精简检查表

评定领域	项目	问题
身体领域	日常生活活动	您对自己每天完成的活动能力满足吗
	对医疗及医疗用品的依赖	在每天的生活中需要某种程度的治疗吗
	精力与疲劳	每天的生活中精力充沛吗
	移动能力	是否经常出门去附近的地方活动
	疼痛与不舒服	由于身体的疼痛使得你必须要做的事情受到限制吗
	睡眠与休息	对自己的睡眠满足吗
	工作能力	对自己的工作能力满足吗
心理领域	身体形象	能够接受自己的身姿容貌吗
	否定性的感情	您是否经常感到绝望、不安、情绪低落
	肯定性的感情	您每天的生活中有多大程度的快乐感觉
	对自己的评价	您对自己满意吗
	精神/宗教/信念	您觉得自己的生活有无意义
	思考、学习、记忆、集中	学习中有无相当程度的集中能力
社会关系	人际关系	对于自己的人际关系是否满意
	社会性的援助	对于朋友的帮助与支持满意吗
	性生活	您对自己的性生活满意吗
环境	金钱关系	有无购买生活必需品的钱
	自由、安全与治安	对每天生活中的安全程度满意吗
	健康与社会资源的利用	对于利用医疗设施及残疾人设施的便利程度满意吗
	居住环境	对于自己的家庭环境以及周围的环境满意吗
	获得新的信息与技术的机会	对每天生活中获得的必要信息量满意吗
	余暇活动的参与和机会	您业余时间有多大程度的快乐
	居住地周围环境	您对得到卫生保健服务的方便程度满意吗
	交通条件	您对周边的交通情况满意吗
综合		您如何评价自己的生活质量
		您对自己的健康状况是否满足

针对社区康复对象各方面的评估内容,下面重点介绍中国残疾人联合会康复部社区指导中心在指导社区肢体残疾人康复训练的工作中制订的简易评定标准(表2-8),其内容涵盖了社区作业治疗所需评估的一些方面。

表2-8 社区康复肢体残疾功能评定表

领域	项目	说明	分数/评分标准
运动功能	翻身	仰卧与侧卧间的变化	2分:独立完成 1分:需部分帮助 0分:完全依赖他人
	坐	保持独立坐位5 min	2分:独立完成 1分:需部分帮助 0分:完全依赖他人
	站	全脚掌着地1 min	2分:独立完成 1分:需部分帮助 0分:完全依赖他人
	身体转移	在床、轮椅、椅子、便器间转移	2分:独立完成 1分:需部分帮助 0分:完全依赖他人
	步行/推轮椅	平地连续走20单步/驱动轮椅50 m	2分:独立完成 1分:需部分帮助 0分:完全依赖他人
	上/下台阶	连续上、下每级高度约15 cm的12级台阶	2分:独立完成 1分:需部分帮助 0分:完全依赖他人
生活自理能力	进食	将食物送进口中	2分:独立完成 1分:需部分帮助 0分:完全依赖他人
	穿、脱衣服	穿、脱衣服	2分:独立完成 1分:需部分帮助 0分:完全依赖他人
	洗漱	洗脸、刷牙、梳头、洗澡中任意一项	2分:独立完成 1分:需部分帮助 0分:完全依赖他人
	如厕	使用便器、便后清洁	2分:独立完成 1分:需部分帮助 0分:完全依赖他人
社会适应能力	交流	对语言、手势、文字、图示等任意一种方式的理解和表达	2分:独立完成 1分:需部分帮助 0分:完全依赖他人
	做家务	从事日常家务劳动的任意一种	2分:独立完成 1分:需部分帮助 0分:完全依赖他人
	参加社会生活	上学、劳动、外出活动任意一项	2分:独立完成 1分:需部分帮助 0分:完全依赖他人

城市社区作业治疗计划制订

目前,我国正在推行并完善康复服务体系建设,社区康复工作依托自上而下的网络实施,即以区、县为指导,街道、乡镇为平台,居(村)、家庭为基础。我国城镇社区建设已成为基层政权和基层组织建设的重要组成部分。我国城市社区建设从小到大、从城市到农村,走过3个重要的发展时段。第一阶段是从1984年至1991年,民政部把"社区"概念引入城市基层管理和服务领域,首先提出城市社区服务,并探索试点。第二阶段是从1992年至1999年,从社区服务扩展到社区工作的其他方面。第三阶段是从1999年至今,许多城市进行了社区组织体系改革,提出社区建设的实质和核心是社区自治,即社区成员除了受其隶属的国家、政府或上级单位的领导外,对自己的事务管理行使一定的权利。社区建设已成为解决城市现代化进程中各种矛盾和问题、满足城市居民各种需求、提高城市文明程度、促进社会和谐的有效途径。

城市社区建设的主要目标是:构建新的社区组织体系;拓展社区服务,不断满足人民群众日益增长的物质文化需求;建立与社会主义市场经济体制相适应的社区管理体制和运行机制;努力建设管理有序、服务完善、环境优美、治安良好、生活便利、人际关系和谐的新型现代化社区;努力做好社区的公共卫生、医疗保健和计划生育等医疗卫生服务工作,集中开展医疗、预防、保健、康复、计划生育、健康教育等为一体的社区卫生服务。

一、城市社区作业治疗计划制订的原则

康复对象通过社区作业治疗服务不仅要实现功能康复,还要实现重返社会的最终目标,这就需要多团队、多组织和多方力量的共同参与。具体体现如下:

1. 建议成立由政府领导负责,卫生、民政、教育等多个部门参加的社区康复服务团队,统筹安排、编制规划、分工合作,使得社区作业治疗得以顺

利进行。

2. 相关职能部门将社区作业治疗的有关内容纳入本部门的行业职能和业务领域之中,共同承担社区康复服务计划的落实。

3. 广泛动员社会力量,充分利用传播媒介,宣传和动员社会团体、中介组织、慈善机构、民间组织、志愿者,积极参与社区康复服务,在资金、技术、科研、服务等各方面提供支持。

4. 由于各地区社会医疗水平、养老政策和体制以及当地文化背景差异、民族特色等诸多不同,各地的社区作业治疗形式也各不相同。

二、城市社区作业治疗计划制订

在社区,可以开展以下具体的社区作业治疗工作:

(一) 以康复对象为中心制订全面计划

在制订康复计划和开展康复活动之前,社区作业治疗师需对康复对象进行个人及其家庭的基本评估或分析,以确定优先解决的需求。要识别一个康复对象的需求,可以考虑下列问题:

1. 康复对象可以做和不能做的活动是什么?

2. 康复对象希望能够做什么?

3. 康复对象存在的主要问题是什么?这些问题什么时候以及如何开始的?

4. 康复对象今后发展中的问题是什么?

5. 康复对象希望家庭和社区的环境情况是怎么样的?

6. 康复对象用什么办法能够调整存在的残疾与障碍状况?

(二) 以作业活动为本

社区康复功能性干预的目的是提高康复对象的生活自理能力,如穿衣、进食、移动、如厕、修饰等活动。康复对象从一个年龄阶段成长、过渡到另一个年龄阶段,所需功能有差异,则干预措施也要随着年龄变化而改变。社区作业治疗师在选择一项合适的治疗活动前,需对各种活动进行分析,目的在于分析该项活动的内在特性,即活动的基本条件和从事这项活动所要求达到的功能水平。继而针对康复对象的具体情况和配合康复治疗的目标,再决定这项活动是否符合针对治疗活动的要求。社

区作业治疗师可以提供的服务有:

1. 教育家属如何协助康复对象最大限度地达到生活活动独立,如何进行日常生活活动的训练,是提高康复对象生活自理能力的基本条件。训练过程中,要注意康复对象的安全和给予其必要的保护。

2. 指导康复对象使用辅助器具的技能。例如,如何使用步行/移动设备,使他们独立活动更容易、更便捷。

3. 组织专业培训和指导康复对象及其家属进行解决具体功能障碍的作业活动,如增强肌力的作业活动、促进平衡能力的作业活动及提高康复对象日常生活活动技巧的活动。常见的作业活动之一包括各种手工艺活动,如雕刻、绘画、剪纸、编织等。

4. 针对老年障碍康复对象,预防和保健是尤其重要的。社区作业治疗师可以开展健康体操、气功、太极等活动训练,还可以小组活动的形式进行。因老年障碍康复对象活动范围受到一定程度的限制,进而导致其与社会的联系减少,小组活动的开展有利于提高其生活积极性,促进其发挥社会性功能;对于一些情绪低落、自我封闭、不善于交流的老年障碍者,可以通过参加活动与他人分享快乐、加强沟通,从而有益身心健康。城镇社区生活片区较为集中,常常配备社区生活广场,为老年人群提供了许多的空间支持。常见的小组活动形式有:①娱乐活动。是指能使老年障碍者热爱生活的、健康的个人活动和集体活动。集体活动包括下棋、唱歌、奏乐、打牌、散心等活动。②手工小组活动。小组成员以完成同一件作品为目的的活动。在完成作品的过程中,老年障碍者以愉悦的心情承担一定的任务,在相互鼓励和表扬中完成一件作品。为使老年障碍者充分享受活动的过程和结果,社区作业治疗师要考虑应该从什么样的作品开始训练,在什么地方给予帮助等问题。

(三) 无障碍环境改造

环境因素与日常生活活动息息相关。无障碍环境改造可以让康复对象获得安全和无障碍活动的环境,使其能在日常生活中得到最大限度的独立,因此无障碍环境改造有助于康复对象参与家庭与社区生活。一般来说,公共环境的改造属于政府

行为,应该有统一标准,而个人环境的改造,由于其特殊性,无法统一规定标准。对于日常生活活动障碍的康复对象,需要面对的是回归家庭的问题,因此,社区作业治疗师需要为康复对象及其家属提供一些家居环境改造的建议和指导。家居环境的评估是进行家居环境改造的首要步骤,评估之后会根据康复对象的能力和治疗目标提出家居环境的改造方案。城市家居社区环境常为商品住宅,住宅结构性质常为钢筋混凝土和混合结构。社区和公共环境的无障碍设施较为完善,只需针对家居环境进行相应的改造。以下列出一些代表性住宅改造内容:

1. 门厅 指的是住房门口与客厅之间的部分,有的商品住宅没有门厅,直接入户便是客厅。如果门厅与室外地面的高度差在 2 cm 之内,一般不需要进行改造便可方便轮椅进出。如有需要也可拆除门槛。如果康复对象能够拄拐行走,也可以保留门槛或将门槛高度适当调整。如果高度差在 2～10 cm,需根据康复对象移动能力和移动方式来决定改造方案,对于拄拐者可能仍不需要进行调整,但对于轮椅使用者则需要在门口建坡道。其余门槛的改造均可参考此类。

2. 卧室 卧室与客厅有高度差时应尽可能调整。同时,应保证最低限度的通风保暖条件。床的高度应该着重考虑是否方便康复对象进行转移。床与床垫的整体高度应该与轮椅和坐垫的整体高度一致,以方便康复对象进行独立的床椅转移。对于站位平衡较差、老年康复对象等,必要时还可以在床边的适当位置安装扶手,以供其做起立动作或转移时使用。

3. 厕所与浴室 城镇住宅多为标准化厕所,一个小区内住宅户型较为局限,且空间较为狭窄,轮椅进出较为困难,通常使用坐便器,较少使用蹲厕。建议最低标准是:家庭厕所的宽度不能小于 0.8 m,厕所与门口间距离不小于 1.2 m,康复对象转移到坐便器上后,脸朝里完成排便动作。还可适当安装能承受身体重量的安全抓杆,抓杆直径为 30～40 mm,高度为 0.7 m。

城镇住宅浴室与厕所通常在一个区域内,空间面积较为狭窄。现在较多使用的是淋浴房,浴缸和浴盆较少。其最低标准是浴室内的轮椅活动面积不能小于 1.2 m×0.8 m,在淋浴房墙面上应安装安全抓杆,抓杆直径为 30～40 mm,应安装两个,高度分别为 0.6 m 和 0.9 m。

4. 其他 对于存在其他特殊情况的康复对象需要进行一些特别的处理方式。对于合并认知功能障碍的偏瘫或老年痴呆的康复对象,家庭住宅门口应做一个特殊显眼的标志,以免康复对象走失。城镇商品住宅通常配备有紧急按钮可以联系小区物业人员,可以指导康复对象如何使用该紧急装置。同时住宅内的各个房间门口做一些特殊装饰,帮助康复对象记忆和辨别各个房间。对于四肢瘫痪的康复对象,可安装、使用环境控制系统,使康复对象能够独立完成基本的日常动作,如开关灯、电视、窗帘、打电话等。

(四)辅助器具提供和指导

联合国《残疾人权利公约》要求各国为残疾人提供适当的辅助器具和传播辅助器具知识服务。辅助器具包括康复训练器具、日常生活用具、学习工作用具、假肢与矫形器、助行器、轮椅和环境控制装置等。根据全国第二次残疾人抽样调查数据显示,残疾人曾接受的扶助、服务的前四项及比例分别为:曾接受过医疗服务与救助的有 35.61%;曾接受过救助或扶持的有 12.53%;曾接受过康复训练与服务的有 8.45%;曾接受过辅助器具的配备与服务的有 7.31%。可见,辅助器具的配备在众多的服务项目中仍是不充分的。我国现已使用的《残疾人辅助器具分类和术语》(GB/T 16432—2011)按辅助器具的功能分为 12 个主类,其中包括:①个人医疗辅助器具;②技能训练辅助器具;③矫形器和假肢;④个人生活自理和防护辅助器具;⑤个人移动辅助器具;⑥家务辅助器具;⑦家庭和其他场所的家居和适配件;⑧沟通和信息辅助器具;⑨操作物件和器具的辅助器具;⑩环境改善和评估辅助器具;⑪就业和职业培训辅助器具;⑫休闲娱乐辅助器具。

以下列举一些城市社区作业治疗康复对象常需要配备的辅助器具。

1. 轮椅 轮椅是用来永久或暂时替代步行功能的行动类辅助用具。轮椅的适用对象为下肢或躯干障碍者、平衡功能障碍者、身体重要器官障碍者、发育迟缓者等。其作用是为了减轻残疾人步行动作的负担，使其移动起来更安全，从而使其室内外移动独立，增加使用者的活动范围。

2. 拐杖　拐杖的类型有手杖、腋杖、肘杖、前臂杖等，手杖又分为单脚手杖和多脚手杖。在使用多脚手杖时，由于拐杖底部的面积较宽，所以在较平坦的路面上行走较稳定，如果居室内有台阶，使用起来就不是很便利。临床上多脚手杖常用于早期偏瘫康复对象的室内步行，当康复对象经过训练，步行稳定性增强后，就可以使用单脚手杖。

3. 进食类辅助器具　当康复对象仅能屈肘，腕的活动困难，无分指动作时，可考虑将C形夹与长对掌矫形器联合使用。可防止垂腕畸形和加强腕部力量。此用具在偏瘫手可能出现垂腕畸形时，或患其他神经系统疾病后，腕手无力且可能出现垂腕畸形时均可应用。加粗的把手适用于手指屈曲受限或握力较弱的康复对象。带有负压吸盘的碗具，可防止碗移动和跌落，碗的一侧加高，以便挡住食物，方便进食。

4. 梳洗类辅助器具　根据康复对象的能力程度可考虑选择不同的辅助器具，清洁卫生可使用带吸盘的刷子、加长加粗的指甲剪、加长加粗的梳子、长柄刷等。

5. 阅读娱乐类辅助器具　对于手功能不灵活，翻书困难的康复对象，可在示指上套半截橡皮指套有助于翻书阅读。纸牌固定架可适用于手握力差、不能持扑克牌的康复对象。

（五）职业康复

根据全国第二次残疾人抽样调查数据显示，全国城镇残疾人口中，在业的残疾人为297万人，不在业的残疾人为470万人。城市残疾人未工作状况主要集中在离退休状态和已丧失劳动能力者中。城市未工作残疾人的主要经济来源为依靠离退休金、其他家庭成员供养和领取基本生活费。相较而言，城市未工作残疾人的社会保障和福利政策更为优越。城市有残疾人的调查户人均收入是乡镇有残疾人的调查户人均收入的两倍。据相关数据显示，在肢体残疾人曾接受过的服务或扶助类型的调查中，服务或扶助类型主要集中在医疗服务与救

助、辅助器具和康复训练。对于职业教育与培训、就业安置或扶持仍是较为缺乏的。因此，社区作业治疗师可以参考相关职业康复的内容为其提供相应的服务。

第三节
乡镇社区作业治疗计划制订

我国农村社区建设以现代意义的基层自治式民主为主。首先，与城市社区的组织性质、管理层级、辖域界定相类似的，是农村的村民委员会辖区，即"村"。其次，我国农村村民自治理念与城市社区建设理念日益趋同。城市社区建设整体推进的创新举措逐渐变为村民自治共享，有的农村甚至直接引进社区建设理念作为新农村建设范式，促进城乡社区建设一体化。

一、以康复对象为中心制订全面计划

无论是在城市还是乡镇，在制订康复计划和开展康复活动之前，社区作业治疗师均需对康复对象进行个人及其家庭的基本评估或分析，以确定优先解决的需求。在乡镇，大量的康复对象由上一级医院出院后或者转诊至当地医院经过短期的康复期后，便会直接出院回家。目前，乡镇康复治疗发展水平有限，社区作业治疗师更是极为匮乏。在乡镇的社区作业治疗仍有大量的工作有待展开，现举例乡镇社区作业治疗要识别一个康复对象的需求，需考虑的一些问题：①康复对象首次就诊的医疗经过、康复治疗的参与程度；②当地康复医疗机构的现状及能力；③当地政府机构对于康复对象的康复支持政策；④当地慈善机构、残联、民政部门等当地康复资源如何；⑤了解家庭和乡镇的社区环境情况是怎样的；⑥用什么办法能够改善或调整康复对象存在的残疾状况。

二、康复教育与咨询

提供高水平的康复咨询服务，对于乡镇中缺乏关于基础疾病的认识（如高血压、糖尿病等），以及对治疗缺乏依从性的康复对象，社区作业治疗师可

以优先对其进行相关疾病的健康咨询及家庭康复咨询服务。

编发残疾知识小册子和康复指导手册等资料，是乡镇社区康复极为有效的康复宣教手段。康复人员可以利用手册资料向康复对象及其家属进行康复指导，尤其是对于当地康复医疗人员条件有限的情况下，编发社区康复资料很有必要。康复人员亦可提供医疗康复服务以外的教育、职业、社会等方面的服务资料。资料编发需注意以下4点：①寻找现有的信息资料，可以通过国际组织、政府部门、残疾人组织或非政府组织提供，也可从网上下载，社区作业治疗师需审核相关资料的严谨性和科学性；②改编资料要适合当地要求，并特别考虑到当地文化差异；③少数民族地区应把现有的康复教材翻译为当地民族语言资料，更利于康复信息的传播；④鼓励开发、编辑和整理图文并茂、简明扼要的新材料。

三、以适应当地文化的作业活动为本

乡镇社区作业治疗的目的主要在于提高康复对象的生活自理能力，如穿衣、进食、移动、如厕、修饰等活动，以减轻照顾者的负担，实现家庭的减负。中国各地乡镇均有自己的文化特色，社区作业治疗师在选择一项合适的治疗活动前，需对各种活动进行适应性和归属性的考虑与分析。作业活动分析的目的在于分析该项活动的内在特性，即活动的基本条件和从事这项活动所要求达到的功能水平。继而针对康复对象的具体情况和配合康复治疗的目标，再决定这项活动是否符合针对治疗活动的要求。社区作业治疗师可以提供的服务有：

1. 教育家属如何协助康复对象最大限度地达到生活活动独立。进行日常生活活动的训练是提高康复对象生活自理能力的基本条件。训练过程中，要注意康复对象的安全并给予其必要的保护。

2. 指导康复对象如何使用辅助器具。例如，坐便椅的配备和使用，安全性能的考虑。

3. 参考当地文化特色，组织专业培训和指导康复对象及其家属获得解决具体功能障碍的专业技能。例如，增强肌力的作业活动，如剪纸、黏土及陶器制作、刺绣、竹编等；促进平衡能力的作业活动，如登山、骑自行车、徒步等；以及提高康复对象日常生活活动技巧的训练活动。

4. 针对老年障碍康复对象，预防和保健尤其重要。社区作业治疗师可以参考城市社区开展健康体操、气功、太极等的活动训练。也可以参考当地的舞蹈、娱乐活动进行整理编排。还可以小组活动的形式开展各项娱乐休闲及手工等活动。

四、无障碍环境改造

乡镇住宅性质多为砖木结构和木、竹、草结构，且大多数为自建房屋。乡镇人均住宅面积比城市人均住宅面积多约 2 m²。因此，乡镇住宅的环境改造需要进行个性化、合理化的调整，社区作业治疗师需具备扎实的基础知识和实践创新能力以适应乡镇的各种环境条件。以下列出一些常见的住宅改造内容：

1. 门厅　乡镇自建房屋门前常有较高的台阶或者门槛，因此需要将门前台阶改成斜坡。如果门厅与室外地面的高度差在 2 cm 之内，一般不需要进行改造便可方便轮椅进出。如果高度差在 2～10 cm，需根据康复对象移动能力和移动方式来决定改造方案，对于拄拐者可能仍不需要进行调整，但对于轮椅使用者则需要在门口建坡道。室内其余门槛的改造均可参考此类。室内门把手的高度应方便康复对象的操作，可采用较为省力的门把手。房间门的阻力不能太大，压力不应超过 8 磅（1 磅≈0.45 kg）。

2. 卧室　卧室与客厅有高度差时应尽可能进行调整。乡镇住宅卧室空间常较为杂乱，缺乏合理的功能区域划分。因此，需要将室内妨碍出行的杂物进行清理和归类摆放，以保证充分的出行距离和光线。还需要注意卧室与卫生间连接处是否湿滑，如有必要进行防滑处理。床和床垫高度参考城市住宅方案即可。对于站位平衡较差、老年康复对象等，必要时仍可在床边适当位置安装扶手，以供其做起立动作或转移时使用。

3. 厕所与浴室　乡镇住宅的卫生间常为蹲厕且面积较为宽敞，对于肢体障碍和年长的康复对象，可以建议更换成马桶或增加坐便椅。毛巾架、置物架的高度应考虑是否需要进行调整。建议最

低标准是:家庭厕所的宽度不能小于0.8 m,厕所与门口间距离不小于1.2 m,康复对象转移到坐便器上后,脸朝里完成排便动作。还可适当安装能承受身体重量的安全抓杆,抓杆直径为30～40 mm,高度为0.7 m。淋浴间可单独配备扶手等。

4. 楼梯 乡镇自建房屋常有楼梯和扶手。对于室内楼梯,需注意以下3点:

(1)每一级楼梯的台阶不宜有突出的前缘,台阶表面应采用防滑材料进行处理和固定。

(2)建议楼梯两侧均应有扶手,且保证采光充分。

(3)对于低视力的康复对象,在楼梯转角处应用鲜明的颜色进行标注和区分。

五、辅助器具提供和指导

辅助器具的提供和指导是乡镇社区作业治疗最为常见的治疗手段之一。社区作业治疗师不仅要提供辅助器具给康复对象,更要为康复对象及其家属进行辅助器具使用的培训和指导,以及考虑到使用辅助器具的安全性等。在乡镇许多偏远地方,文化程度普遍较低的情况下,最为直接的康复手段便是辅助器具的提供。现列举乡镇社区最为常用的部分辅助器具(其他辅助器具可部分参考城市社区作业治疗相关内容):

1. 坐便器 便携式坐便器可以方便有移动障碍的康复对象,不必移动至卫生间便可完成大小便的管理。尤其在许多仍未有蹲厕的乡镇,最为适合。如果仅有蹲厕,也可提供,便于康复对象进行转移和清洁。便携式坐便器有塑料一体制、木制家具型等几种类型,因为是床旁使用,需要考虑到周围环境等问题。

在转移过程中,因坐便器较为轻便,可能有侧翻的风险。因此在转移过程中要确保认真检查以及考虑辅助量。还需考虑转移空间是否充裕,空间过于狭小不利于多次操作。坐便器的高度通常不超过48.5 cm,还需根据康复对象的平衡能力,决定是否需要配备扶手或靠背。

2. 助行器 乡镇社区仍有部分道路较为崎岖,对于平衡功能较差的康复对象,若需要进行社区性步行,需要考虑使用助行器。助行器能够更有效地支撑体重,减轻下肢的负荷,保持身体平衡,但需要使用者具有较好的上肢力量,且需要一定的平衡能力。助行器常适用于下肢骨科术后的老年人、帕金森病康复对象、脑血管病康复对象及脑瘫康复对象等。

3. 交流辅助用具 对于功能障碍较为严重且合并轻中度认知障碍和言语交流障碍的康复对象。可以将其常用的日常用语,如"吃饭""喝水""上厕所""冷""热"等,书写在白板上,或者制作成卡片,指导康复对象进行简单的学习和使用,从而使其学会用手指卡片或白板来表达自己的基本意愿。

第四节
社区作业治疗的创业与创新

一、概述

随着作业治疗服务扩展到不同的人口和环境中,作业治疗师需要发展创新的服务提供模式。这些模式可以设计为满足特定客户群体或社区的需求而开发的项目形式。商业机会需要去识别和培育,因此作业治疗从业者创业需要坚定的眼光和毅力,并且其技能、特点和角色将影响其作为创业者的能力。

"entrepreneur"一词来源于法国的"entreprendre",意为"承担"。通常,无论是在商业或非营利组织中,创业者都被描述为一个开始或拥有自己企业的人,或作为"承担使事情发生"的人。

多年来,创业者一直是业内公认的角色。在历史上,美国作业治疗协会(AOTA)将创业者定义为兼职或全职自主经营的作业治疗从业者。2010年作业治疗薪酬和劳动力研究提供了个体经营者或作为经销商的作业治疗从业者的信息,其中大约27.4%的受访者是兼职或全职的个体经营者。随着时间的推移,兼职个体经营者的比例比全职个体经营者的比例增长更快。研究结果显示,自1993年以来,作业治疗师(28.1%)及作业治疗助理(23.1%)开展个体经营的比例达到最高水平。将自己归类为个体经营者的大多数受访者是独立承包商、代理承包商或私人诊所的业主/合作经营者。

Foto 将作业治疗创业者描述为"不仅积极参与组织、启动和运营新的实践模式,而且还积极参与营利业务"。其他业内人士将创业者描述为具有识别和应对创新机遇能力的实践者。不管定义是什么,Pazell 和 Jaffe 指出,行业领导者承认,作为创业者的作业治疗从业者是一个研究不足、缺乏代表性的群体。

本节将描述创业、内部创业、社会创业的研究,以及在作业治疗中的应用。此外,关于在开始营利和非营利企业,市场营销,战略规划和募款写作等的基本步骤将被讨论。

二、关于创业的研究

作为一个不断发展的研究领域,Low 将作业治疗的创业描述为"处于青春期",他在文章中从各种角度呈现和讨论了创业,其中一些内容将在本节进行讨论。

(一)创业的心态

Bygrave 讨论了个人属性对创业者发展的贡献。他指出,某些个性特征,如果断、决心和控制欲,通常与创业者联系在一起。然而,Cunningham和 Lischeron 报告说,虽然某些特质,如远见、毅力和精力,被认为是成功的重要因素,但是"很少有证据表明某些特质与成功的创业者有关"。

尽管有不同的观点,认为某些人格特征或性格是典型的创业者与非创业者的明显不同之处,是心理学的基本前提或是创业者的学派特征。特别是,诚实和负责任的个人价值观、冒险倾向、创造力、控制力、对自主的渴望和对成就的需求等,都被认为是成功创业的基础。更具体地说,Schmit、Kihm 和Robie 开发了一种人格评估,用来测量被认为是创业者不可或缺的五大人格特征:开放性、外向性、亲和性、尽责性和神经质。

简而言之,对创业者的观察表明,他们的心态和动机具有多重共同特征。无论这种方法有多大争议,现在认为这些特征可能是个人固有的,也可能是通过学习和实践获得的。

(二)创业的过程

创业的过程是理性的、受控的和系统的。从经济的角度来看,创业者注意到或识别出一个新的机会,收集所有与发展这个机会相关的信息,系统地评估各种方案,最终选择能够最大化经济的可行和成功的方案。

在 20 世纪 80 年代,Gartner 和其他人提议,从研究创业者及其意图,转向研究创业者在组织或创业过程中的复杂性。为了支持这一转变,Gartner指出,如果我们要理解创业现象以鼓励其增长,那么我们需要理解创建新组织的过程。Bygrave 的创业事件模型就是一个很好的例子。该模型考虑了个人、环境、社会和组织因素对创业过程的影响,此外,该模型的作者承认,触发事件,如就业或个人环境的变化,是创新想法或机会成为现实的重要组成部分。

理解创业者新发展和成功创新所需的技能和成功行为之间的关系是创业过程中必不可少的。创业者需要技能来确定对新产品或未满足的服务的需求,并认识到这种情况是一个可用的发展机会。一旦创业者选择对机会做出反应,就会制订一个计划来解决已确定的差距。创业者通常带着热情或强烈的目标感进入这个阶段。在此过程中,创业者需要传达他或她的愿景,以获得启动和发展新企业所需的资源和支持,使其从初创企业成长为稳定的企业。因此,容忍不确定性的能力、将意外视为潜在机会的能力、有效沟通的能力及驾驭变化的能力被认为是对创业过程至关重要的。

对机会的认识是创业过程中的一个重要因素。成功的创业者或创业组织不仅认识到机会,而且能够利用它们来实现自己的目标。Keh,Foo 和 Lim为了更好地理解创业者是如何做决策的,研究了特定的认知因素是如何影响对一个可能的创业机会的评估的。作者调查了中型公司的创始人,以收集信息,了解个体是如何感知机遇的风险的,这些风险与过度自信、相信小数定律、计划谬误和控制错觉的认知结构有关。研究结果表明,创业者对机会及其相关风险的评价主要受个体的小概率认知信念和控制错觉的影响。因此,研究参与者只考虑了几个类似的案例或例子,或依赖最小的有效信息来得出行动的结论后就采取了行动。同时,参与者倾向于相信他们的技能和能力可以控制大多数情况和结果,因此低估了与机会相关的风险。

最近,企业过程的第二种模式已得到承认,即实效性。这一观点的一个关键前提是,创业者从他们的技能、知识和资源的"一套手段"开始,并考虑这些手段如何解决特定问题或需求。因此,对这一进程的这种看法有助于处理社会和经济机会。机会和结果可以被创业者的激情和远见塑造、适应和影响,而不是等待被发现或认可。

除了认识到机会和看到有希望的前景方向之外,促进新组织或企业发展的现有外部资源也是至关重要的。Specht 将这些资源分为社会、经济、政治、基础设施发展和市场出现因素,所有这些因素都会影响创业活动的潜在成功。

(三)内部创业

组织内部的创业过程通常被称为内部创业。内部创业关注的是组织内部的创新、创造力和由此产生的行为,而不是单个创业者。Pazell 和 Jaffe 将 intrapreneur 定义为"利用组织内的资源开发、改进、促进、扩展或增强新的或现有项目的人"。内部创业并不是在所有的组织或公司中都存在。Cunningham 和 Lischeron 指出,一些组织更成功地创造了一种环境,使其成员能够以一种创业的方式行事,而另一些组织的员工则会因自己的冒险而流失。"企业内部模式的成功似乎取决于组织一级参与者利用创业机会的能力"及管理人员是否"看到有必要利用这些机会"。更具体地说,Kuratko 和 Hodgetts 认为,组织内部的创新需要制订明确的目标、反馈和强化系统、组织对个人责任的强调以及将奖励与结果联系起来的过程。

(四)社会创业

绝大多数的创业研究关注的是创业者和营利的风险或业务。这些丰富的信息适用于那些在营利性公司或企业赞助下提供创新服务的个人。然而,许多专业人士为社区、非营利、志愿或服务组织提供服务。在这些环境下的创业过程产生了一个新的研究方向,关注社会创业者和社会创业过程。

由于社会创业者的使命不同于商业创业者,因而其影响着企业的创业过程。"社会创业导致新的社会组织或非营利组织的建立和对现有组织的继续革新"。就像一个创业者的使命与营利性的重点是提供一个优越的产品、服务,或关注其客户的价值,社会创业者的使命可能是他或她提供更好的价值,或服务客户,或找到"利用商业社会公益的有效方法"。同样,社会创业者可能会倡导社会变革,从而对社区或组织的客户产生积极的影响。

Barendsen 和 Gardner 研究了一群社会创业者,试图确定他们是否和如何不同于商业创业者和服务专业人士。他们发现,社会创业者的个人历史和他们的信仰体系,以及在社会中创造积极改变的能力,都是不典型的。但是,创业者目前面临的最大挑战是在履行其对必要变革的设想的同时,履行其财务义务和保持其组织偿付能力。这一挑战似乎比参与研究的商业创业者或服务类专业人士的要求更高。

Spear 对六家中小企业进行了探索性研究,以进一步研究社会创业。在这六家公司中,创业是集体实践的,并在员工团队和外部利益相关者(如客户)之间进行分配,而不是由个人进行。商业决策的动机多种多样,决策是通过谈判和"通过专业人员、顾问或支持组织"进行调解。作者的发现为社会创业者提供了一个更广泛的、集体的观点,表明社会创业的多种模式是普遍的。总而言之,社会创业者在小型和大型组织或企业中似乎是一个可行的角色。

Corner Doyle 和 Ho 研究了社会创业者的创业过程,特别是机会识别阶段。在被研究的社会创业者中出现了四种模式。首先,机会发展的模式是多方面的、复杂的,并且没有遵循商业创业者努力的典型线性步骤。其次,这种机会得益于对某一社会问题有技能、有才能和热情的多个个体的共同努力。第三,每个人为努力所带来的经验影响了成功和结果。最后,第四种模式描述了一个"火花"的瞬间或灵感,它与认识到一个机会有关,但又不相关。这些发现表明,社会创业者的过程可能在本质上更具有集体性、流动性和自发性。

有助于更好地理解创业者和创业过程之间关系的研究,将最终影响创业者培训和教育项目。Drucker 将创新描述为"创业者的特定工具,是他们利用变化为不同业务或不同服务提供机会"。它能够被作为一门学科提出,能够被学习,能够被实践。数以百计的"如何"书籍、课程和学术项目都可以用来培养创业者的知识和技能。然而，Kirby 认为，项目经常"教育'关于'创业和企业，而不是'为了'创业"。他强调，除了教授创业的原理和实践外，课程内容和学习活动还需要充分利用学习者的创业属性和创造性的思维和行为方式。应用创业过程，一个或多个个体分享一个共同的意识形态可以成为一个组织或社区积极变革的强大力量。

三、创业与创新

在创业者所需要的多种技能中，有效创造、改造和促进新企业或服务的能力是成功的关键。

因此，创业过程与创新过程不可分割地联系在一起。Van de Ven，Polley，Garud 和 Venkataraman 将这一过程描述为"从开始到实施和终止，在数量、持续时间和复杂性上都有很大差异"，"无论其范围是什么，旅程是一个探索未知的伴随新奇出现的过程。"对个人如何学习、接受和实施新的、创新的想法或实践的研究，本质上包括对扩散变化的过程的测试。

Rogers 将扩散定义为"创新的通过特定渠道在社会系统成员之间随着时间的推移进行交流的过程"。扩散研究考察了这一过程的多个方面，如被他人采用的比率和影响，以及在各种社会和文化背景下影响采用的因素。Rogers 指出扩散过程的 4 个主要要素包括：①创新；②沟通渠道；③时间；④社会制度。

创新理念、产品或服务本身的特点会影响个人在考虑采用时对其的看法。通常情况下，人们会在试验前权衡一项创新的复杂性、可用性和优势。然而，在试验和采用期间，一个共同的发展是对创新的再发明或修改，以更好地适应个人的目的，这经常有助于创新的可持续性。人们了解一项创新的扩散过程和渠道千差万别，通常包括大众媒体和互联网。然而，研究表明，拥有相似兴趣和价值观的个体之间的人际沟通对于成功的扩散同样重要。

Rogers 根据创新者采用决策的时间，将他们划分为创新者、早期采用者、早期多数人、晚期多数人和落后者，这取决于每个群体接受创新的时间。Rogers 提出，创新是扩散过程的基石，并将某些特征与每个采用者类别相关联。"创新者的突出价值是冒险，因为他们渴望冒进、大胆和冒险"。相比之下，早期采用者比革新者更为保守，但通过拥抱创新，他们成了领导者和榜样。"从某种意义上说，早期采用者通过采用新想法来给创新打上认可的印记。"

作业治疗创业者符合 Rogers 提出的创新者和早期采用者的定义，也符合变革推动者的定义。作为变革的推动者，作业治疗师经常为客户或服务系统的利益推动创新的社会变革。Zaltman 和 Duncan 提出，"变革主体执行的一项基本职能是在客户系统的感知需要和满足这种需要的可能手段之间建立联系"。早期采用者还发挥着推动变革的作用，通过这样做，他们展示了对愿景的有效沟通及激励和影响他人的能力，创业者和领导者都有相似的特质。

四、作业治疗创业

提供创业的作业治疗服务往往需要有能力通过新的实践方法确定机会并解决未满足的需求。或者，作业治疗从业人员可能已经具备了自我反省后适合解决其社区内特定原因或社会需求的知识和技能。他们可能会将自己的才能和资源用于开发一种创新的服务，更好地满足已确定的社会需求。

4 位作业治疗创业者被问及 7 个关于他们业务的基本问题。每个创业者的实践都各不相同，包括健康教练、人体工程学、心理健康实践和非营利社区健康组织。所有的实践都是创新的，并将作业治疗原则作为准备技能和知识。对访谈内容进行定性分析，得出了 4 个总体主题：①识别趋势；②有效创业者的特点；③研究、技能建设和计划的重要性；④创业的好处和阻碍。

（一）识别趋势

虽然创业者们从不同的角度接触他们的企业，但作业治疗内外的网络对于确定趋势是重要的。阅读与他们每个商业理念相关的文献也是一种识别趋势的方法。每个人都认识到，在他们感兴趣的领域，通过跟随趋势和发展新知识，他们可以更好地满足社区的需求，并扩大他们的业务到各种各样的客户中。一位创业者说:"我一直是一个追随潮流的人,以获得关于世界是如何运行的想法,人们在追随什么,以及这些想法如何转化为作业治疗的想法。结合我的个人经历(生活在一个患有慢性残疾的家庭中),为开发新的创新项目提供了创造性的想法。"

(二)有效创业者的特征

从访谈中得出的创业者特征差异很大,然而,所有受访者都以不同的形式陈述了创业者的5种品质。

1. 要有远见,面向未来 其中一位创业者说:"我通过阅读和与来自不同行业的各种各样的人建立联系来适应不断变化的市场和趋势。我意识到有一个机会可以利用我在人机工程学方面的技能和专业知识来发展这个领域的咨询业务。"

2. 保持乐观 创业者们一致认为,要想创业成功,就必须有"能行"的态度和精神。突破障碍是创业的一部分,拥有合适的商业态度对于建立适合自己的企业至关重要。一位创业者说,这是"能力和信心说,我可以做到,然后想出如何做它(即促进你的业务)"。另一位创业者则借鉴了歌德(Goethe)的积极进取的态度,认为"无论你能做什么,或者梦想什么,你都可以开始做"。

3. 敢于冒险 所有的创业者都是冒险者,但都是经过计算的冒险者。他们不害怕去开始做某事,因为达成这些事的阻碍或感知障碍让他们抱有极大的激情。其中一位创业者简明地说:"如果你觉得它合适,而且它是你在这个世界上个人和职业愿景的一部分,那么就去做吧!"

4. 抓住机会 对机遇持开放态度是企业成功的基石。有效地沟通,建立网络,用我们的想法与人接触可以扩展我们的业务。创业者把每一种情况和遇到的每一个人都视为潜在的商机。一名创业者说,为了利用机会,创业者需要"走出传统的作业治疗实践领域,利用跨越职业界限的机会"。

5. 持之以恒 新业务每天都会遇到阻碍和障碍。坚持战略性地将我们的想法投放到市场、人际交往和交流中,同时要明白每件事都需要时间,这有助于业务的增长。不允许消极因素改变你的愿景,坚持让别人认识到你产品的价值,这是业务扩张的重要因素。

一位创业者说:"如果你不愿意适应不断变化的情况,问题就会出现;重要的是要继续在你的实践中工作,并总是推出新产品和新想法。"

(三)研究、技能建设和计划的重要性

与传统的作业治疗不同,创业需要从业者所不具备的其他技能。发展这些技能将提高创业者开发出个人所设想的东西的可能性。例如,四名创业者,其中两名创业者制订了商业计划,一名创业者制订了战略计划,一名创业者发展了社区关系,以传播有关企业的信息,让消费者购买所提供的产品。四家企业中有三家采用服务费支付方式,这意味着双方就服务/产品的费用达成协议,有时还会拟定书面合同,在服务/产品交付后以现金形式支付。一些社区资源被确定下来,它们可以协助研究、技能建设和规划。这些资源有创新创业服务中心、产业园孵化器、大学产学研项目以及为创业者提供服务支持的公司。

(四)创业的好处和阻碍

创业者们还描述了自己创业的好处和阻碍(表2-9)。

表2-9 创业的好处和阻碍

好 处	阻 碍
自治(掌控你事业的未来)	资源有限(主要是财政)
挑战(创造一些对个人和社会有意义的东西)	有限的时间(奉献给业务:感觉被拉向多个方向)
专注于创造有助于提高生活质量的价值	对业务及其增长缺乏远见(有时感到不知所措,不愿继续前进)
对你所做的事情和过程感觉良好	想要成为所有人的一切,不能委派工作
经济奖励(你自己可以控制)	不愿意适应趋势、业务需求和人员需求的变化

五、开始一项新业务:基本需要

自主创业有很多优势,但并不是所有的作业治疗师都有创业的特点,而且大多数治疗师几乎没有受过商业方面的培训。因此,识别和利用在商业、会计和法律方面有知识的专家是至关重要的。如果该业务将以作业治疗进行营销,所提供的服务应符合该业务所在国家的许可证法中的法律执业范围。

企业类型和法律结构变化很大。因此，根据自己公司的独特需求，确定最佳的组织结构是很重要的。尽可能详细地了解业务的各个方面是至关重要的。本部分内容不是为读者提供一个确定的战略以开始一项新的业务，而是呈现当开始一项商业冒险时该考虑的一些一般原则。

（一）是否营利

创业时要做的第一个决定是确定它是营利性企业还是非营利性企业。这两种类型有许多不同之处，两者都有独特的优点和缺点。首先，目的通常不同。营利性企业的目的是为所有者和股东创造利润。非营利性企业的目的通常是慈善、宗教或教育。个人或者股东不拥有非营利性企业，它属于公众所有，董事会指导和运营非营利性企业，但不拥有它。其次，收入来源。营利性企业通过销售产品或服务来获得收入。非营利性企业也可以销售产品和服务，但他们也可以向政府和私人基金会请求捐款和提案资助金。

法律结构也可能不同。营利性企业可以是独资企业、合资企业、有限责任公司或股份有限公司。非营利性企业不能是独资企业，但可以根据法律设立为有限责任公司、公司或信托公司。营利性企业需要支付所得税、销售税、财产税和雇员的雇佣税。非营利性企业通常被称为免税组织，因为他们不需要缴纳税收。然而，非营利性企业必须为员工支付雇佣税。

在以营利为目的的企业中，利润通常以股息的形式分配给所有者或股东。非营利性企业可以"营利"，这意味着他们可以积累超过支出的收入。然而，这些"利润"必须返还给非营利性组织，不能作为红利分配。多余的资金可以用于购买设备和用品，提供员工培训，或增加工资和福利，或保留用于未来的慈善用途。如果一家以营利为目的的公司解散了，那么资产就会分配给所有者。如果一个非营利性组织解散，其资产必须分配给其他非营利性组织或政府。在任何一种情况下，非营利性组织和营利性企业都是法人实体。

（二）公司章程

公司章程提供了对营利性企业或非营利性企业的法律描述。建立法人实体可以保护董事会、员工和志愿者免受诉讼或债务的责任。当营利性企业或非营利性企业以这种方式正式确定时，它就会被分配一个雇主识别号，它允许建立一个银行账户和实体拥有财产的能力。此外，它还允许非营利性企业以捐赠的形式募集资金和提案资助金，而这些资助金通常仅限于政策规定的免税实体。

从营利性企业或非营利性企业所在的地区获得一份公司成立要求的副本是很重要的。每个地区对于企业都有自己的政策和程序，这些通常可以在当地工商局的办公室或者官方网站上获得。

六、开始营利的生意

Richmond 和 Powers 列出了开办医疗保健企业的 15 个步骤（表 2-10）。这些步骤在某种程度上适用于所有类型的企业，并为规划提供了一个有用的框架。营利性企业有四种基本的法律结构，它们是：独资、合资、有限责任公司和股份有限公司。发展最简单的营利性企业是独资企业，这是一个只有一个老板没有雇员的企业。对于小型私人执业、咨询业务或独立承包商来说，独资企业是一种有用的结构。这种结构的好处是容易形成，业主完全控制，其获得全部收入，某些业务费用可以从所得税中扣除，并且很少有记录要求。然而，业主也将承担所有责任风险，并拥有所有法律和运营责任。

表 2-10　创业的 15 个步骤

1	自我评估并发现商机
2	创建一个愿景陈述
3	制订一份使命宣言
4	描述你的商业理念
5	采用法律架构
6	建立组织结构
7	研究并注册你的企业名称
8	写一份商业计划
9	制订市场营销计划
10	征求专家意见
11	完成启动任务
12	雇佣员工
13	实施和管理业务运营
14	管理财务运营
15	提交季度和年度报告

合资企业有两个或更多的所有者,可能有也可能没有雇员。陈述每个合资人的角色、责任和责任的书面合资协议是必不可少的。这种结构适用于集体实践,也适用于由独立企业共同承担空间和管理费用的合资企业,以及当一个企业更愿意找一个金融伙伴而不是进行贷款时。合资企业的优点:建立起来相对容易,合资人共同承担责任风险和运营任务,有更多的增长机会。缺点:决策是共享的,合作伙伴之间的分歧可能会损害业务。此外,每一个合资人都要单独和共同对对方的行为负责。

有限责任公司允许业主享有法团的责任保护,同时保留独资或合资企业的经营灵活性。有限责任公司的优点是它比普通公司更容易成立,不用为商业债务承担个人责任,需要较少的记录和文件,而且商业损失可以作为个人所得税的扣减额。一个营利性公司成功的两个主要因素是全面的商业计划和有效的市场营销。

股份有限公司是最复杂的商业结构,但它们也为所有者的责任提供了最大的保护。公司有多个所有者或股东。拥有最大股份的人对商业决策有最大的控制权。公司有董事会和管理人员,有规章制度和公司章程,并受广泛的政府监管。

创业者们认为,商业计划可以有多种形式,这取决于他们选择从事的业务类型。Jaffe 和 Epstein 认为,“企业产品的成功程度取决于未来创业者对商业计划的研究和分析程度”。商业计划是企业的路线图或蓝图,包括企业的目标和企业将如何组织其资源以实现预期结果。商业计划应该是一项正在进行的工作,并经常进行例行检查和修改,以指导大大小小的商业决策。为了建立这个计划,Richmond 和 Powers 设计了创业者需要关注的 5 个方面,包括进行市场评估,制订一份使命宣言,发展一个商业概念,制订业务目标,制订计划。

市场评估帮助创业者检查他们产品的地理区域、客户和他们的需求。互联网为作业治疗创业者提供了世界作为他们的市场;然而,在向全球扩张之前,缓慢发展产品线并创建你的专营市场是明智的。

使命宣言是对业务目的的广义概念。“一旦制订了使命宣言,就应该作为实践的指导原则。它应该满足今天的需要和明天的前景。”

商业概念定义了业务的细节。例如,如果你希望向贫困家庭提供健康咨询服务,你需要描述服务的具体地点、提供的服务类型、提供服务的频率及服务的成本。这些细节对你集中练习很重要,并将在以后帮助你推销这些服务。

业务目标中哪些是你最初制订的,可以随着业务增长而改变的。作为一名创业者,一个典型的商业目标是财务稳定。相对于必须在特定的时间内营利来说,收支相抵可以是一个目标。另一个目标可以是慈善事业,企业借此为社区提供帮助。慈善目标和财务目标不一定是相互排斥的。

计划是企业的组织计划或结构。这包括一个人可能雇佣的类型、簿记管理和财务管理业务的策略。有许多书籍和其他资源可以帮助创业者制订符合他们需求的计划。当地商会和小企业管理局也可以提供资源帮助。

即使作业治疗是一个以服务为导向的职业,制订一个清晰的、有重点的计划和营销一个人的服务和产品是业务成功的关键。市场营销是指“组织为了吸引服务用户而进行的交流活动”。市场营销的目标包括提高消费者对产品或服务的认知度,建立知名度,以及达到财务目标。MacStravic 概述了社会营销的 5 个组成部分,包括选区的识别;评估营销环境及其问题;营销目标的选择和评估;营销策略的设计;营销努力的计划、实施、控制和评估。

制订一个计划,掌握如何实施计划和推销自己的服务知识,可以把一个伟大的想法变成成功的实践。美国作业治疗协会的前任主席 Karen Jacobs 指出,“市场营销方法的使用将使从业者能够主动接近医疗保健环境,并准备好满足不断变化的市场需求”。

七、创办一个非营利性组织

非营利性组织通常被称为机构、基金会、协会和组织。非营利性组织有四种类型:公共非营利性组织、私人基金会、会员支持的非营利性组织和服务性非营利组织。对公共非营利性组织的资助金来自非营利性组织所服务的团体。例如,中国红十字会和中国扶贫基金从公众那里获得资金以提供服务。公共非营利性组织可以提供教育、宣传、社区、文化和保健服务。私人基金会的存在是为了向慈善机构捐款。通常,私人基金会的资金来自单一的私人来源,通常是富有的慈善家,如卡耐基基金会。有会员资助金的非营利性组织可以从公众那里获得资金,但是他们的独特之处在于他们的成员在经济上支持他们。环保组织、工会、兄弟会和女生联谊会都属于这一类。服务性非营利性组织向一般公众提供服务,如学校和医院,并从各种来源获得资金。

创办一个非营利性组织和创办一个营利性企业是非常相似的。第一个阶段是构思阶段。对希望提供的服务或产品进行研究是很重要的。考虑是否有其他社区机构没有满足的需求?第二个阶段是召集志同道合的人。这些人将成为董事会、职员和志愿者。第三个阶段是确定非营利性组织的形式或法律结构。在这个阶段考虑的因素包括组织的规模、预期负债和免税地位。接下来是制订战略计划,然后是宣传和募款活动。最后,必须为本组织的成长和持续发展制订计划。

非营利性组织成功的3个主要因素是战略规划、募款和赠款撰写。

(一)战略规划

战略规划是制订长期组织目标和优先事项、确定组织活动和预测潜在结果的系统过程。战略规划"是一个不断前进的,持续的过程,它必须适应内部和外部环境的变化"。战略规划是一个现实的行动议程,它实现了组织的使命宣言,并将组织的精力集中在高收益的目标和活动上。一个精心设计的战略计划具有以下功能:确定事项优先次序;引导活动的开展;分配资源;建立起评估组织成就的机制。战略规划过程的步骤包括:进行环境扫描和分析;设定大概的组织目标;建立战略目标;制订操作计划。

环境扫描和分析是战略规划的第一步。对于计划者来说,了解影响组织的趋势和问题,以及环境如何促进或阻碍组织使命的完成是很重要的。环境扫描确定了各种领域的趋势,包括人口、经济、技术、政治、专业和教育。组织的财务和人力资源、技术能力和文化的内部扫描也是一个重要的信息来源。有时这种方法被称为SWOT分析,其中"S"指的是优势和资产,"W"指的是弱点和限制,"O"指的是机会,"T"指的是威胁。一旦确定了组织的优势、劣势、机会和威胁,就可以制订战略计划来处理这些因素。在战略计划中,出现的可能性高且可能对组织产生重大影响的趋势应被视为需要解决的关键问题。战略规划的第二步是设定大概的组织目标。这些目标通常来源于任务陈述,并代表了组织的目的。

战略规划的第三步是制订战略目标,即"组织希望在确定的时间框架内实现的主要成就",通常是3~5年。战略目标支持组织的使命和目标,提供方向,并提供衡量结果的方法。这些目标应该是现实的、有意义的和可衡量的。下一步是实施战略目标,这涉及指定目标将如何实现;业务计划描述要完成的任务、由谁负责、需要什么资源、何时实现目标、预期的结果及如何度量这些结果。最后,实施战略计划,并对其进行监控和必要的调整。

(二)募款

募款既是一门科学,也是一门艺术。《科学》期刊正在应用募款模型,利用现有数据和研究来确定募款目标。艺术包括发展和培养与潜在捐助者和资助者的人际关系。非营利性组织的资金来源多种多样,包括个人捐助者、企业捐助者、银行贷款、赠款、合同、在线募款和其他募款活动。最具可行性的非营利性组织从多个渠道带来资金、商品和服务。绝大多数捐款(约75%)来自个人,因此培养捐赠基础是当务之急。

培养募捐基础是分阶段进行的。第一个阶段便是勘探,是指开发潜在捐赠者的名单。然后,这些潜在的捐赠者会根据他们可能捐赠的金额和成功募集捐款的可能性被优先排序。每个潜在的捐赠者都被邀请去观察和参与组织的活动,然后就可以提出捐赠请求。在募捐时,重要的是要在正确的时间,为了正确的目的,并以正确的金额从正确的人那里募捐。这被称为募款的权利规则。亲自募捐总是比通过邮件募款更有效。感谢捐赠者,公开承认捐赠,并告知捐赠者这笔钱是如何使用的,这将提高捐赠者再次选择捐赠的可能性。

企业通常会对为其员工生活和工作的当地社区服务的非营利性组织感兴趣。此外,企业捐赠是免税的,经常能促进企业宣传,并为企业产生商誉。一般来说,公司对资助金年度运营成本不感兴趣,但会为新项目或计划提供启动资金。有些公司会提供实物捐赠,通常是商品和服务,而不是金钱。公司捐赠大约占全国捐赠的资金、商品和服务的5%。例如,当一个流浪者收容所需要一辆车,以便提供往返医疗预约和工作面试的交通工具时,可能会收到汽车经销商捐赠的一辆面包车。

另一个创业资金来源是小企业贷款。小企业贷款适用于非营利性组织,需要至少有3年的经营历史。就像任何其他商业贷款一样,还款是需要利息的,利率通常类似于营利性企业的利率。

网络募款通常采取向公众销售产品的形式,然而,网上募捐也是一个选择。要利用网络作为资金来源,组织必须能够处理信用卡支付。另一种选择是与品牌公司合作,这些公司将其网上销售收入的一部分捐赠给慈善组织。

许多非营利性组织发动特别募款活动。这些活动可能包括晚宴、音乐会、戏剧演出、拍卖和体育活动,这些活动的类型只受个人想象力的限制。除了从门票销售中获得收入以外,非营利性组织还可以从公司中寻求赞助。募款活动是时间和劳动密集型的,成本通常接近所产生收入的50%。然而,它们在宣传非营利性组织的工作、增加其知名度和培养新的捐赠者方面是有用的。

(三)资助金提案的撰写

基金会为非营利性组织提供了近12%的资金。大多数基金会要求组织提出一份与基金会的使命及宗旨相符的资助金提案。在撰写资助金提案之前,确定资助金的类型和适当的基金会来寻求资金是很重要的。

基金会有以下5种基本类型:

1. 由富人建立的独立的家庭基金会。

2. 企业基金会,由大公司赞助。

3. 社区基金会,旨在服务于特定的地理区域。

4. 特殊目的的基金会,专注于特定的兴趣领域。

5. 一般目的的基金会,典型的国家范围和支持各种活动,没有地理限制。

除了基金会来源,政府资助收入也是资助金的来源。政府资助收入是指民间非营利性组织接受政府拨款或者政府机构给予的补助而取得的收入。而且,民间非营利性组织的政府资助收入应当视相关资产提供者对资产的使用是否设置了限制,分为限定性收入和非限定性收入进行核算。与捐赠收入和会费收入一样,政府资助收入也属于非交换交易收入,因此政府资助收入和捐赠收入的会计处理基本上是一致的。民间非营利性组织接受政府资助所获得的资产通常为银行存款,应当按照实际收到的金额入账。如果民间非营利性组织接受政府资助所获得的资产为非现金资产,其计量与接受捐赠的非现金资产的计量是一致的。

需要注意的是,在实务中,不少政府部门为了支持民间非营利性组织的发展,向民间非营利性组织提供资金用于某项项目的研究活动,而民间非营利性组织则需要将科研成果提交给政府部门,或者政府部门向民间非营利性组织按期提供一定的资金支持,而民间非营利性组织则需要向政府部门或者公众提供一定的日常服务,这种情况通常被称为购买劳务。如果政府部门所提供的资金与民间非营利性组织所提供的研究成果或日常服务是等值或者基本等值的,则此项交易应当属于交换交易的范畴,而不属于会计制度中规定的政府补助收入。

这样的政府部门有:发展和改革委员会、教育局、科学技术局、民族事务委员会、财政局、人事局、劳动和社会保障局、商务局、文化局、卫生局、人口和计划生育委员会、审计局、环境保护局、疾病预防控制中心。

资助金资金通常是非营利性组织的主要支持来源。资助金被认为是"软资金",这意味着资金只能在特定的一段时间内提供,通常是一年,偶尔是三年,很少能达到五年。单一的资助金或合同不能提供一个永久的收入来源,因此非营利性组织的工作人员和志愿者必须发展提案资助金的写作能力,或为此签订合同。

(四)资助金提案

资助金提案一般包括:引言,需求陈述,目标和目的,项目活动,项目评估策略,预算和人员,组织历史和以前的资助金,总结或结论,支持材料附录。

虽然引言是资助者要读的第一个内容,但它通常是所写的资助金提案的最后组成部分之一。为了确保引言是整个资助金提案的完整概要,它通常与结论同时撰写。

最有效的策略是写一个包含上述所有组成部分的基本资助金提案。然后这些信息可以被"剪切、粘贴"成任何资助金来源的任何资助金提案格式。

第一步是确定和描述被提议的特定项目或服务的需求。需求说明提供了具体到项目所要处理的问题和人群及所要服务的地理区域的数据。基本上,它回答了"为什么这个项目重要且必要?"这个问题。

第二步是确定计划或项目的目标(goal)和目的(objective),这些定义了要实现什么。目标是关于预期结果的一般性陈述,而目的是用可衡量的术语定义目标的具体陈述。目标代表最终的目的,目的指定如何实现目标。目的应支持目标的实现,目标应满足需求说明中确定的需要。基本上,这部分回答了"这个项目要完成什么"这个问题。

描述计划活动是撰写资助金提案过程的第三步。这些活动被设计来完成指定的规划目的。通常,每个目的都有数个程序活动。提案的这一部分通常包括完成规划活动的时间线和实施活动所需的人员、设备和用品的清单。它回答了"为了实现目标,需要做哪些活动"这个问题。

计划评估是撰写资助金提案过程的第四步,是一项资助金提案的一个极其重要的组成部分。资助者希望知道他们的钱是否得到了合理的使用,如何衡量项目的效果,以及哪些项目的目标和目的已经实现。项目评估描述了如何、何时衡量进展及将使用何种评估工具。项目评估所做的事情、活动及这些活动或结果的影响。它回答了"这个项目完成了它设定的目标了吗"这个问题。

撰写资助金提案过程的第五步是说明预算和人员情况,为所要求的经费数额提供支持。它回答了"这些钱将如何使用"这个问题。资助者希望看到资助金撰写者准确地估计了实施这个项目的成本。这要求资助金撰写者收集工资、租金、公用事业、设备和用品的成本信息。一些人推测,如果成本被低估,总成本更低,那么就更有可能得到资助金。然而,这通常是不正确的。资助者通常都知道做生意的成本,那些声称能够以远远低于市场成本的价格实施项目的建议被认为是不现实的,而且很可能会失败。在为资助金提案准备预算时,有会计的协助是很有用的。在描述人员的名字时,只提及那些将在项目中发挥重要作用的人员,并列出他们相关的证书和资格。项目的其他工作人员可以按类别进行识别,例如托儿所工作人员、公交车司机、家庭教师和其他人员。

最后一步是撰写资助金提案的引言和总结或结论。这两个部分非常重要,因为它们是提案读者对项目或计划的第一印象和最后印象。如果引言写得不好,不清楚,枯燥无味,读者可能会选择不继续或者只是浅显地阅读。一个写得不好的引言往往是对资助金提案的死刑判决。引言和结论包含基本相同的信息,它们提供了项目作为一个整体的简明概述。Fritschner建议在引言中使用行动词,结论中更多地使用情感诉求。引言和结论应包括问题的简短陈述,该项目将如何解决问题,非营利性组织的资格,以及所需的资金数额。强烈建议在引言及结语中注明基金会名称或经费来源。这将使资助金提案个人化,并使资金来源参与其中。

此外,可能要求提供某些文件的支持材料的附录。支持材料可能包括:主要社区利益相关者的支持和认可信,关于该项目所要解决问题的剪报,主要项目成员的简历,评估和项目评估工具的副本,向其所在地省级税务主管机关提出的免税资格申请材料。

八、结论

创业就像作业治疗一样,既是一门科学也是一门艺术。渴望成为企业主的作业治疗从业者应该参加课程培训,让自己沉浸在商业管理和领导力的科学中。创业的艺术最好通过指导来学习。让创新的思想家、领导者和企业主围绕在自己身边是成功的关键之一。此外,找到一个创业者的榜样同样非常有用。

　　创业在作业治疗领域发展迅速,但目前对创业者的定义和理解却不甚明确。这一过程和继续研究的需要,以及发展创业的特点、步骤和策略在本节中被提出。作业治疗从业者通常具有创造性、适应性和人际关系建设者的特点,这些特点为其成为创业者提供了坚实的基础。

(龙　艺　杨　琼)

参考文献

［1］付克礼.社区康复学[M].2版.北京:华夏出版社,2013.

［2］第二次全国残疾人抽样调查办公室.第二次全国残疾人抽样调查资料[M].北京:中国统计出版社,2007.

［3］彭丹涛,张占军.神经心理认知量表操作指南[M].北京:人民卫生出版社,2015.

［4］汪家琼.日常生活技能与环境改造[M].北京:华夏出版社,2005.

［5］COCKBURN L. Occupational therapy in community-based practice settings, 2nd ed［J］. Canada Journal of Occupational Therapy-Revue Canadienne D Ergotherapie,2014,81(5):288.

第 3 章

健康促进和作业干预

与社区卫生服务相结合的健康促进

1986 年,在加拿大渥太华召开的第一届国际健康促进大会上,第一次提出了"健康促进"(health promotion)这一词语。健康促进是指使得人们增加对健康的控制和改善他们的健康的过程。在《渥太华宪章》中,明确指出了健康促进的五条策略,即制订健康的公共政策、创造支持性环境、强化社区行动、发展个人技能和调整卫生服务方向。

社区卫生服务是以社区为基础,以社区人群的卫生服务需求为导向的基层卫生服务。全国 95% 的地级以上城市、86% 的市辖区和一批县级市开展了城市社区卫生服务。城市社区卫生服务网络体系的初步建立,家庭医师服务模式的不断推进,以健康为中心的社区卫生服务理念越来越深入人心。社区卫生服务以有效、经济、方便、综合、连续为服务特点,以社区预防、保健、医疗、康复、健康教育及计划生育技术指导为主要服务内容。社区健康教育是社区卫生服务的重要组成部分,也是初级卫生保健的重要任务之一。与社区卫生服务相融合的健康教育和健康促进,不仅能提高社区卫生服务的效率和效益,还能最终达到提高人的健康素质的目标。

一、以社区卫生为载体的健康促进的主要策略

(一)制定以健康为中心的社区卫生政策导向

社区卫生服务是实现"人人享有初级卫生保健"目标的基础环节,主要是通过基本公共卫生和基本医疗服务来实现目标。在制定社区卫生服务的政策中,越来越重视健康行为、健康生活方式的导向。例如,通过开展免费健康体检、免费妇女宫颈癌和乳腺癌筛查等引导人们重视疾病筛查;通过分级诊疗,引导人们在社区卫生服务中心(站)解决基本的医疗卫生需求,减轻大型医院的就诊压力,也减轻了病患的直接和间接经济负担;通过建立创造家庭医师签约服务模式,满足人们个性化的健康需求,在服务中潜移默化地改善人们的健康生活方式,预防疾病、监控疾病发展、提高生活质量。这些以健康为中心的社区卫生政策,能够在一定程度上减轻人们的健康需求成本,提高对基层卫生保健的满意度,有利于基本公共卫生服务的发展。

(二)建立完善的健康教育组织网络

健康促进首先应以街道(象征)为组织框架,以社区卫生服务机构为健康促进专业主体队伍。社区健康促进的成效,很大程度上依赖于主体队伍的技术方法的成熟度、有效性,因此专业队伍的培养至关重要;其次,要编制好与社区相适应的健康促进计划。有计划、有步骤、有评价的健康促进计划才能真正提高社区健康促进的水平;第三,要推进形成健康促进的工作网络,社区健康促进的成效不仅体现在社区人群中,还体现在社区内的学校、企业及其他相关组织中。建立社区内的健康促进工作网络,能够起到很好的促进和延伸作用。

(三)建立健康教育的支持性环境

创造支持性环境是指在促进人群健康的过程中,必须使物质环境、社会经济环境和社会政治环境都有利于健康。WHO 在 1986 年指出,人与环境之间是相互影响的,工作、生活与休闲步调的改变对健康有显著的影响。有效的健康教育必须创

造一个安全、有激励性、让人愉悦舒适并满意的环境。目前社区卫生服务机构的基本建设已基本能够满足人们最基础的医疗服务,在这种情况下,健康教育的支持性环境还包括:①良好的医患关系,信息对等和彼此信任的医患沟通模式;②个体对自身健康状况和需要获得医疗服务情况的了解;③建立院内院外有效的健康管理医疗团队;④能够获取准确、规避盲区的健康教育信息平台或渠道。

(四)开展强有力的健康教育社区行动

健康教育社区行动是社区健康促进的最主要方式,其形式、内容及效果评价都是促进社区人群健康素养的主要手段。社区健康教育的基础是社区诊断,通过收集社区居民的健康状况、居住环境、生活习惯、性格、心理、患病等基本情况,了解掌握居民健康素养的现实状况,做出科学诊断,确定该社区所需健康教育的内容,制订科学的健康教育计划。有了社区诊断,才能进一步选择运用有效的健康教育工作方式。不同的年龄、学历、性别、健康状况、心理状况、家庭经济条件,要选择不同的健康教育方式。可以针对不同的情况,采用不同的方式,按照重要性、迫切性、可能性和有效性进行排序,并对实施行动的工作人员进行专业技能的培训。在健康教育实施过程中,要注重实施对象的整体反映和个体接受度,分阶段进行反馈调查并对计划进行灵活变化,以保证健康教育社区行动的有效性。

二、在社区卫生服务中开展健康教育的步骤

(一)了解需要和需求,客观分析和排序

社区居民的健康需要和需求,是健康教育行动实施的基础。要全面了解掌握本地居民在健康方面的基本状况,包括个体和群体的患病情况、对医疗服务的客观需求、对健康行为干预的迫切程度等。按照普遍性、严重性、迫切性、有效性、可接受性等原则,对健康教育的内容和方法进行分析和排序。

1. 普遍性 在该社区中该疾病的发病率、患病率或就诊率较高,或不健康行为涉及的人口、家庭数较多。例如,某社区高血压和糖尿病的患病率位居慢性病第一、第二位,因此这两种疾病就具有普遍性,预防高血压和糖尿病应当是该社区健康教育的重点。

2. 严重性 对社区居民造成较为严重的影响,导致生活困难、痛苦及较大经济压力,甚至威胁社区居民的生命、影响人均期望寿命。例如,某社区由于脑血管疾病导致较高的死亡率和致残率,并造成较大的家庭经济压力和亲属的精神压力,因此脑血管疾病就具有严重性,预防脑血管疾病就应当是该社区健康教育的重点。

3. 迫切性 社区居民在某个时期迫切想了解某些疾病的相关知识,在某个季节迫切想知道应当采取什么有效措施预防某些传染病,在某个年龄段迫切想做一些相关体检和诊治。例如,手足口病高发季节,学龄前儿童的家长就迫切需要了解如何预防小儿手足口病,这就是这一时间该社区健康教育的重点。

4. 有效性 能够通过健康教育对社区居民造成观念转变、行为改善的健康教育手段就具有有效性。例如,通过开展健康教育,社区居民了解了糖尿病的基本知识,掌握了如何发现糖尿病、如何预防糖尿病、糖尿病饮食的注意事项,在生活中运用了健康教育的方法后,血糖控制情况好转有效,便会更加主动地参与社区慢性病管理,这就是有效性。

5. 可接受性 社区健康教育的形式、内容被居民所接受,且居民也愿意采用健康教育所建议的方式来改变某种生活习惯、健康观念,有意愿、有能力采取措施(包括时间、精力、体力、经费、感情和家庭支持)来支持健康教育所授意的内容。例如,参加免费体检、疾病筛查,接受社区卫生服务专业人员的随访,更换家中不利于身体健康的家具、家电或用品等。

(二)明确健康教育的目标,深入研究分析

社区健康教育要针对社区居民群体或个人的需要和需求,明确健康教育的具体目标,并分别就不同的目标进行分析研究。主要可以分为以下5种目标:

1. 引导促进社区人群建立正确的健康观和自我保护意识 通过多种形式的健康教育,居民能够建立基于科学、理性的健康素养,对自身如何防病

治病有最基本的自我保护意识，不易被其他渠道一些不准确的健康信息所迷惑。特别是中老年人，因年龄增大而自身健康需求增高，通过正规渠道获取正确信息，才能帮助他们更健康地生活。

2. 教会社区人群最基本的保健知识和技能 通过各种形式的健康教育，社区居民能够掌握有利于身心健康的保健知识，学会一些能够在日常生活中简单运用的保健技能，从而促进身心健康、预防疾病、延缓疾病发展等。

3. 促进社区人群形成有利于健康的行为和生活方式 健康行为和生活方式越来越多地影响人们的身心健康。通过在社区卫生服务过程中的多种健康教育，不断提醒、督促、警示人们要养成健康的行为习惯，保持健康的生活方式，如戒烟、控制体重、适量运动等。

4. 引导社区人群合理利用社区及其他医疗保健服务资源 社区卫生服务对城市医疗服务来说，分流了很大一部分简单医疗服务需求，但仍然存在过度医疗或医疗资源浪费的现象。通过对社区居民的健康教育，引导他们合理使用医疗保健资源，如在何种状况下必须就诊，在何种状况下必须到专科医院或三级医院就诊等。

5. 降低或消除社区内的危险因素 在辖区范围内开展健康教育，使人们重视环境中的健康危险因素，从而自觉地、自愿地消除或降低这类危险因素，或从心理上愿意参与消除危险因素的活动。

确立了以上5种目标中的某一种或几种后，应当确立总体目标、具体目标和指标体系。总体目标是指实施健康教育计划后所预期达到的最理想的最终的结果，应当是宏观的、具有前瞻性或长远效果，并且能给后续工作提供一个努力方向；具体目标则可以分解为各个方面、各个阶段或各个层次的具体目标，例如，远期的疾病控制目标、中期效果评价阶段的健康相关行为目标、短期效果评价的各种教育目标、执行阶段的各项工作进度目标等；指标体系即达到目标的基本的管理和评价工具。

（三）确定健康教育的具体计划

在了解了社区人群的健康需求、明确了健康教育的目标后，就可以着手制订社区健康教育的具体计划。主要包括确定健康教育目标人群、教育活动内容、方法，确定实施人员等。

1. 按照目标人群制订健康教育的内容和方法 根据不同的目标人群，健康教育的内容、方法均要有不同侧重。

（1）城市社区健康教育：城市社区人口密集、污染较重，人工环境对人体影响大，城市居民心理疾病发病率高，营养过剩的情况较常见，人群的文化教育程度高，因此可以用下面几个方面作为健康教育的主要内容：①转变健康观念，包括健康意识的教育，卫生公德、卫生法律和法规的教育等；②培育健康知识，包括养生保健知识，疾病防治知识，生活卫生知识，心理卫生知识，安全教育，生殖健康教育，环境保护知识教育，社区卫生服务指南等；③健康行为教育，包括个体行为和群体行为。

城市社区健康教育常用的方法有卫生墙报、橱窗，小型卫生科普展览、演出、竞赛，举办卫生科普讲座，开办健康教育学校，召开座谈会，开展全民健身活动，发放卫生科普资料等。对个体的健康教育应当抓住社区门诊、住院、随访及家庭医师服务的宝贵时间和机会，进行一对一健康教育，给予个性化的健康行为和生活方式的建议，并进行跟踪随访。

（2）农村社区健康教育：农村社区没有城市人口的高度集中，人口按自然村、乡镇分布，较为分散，人口文化水平相对于城市社会较低，且农村也远离城市的大气污染和现代发达技术所产生的社会紧张刺激。因此，应当从以下几方面着手健康教育：①对常见疾病防治的宣传教育，包括针对传染病发生和流行的环节，常见疾病的防治知识，地方病防治知识，农业劳动相关的疾病防治知识，防止意外伤害等。②优生优育的宣传教育，主要包括优生优育的法规、政策，树立农村青年人科学的生育观念，预防出生缺陷的知识，宣传近亲结婚的危害等。③改变不良卫生习惯，主要包括12项个体健康行为，即常洗澡；勤剪指甲；头发清洁，勤理发；一人一巾；每天洗漱；一人一刷，每天刷牙；不喝生水；生吃瓜果要洗净；不吸烟；不酗酒；不随地吐痰；不随地大小便；饭前便后勤洗手。④农村环境卫生与环境的保护，主要包括村宅卫生建设、饮水卫生、粪便垃圾处理、消灭四害、保护环境、控制污染等。

⑤健康观念和卫生法制教育,包括破除迷信,宣传新的健康观和大卫生观念,树立自我保护意识和人人为自己健康负责的观念,开展卫生普法宣传,如《母婴保健法》《食品卫生法》《环境保护法》等,提高农村社区人群法制观念和守法的自觉性。

农村社区健康教育常用的方法有:广播,民间传播渠道,农业技术学校或文化活动室活动,集市科普宣传,传统节日科普宣传,利用教育、卫生、科技三下乡活动等。对个体的健康教育应当抓住农村社区居民关注度高的时间节点、社区就医的节点、医师下乡服务的节点,对其本人及其家属进行一对一或一对多的健康教育,给予符合其经济、文化、环境、心理条件的改善不良生活习惯、就医习惯的个性化建议,并督促其家属共同关注其不良习惯的改善。

(3) 医院健康教育:在社区卫生服务机构就医的患者及其家属是最方便接受健康教育的人群,同时医护人员本身也是健康教育的对象。因此,可以在院内(社区卫生服务机构)进行以下内容的健康教育:①对医护人员自身存在的疾病发生行为危险因素、医源性感染的预防和控制、健康教育的基本理论与技巧的培训等。②对患者及其家属宣传有关医疗保健的科普知识,了解患者的传染病、地方病、慢性病的危险因素,并提出干预方法和措施,培养个人健康技能等。③在社区卫生服务机构内,利用资源优势,结合各种卫生宣传日活动,广泛开展卫生宣传和咨询活动。④鼓励医护人员积极参与周边社区的健康教育工作,提供技术指导。

医院健康教育的常用方法有:宣传橱窗、壁画、电视、宣传手册等固定阵地进行宣传教育;开设健康咨询门诊,通过人际传播模式进行宣教;举办科普讲座、患者座谈会、专家义诊等活动宣传医疗保健知识;在护理工作中,纳入健康教育;与大众媒体合作,开展社会健康教育;发放健康教育处方及健康教育材料。

(4) 重点人群的健康教育:社区卫生服务的重点是妇女、儿童、中老年人及残疾人等。①妇女健康教育,根据女性生理和心理的特点,重点选择与妇女生活、工作密切相关的卫生保健知识进行教育。如月经期、妊娠期、围生期、围绝经期等妇女重要时期的保健教育;婚前的性生理、性心理和性生活知识教育;孕前的优生、优育、优教知识教育;科学育儿知识的教育;妇女常见病的防治知识教育;家庭卫生保健知识教育;美容保健知识教育等。②青少年健康教育,青少年的健康保健知识水平关系到下一代的健康成长,更关系到国家和民族的繁荣昌盛。青少年时期是人一生中生理和心理成长的关键时期,也是出现身心健康问题最多的时期,也最需要家庭和社会的关心呵护。而且这一时期的健康教育投入少、收效大,产生的正向引导效果作用时间长久,很多将影响青少年的一生。主要可以选择人体生理、心理卫生知识的教育;生活卫生知识教育;眼卫生和保护视力知识的教育;青少年传染病、常见病防治的教育;安全教育和拒绝毒品知识的教育等。③中老年人健康教育,中老年人处于人体器官、功能衰老的过程当中,这个年龄阶段记忆力下降、自理能力降低、健康知识匮乏,部分老年人会有情绪悲观或对康复缺乏信心。因此,可针对不同文化层次、不同需求的中老年人开展不同方式、不同内容的健康教育。对文化层次高的中老年人,可发放与疾病相关的知识手册、健康处方进行阅读,并从生理、心理、社会等身心健康问题产生的原因、影响因素、预防并发症及自我保健等方面进行双向宣教;对文化层次不高的中老年人,可邀请其家属一起参加,用通俗易懂的语言、量少而精的内容及示范性的操作进行反复讲解,加深记忆;对患有较严重疾病的中老年人要侧重于康复治疗的指导教育;对身体较为健康、无严重病史的中老年人,要侧重于预防保健措施和保健知识的教育。要重视对中老年人的心理健康指导,引导中老年人保持愉快平和的心理状态,帮助疏导和化解心理问题。要指导中老年人提高对健康体检的重视,引导他们改变不良的卫生习惯和生活方式。要引导中老年人建立科学的饮食和营养平衡观,不迷信不盲从于保健品。④残疾人健康教育,对残疾人的健康教育,除了与健全人同样的内容外,要更加侧重于与其残疾障碍相关的社区和家庭康复指导,有组织、有计划地开展康复训练,帮助他们恢复或补偿功能,增强其生活能力和参与社会的能力。同时,还要注重残疾人及其家人的心理健康,疏导开解他们的焦虑、抑郁、恐惧或自卑心理,树立乐观积极的人生态度,既能接受自己,又能悦纳他人,学会适度地调节自己的情绪,乐于与人交往。对于残疾儿童家长,要积极普及早发现、早干预、早康复的知识,帮助他们正确认识孩子康复训练过程中可能会面临的困难和问题,调节好心理状态,以促进孩子更好地进行康复训练。

2. 确定实施人员 以社区卫生服务机构为主要执行机构的健康教育,社区医师、护士、治疗师及其他医技人员都应当具备一定的基础健康教育知识和基本技能。特别是门诊医师,应当在门诊及住院日常诊疗中贯穿健康教育;护士在护理工作中,应当将健康教育作为常规工作加以落实;治疗师在康复工作中,应当将健康教育的内容贯穿在整个康复治疗过程中,并注重治疗结束后的指导;其他医技人员也应当抓住适当的时机,向就诊患者开展健康教育。在开展集中性的健康教育时,如讲座、咨询、座谈会等,应当由具有一定的临床经验、丰富的健康教育技能、良好的沟通能力的医师、护士、治疗师或其他医技人员来担任主讲或主持,以便能够掌控好健康教育计划的执行,对突发情况也能应付自如。在这些集中性健康教育中,除了主讲人或主持人,还要配备相应数量的工作人员,不仅能够维护好现场秩序,做好监测和评价工作,还应成为主讲人或主持人的候补力量。

(四)健康教育评价

健康教育评价是一个系统地收集、分析、表达资料的过程,贯穿于整个实施过程,主要目的是确定健康教育计划和干预的价值,为进一步实施计划和今后项目的决策提供依据。它不仅能让我们了解健康教育项目的效果,还能全面监测、控制、保障计划的实施和实施的质量,是取得预期效果的关键一步。健康教育评价主要有以下5种类型:

1. 形成评价 主要是对该项目的计划进行评价,包括目标人群的选择、策略的确定、方法的设计等,以使计划更符合实际情况。具体内容包括目标人群的基本特征;目标人群对干预措施的看法;健康教育材料发放的渠道,含生产、储存、批发、零售等;是否在计划实施初期针对出现的新情况进行适当调整等。其主要方法包括查阅文献、档案及相关资料,进行专家咨询,开展专题小组讨论等。

2. 过程评价 即贯穿于整个健康教育计划实施过程的评价。具体内容包括:

(1)针对个体的健康教育计划的过程评价内容:有哪些对象参与了该项目?运用了哪些干预策略,开展了哪些活动,是否按计划进行?计划是否做过调整?为什么调整?怎样做的调整?目标人群对项目实施的反应如何?是否满意?用了什么方法了解目标人群的反应?目标人群的项目参与情况如何?项目的资源消耗情况是否与计划预期的一致?如果不一致,原因是什么?

(2)针对组织的健康教育计划的过程评价内容:项目涉及哪些组织?他们是如何沟通协调的?是否需要对参与的组织进行调整?如何调整?是否建立完整的信息反馈机制?项目档案、资料的完整性、准确性如何?

过程评价的方法包括:查阅档案资料、目标人群调查和现场观察。

3. 效应评价 包括目标人群的卫生保健知识、健康价值观、对健康相关行为的态度、信念、健康相关行为的变化等。主要运用卫生知识知晓率、健康信念持有率、行为改变率等指标来进行评价。

4. 结局评价 对健康教育项目实施后所导致的目标人群健康状况及生活质量的改变进行评价,也是健康教育的最终目标是否实现的标准。

5. 总结评价 是对形成评价、过程评价、效应评价和结局评价的概括总结,也是全面反映健康教育项目的成功之处和不足之处的评价。

三、社区健康教育的主要方法和注意事项

社区健康教育的常用形式有传播、健康咨询和专题讲座,其主要方法分为以下两种:

(一)知识灌输

知识灌输是指通过各种形式的健康教育,医护人员把科学、有效的健康知识信息输送给教育对象,使其树立正确的健康观念。主要包括讲授、阅读指导、演示等方法。

1. 讲授 医护人员通过循序渐进的语言描绘、解释、叙述等向健康教育对象传递信息、传授知

识、阐明概念,帮助他们理解和认识健康问题,树立健康的态度和信念。例如,讲授法、谈话法、咨询法、座谈法等。这种方式需要有较好的口头语言交流能力,需要与教育对象建立良好的人际关系。同时要注意以下4点:

(1)要注意说话的技巧:原则上要使用对方能够理解的语言和能够接受的方式,向对方提供适用于对方需要的信息。①讲授的内容要明确,突出重点,不宜冗长;②在适当的时候重复重要的概念和信息,加深印象;③把握好讲授的内容深度,尽量通俗易懂,避免使用专业性过高的医学专业术语;④注意观察对方的表情、态度等,及时获取反馈信息;⑤适当有些停顿,让对方有提问和思考的机会。

(2)要注意提问的技巧:①提问后要给一些间隙;②注意提问的口气;③根据不同的对象、场合或目的采用不同类型的提问方式,如封闭式提问、开放式提问、探索式提问等。

(3)要注意反馈的技巧:对健康教育对象在讲授的过程中所表达出来的情绪、语言、行为等要做出适当的反应,可以使讲授得到进一步深入,也可以使对方得到激励和指导反馈方式,如肯定性反馈,否定性反馈,模糊性反馈等。

(4)要注意防止出现不良沟通方式:①在讲授过程中突然改变话题;②不适当的保证和不负责任的承诺;③过分表达自己的意见来主导交流过程,唱"独角戏";④连珠炮式的提问使人难以接受;⑤态度简单生硬,流露出不耐烦的表情;⑥过早下结论。

2. 阅读指导 医护人员通过阅读手册、宣传资料、参考书等书面性的材料,指导健康教育对象获取健康知识或巩固健康知识。例如,读书指导法、标语法、传单法、墙报法等。这类方法简单直观,但所起的效应一方面取决于教育对象的文化学历层次,另一方面又依赖于书面材料的编排是否吸引读者、是否引起读者重视并接受,推荐这些材料的工作人员是否被教育对象所接受。因此,编写或选择这类书面性材料一定要大众化、简单醒目,让人一目了然并有兴趣进一步深入了解。另外,发放、推荐材料的医护人员要应用正确的语言技巧进行交流。

3. 演示 医护人员现场进行实物展示、直观教学,使健康教育对象获得知识或巩固知识。这种方法与语言技巧相结合,非常形象地为健康教育对象提供了情景展示,使他们对健康知识印象深刻,甚至有心灵震撼,从而影响其健康相关行为的改变。要注意的是,演示过程一方面要贴近实际情况,另一方面还要有吸引健康教育对象注意力的特点或亮点,一些传授技能的演示要请教育对象进行回顾与演示,以确定其已经掌握。

(二)行为训练

行为训练主要包括自我能力训练(即日常生活能力训练)、住院时能力训练(如床上排便训练、咳嗽咳痰训练、体位引流训练等)和康复能力训练(如关节功能的主被动训练、膀胱功能训练、吞咽功能训练、言语认知训练等)。通过这些行为训练,健康教育对象能够更好地适应现实生活的需要,改善其患病后的悲观心态,从而帮助其树立起战胜疾病的信心。这种健康教育方法不仅需要专业的康复专业医师、护士、治疗师来进行,还需要患者及其家属的高度配合。

第二节
健康管理与社区作业治疗

健康管理是1929年由美国蓝十字和蓝盾保险公司在进行疾病管理实践与探索中首次提出来的理念,1969年美国将健康维护组织纳入国家医疗保险保障体系中,并于1971年立法,逐步形成了一个系统化管理的健康观,对健康进行系统化管理的理念。此后,健康管理便逐渐成为全世界医疗卫生界研究的热点问题。最早的健康管理是医疗保险机构对客户的健康管理服务,其目的是有效降低疾病的发生、发展,从而达到减少参保客户实际医疗费用的支出及医疗保险赔付这个最终目的。当前,健康管理更多地成为政府和医疗保健机构改善医疗状况、提升人群健康水平的理念和实践。对人群来说,健康管理则是对其健康危险因素进行全面管理的过程。无论是政府和机构,还是人群或个人,健康管理的目的都是为了有效地利用有限的资源达到最大的健康效果,健康人群能继续保持健康,亚健康人群能预防疾病的发生,患病人群能得到痊愈或减缓疾病发展速度。社区作业治疗的对象是有需要的残障人士及长期患病人群,他们所需要的不仅是与其残障、疾病相适应的康复治疗,还有与全身心健康相关的健康管理。与社区作业治疗密切相关的健康管理主要有以下3个内容:

一、健康状况的检查和评估

掌握患者健康状况的整体情况,是进行健康管理的基础。

(一)健康体检

对患者进行全面的健康检查,了解患者的一般状况,有无内科、外科常见病、多发病,女性是否有妇科疾病,通过辅助检查、实验室检查确认是否存在需要做进一步检查或需要进行预防干预的异常情况。同时要针对患者已经确诊的疾病,进行患病情况、并发症的检查,了解患病的轻重程度、是否出现进一步恶化发展的趋势。

1. 体格检查　包括体温、脉搏、呼吸、双侧血压、身高、体重、腰围、皮肤、浅表淋巴结、肺部听诊、心脏听诊、腹部触诊等常规体格检查,并对口腔、视力、听力和运动功能进行初步判断。

2. 辅助检查　包括血常规、尿常规、肝功能(血清谷草转氨酶、血清谷丙转氨酶和总胆红素)、肾功能(血清肌酐和血尿素)、空腹血糖、血脂(总胆固醇、三酰甘油、低密度脂蛋白胆固醇、高密度脂蛋白胆固醇)、心电图和腹部B超(肝胆胰脾)。

3. 患病情况及其他健康问题　包括既往病史、现病史,一年内的住院治疗情况、非免疫规范预防接种史、服药情况。服药情况主要是了解慢性病患者的主要用药情况,包括用药的品种、服用方法、服药量等,还要了解患者服药是否遵从医嘱、依从性是否良好等。

(二)健康状态评估

健康状态评估主要包括询问生活方式和量表测量。通过询问与健康息息相关的生活方式,了解可能涉及健康的危险因素,有助于判定患者目前的生活方式是否健康,是否需要改善。通过进行各类评估量表的测量,判定患者目前的生活能力、认知功能、情感状态等,也有助于掌握患者的健康状况。

1. 询问生活方式　包括对自我健康状况的了解,体育锻炼的频次和强度,饮食习惯和偏好,是否吸烟、每日吸烟量,是否饮酒、饮酒的品种和数量,睡眠习惯、睡眠时间、有无入睡困难情况,平时出行常用的交通工具,平时的就医模式(是社区医院,还是二级、三级医院,还是自行买药)等。

2. 量表测量　包括生活自理能力的评估,如进食、服药、理财、个人卫生、穿衣、睡眠、如厕排泄、行走移动、理解表达自控能力等,常用的有改良Barthel指数评分;认知功能的评估,如记忆、语言、学习、思维、精神等,常用的量表有简易精神状态检查量表(MMSE)、蒙特利尔认知评估量表(MoCA)、Mattis痴呆评定量表(Mattis dementia rating scale,DRS)、画钟试验(clock drawing test,CDT)、智能筛查测验(cognitive abilities screening instrument,CASI)、全科医师认知功能评估量表(general practitioner assessment of cognition,GPCOG)等;情感状态的评估,如判断是否存在抑郁、焦虑、狂躁、孤独的情绪,评价心理卫生、人际关系、家庭关系等,常用的量表有90项症状自评量表(self-report symptom inventory, symptom checklist 90, SCL-90)、抑郁自评量表(self-rating depression scale,SDS)、焦虑自评量表(self-rating anxiety scale,SAS)、康奈尔医学指数(Cornell medical index,CMI)、心境状态剖图(profile of mood states, POMS)、状态-特质焦虑量表(state-trait anxiety inventory,STAI)等。

(三)康复评定

康复评定主要是指采用客观、准确的方法评定伤、病、残者的功能障碍性质、部位、范围、程度、发展趋势、预后和转归。主要评定方法有肌力评定、关节活动度评定、肌张力评定、运动功能评定、日常生活活动能力评定、平衡功能评定、心肺功能评定、肌电生理测定、步态分析、认知功能评定、心理功能评定和职业技能评定等。

以上三项健康状况的检查和评估结果,应当建立个人健康管理档案,并形成动态管理模式。在社区作业治疗过程中,分初期、中期、末期三次进行评估、比照,以帮助制订作业治疗的计划,并确定治疗前后是否有健康状况的改变,是否需要改进治疗计划。

二、危险因素的监测与干预

在进行健康状况的检查和评估过程中,会发现与健康及患病情况相关的危险因素。对这些危险因素进行定期的监测、干预,并观察健康状况的变化,都能够促进健康管理的效果。

(一)环境因素

环境因素主要包括自然环境危险因素和社会环境危险因素。

1. 自然环境危险因素 ①生物性危险因素:包括动物、植物、微生物菌,它们是人类生存的前提条件,但有些动植物及微生物通过直接或间接的方式影响甚至危害人类健康。例如,附着于动物皮毛上的炭疽杆菌、布氏杆菌。②物理性危险因素:包括气流、气温、气压、噪声、电离辐射、电磁辐射等。一般情况下这些物理因素对人类是无危害的,但当强度、剂量及作用于人体的时间超出一定限度时,就会造成危害。例如,长期暴露在高分贝噪声污染环境中,过长时间或过于频繁接触电磁辐射等。③化学性危险因素:包括天然的无机化学物质、人工合成的化学物质及动物和微生物体内的化学元素,一般来说,化学元素是保证人类健康和活动的必要元素,正常接触和使用对人体是无害的,但当浓度、剂量及与人体接触的时间超出一定限度时,就会造成比较严重的危害。例如,家庭装修或服装中含有过量的甲醛、苯、甲苯等有毒有机物,长时间暴露或经常性暴露在污染较严重的大气环境中等。

2. 社会环境危险因素 又称非物质环境,主要指人们在生产、生活和社会交往中相互之间形成的生产关系、阶级关系和社会关系等,与健康相关的社会环境因素有社会制度、经济状况、人口状况、文化教育水平、就业、居住条件、家庭关系、心理刺激、工作紧张程度及各类生活事件等。例如,长期处于紧张的工作或家庭环境,经济压力导致对自身健康的忽视等。

对环境因素的干预,主要原则就是远离危险环境。对于敏感体质、慢性呼吸道疾病患者,应当远离容易诱发疾病急性发作的生活环境、大气环境;对于肢体功能障碍患者,应当远离容易产生跌倒的环境;对于精神障碍患者,应当远离可能诱发发病的情绪环境或有危险物品的生活环境。

(二)行为和生活方式

行为是人类在其主观因素影响下产生的外部活动,而生活方式是指人们在长期的民族习俗、规范和家庭影响下所形成的一系列生活意识及习惯。合理、卫生的行为和生活方式将促进健康,不良的行为和生活方式会严重威胁健康。例如,吸烟、酗酒、吸毒、纵欲、赌博、滥用药物等会导致严重的身心疾病;不合理饮食、长期缺乏睡眠、缺乏锻炼或运动过度等会导致亚健康或疾病;不合理驾驶、不注重生产安全等极易导致安全事故发生。

因此,在社区作业治疗中应当特别注重对疾病有危害的行为和生活方式的干预。例如,对于高血压、糖尿病等慢性病患者,应当注重饮食调节、适量运动、戒烟戒酒;对于有冠状动脉粥样硬化性心脏病(简称冠心病)等心血管疾病的患者,应当注意控制体重、调节饮食、控制血压;对于有精神障碍的患者,应当注意休息,不要给予过多压力,不要过于疲劳等。

(三)生物遗传因素

生物遗传因素是人类在长期生物进化过程中形成的遗传、成熟、老化及机体内部的负荷因素,它直接影响人类健康,对人类诸多疾病的发生、发展及分布皆具有决定性的影响。有遗传倾向的疾病,如高血压、糖尿病及某些肿瘤等;体质遗传,如身高、胖瘦、心脏功能低下等。有遗传倾向的疾病和体质遗传,是可以通过改善行为和生活方式达到预防、延缓发病年龄、降低严重程度的目标的。例如,有高血压家族史者,可以通过监测血压、改善不良生活习惯、科学运动来预防高血压;有遗传性肥胖者,可以通过控制饮食、适量体育锻炼来控制体重;有恶性肿瘤家族史者,可以通过定期体检、戒烟戒酒、保持良好心态等来进行预防。

(四)医疗卫生服务因素

各类医疗卫生活动包括医疗机构提供的诊断、治疗、康复服务,以及卫生保健机构提供的各类预防保健服务,这些都会影响到健康。医疗卫生服务资源的分布及人们对医疗资源的利用将对人的健康状况起重要作用。因此，引导患者树立正确的就医理念、合理地利用身边的医疗资源，也是健康管理的重要部分，可以通过健康教育、定期随访等方式进行干预。

三、生活环境的调整和干预

环境与健康息息相关，良好的环境能促进身体健康，而在作业治疗的过程中，环境与作业治疗更是休戚相关。环境因素不仅影响作业治疗师，也同样影响患者。而在社区作业治疗中，患者的生活环境更加重要，社区作业治疗是贯穿于人的工作、生活、学习的所有过程中的。这里所指的生活环境，包括物理环境、社会环境和文化环境。

物理环境是指人以外的，包括身边能够接触到的、行为中所处的环境，如患者居住地周围的地势、动植物、建筑、家具、物体、工具、设施等。社会环境是指可以期望被利用的重要个体，如配偶、子女、朋友、陪伴者等，也包括能够影响到社区作业治疗的标准、制度和社会规范的社会群体。文化环境则是指患者所处地域或其本人家族的风俗、信仰、行为准则，以及作为社会成员的个体在社会中能被认可的程度标准。

在健康管理过程中，掌握患者所处的生活环境，改善影响健康的环境，优化促进社区作业治疗的环境，也是非常重要的一个部分。

（一）居住环境与健康

居住环境包括视觉、听觉、嗅觉、触觉和味觉环境，还包括居住建筑中的小气候、采光与照明、装饰材料、厨房燃料及烹调油烟、居室内微生物等。一般有利于健康的居住环境应当有减轻视觉和心理疲劳的视觉刺激（如绿色）；有能够反映自然声效的效果（如风中发出悦耳声音的植物、鸟类、昆虫等）；有能够改善人情绪和精神的香气（如花香、果香和叶香）；有舒适触感的材料（如平坦防滑的地面、富有弹性方便轮椅活动的地面）；有适应生活需要的味觉刺激（如饮食行为的特定环境），充足光线的房屋朝向（如东南朝向的客厅），通风良好的户型，方便出行的电梯或楼层，远离车辆噪声、市场噪声等。

（二）无障碍设施与健康

对于有出行移动障碍的患者，如肢体障碍、视力障碍等，无障碍设施是健康生活的保障。主要包括家庭的无障碍设施，居住社区公共场所的无障碍设施，另外也包括患者个人的无障碍设施使用情况。常见的无障碍设施有盲道、坡道、缘石坡道、无障碍垂直电梯、升降台面、警示信号、提示音响、指示装置、低位装置、专用停车位、安全扶手、无障碍厕所（厕位）、无障碍标志、盲文标识等。我们应当积极掌握患者居住地内外的无障碍环境，是否便于其出行和生活，并帮助其学会使用这些无障碍设施，有条件地进行家庭内的无障碍设施改造。对于残障患者，生活在既可通行无阻又易于接近的无障碍环境中，能够大大提高其融入社会、融入家庭的效率。

（三）家庭照料与健康

家庭照料对于老年人的自评健康、认知能力、心理健康具有积极的影响。研究表明，家庭照料与医疗服务具有互补性，释放医疗服务需求、增加医疗服务可及性。因此，了解患者家庭照料的情况，对于健康管理也有重要的意义。主要了解照料时间、照料技能、照料者的健康情况、经济状况等。

以上三项内容都与健康管理息息相关，社区作业治疗不仅是康复治疗的一部分，也是患者回归社会、融入社会的重要环节。因此，将健康管理纳入社区作业治疗，将会起到相辅相成的作用。

第三节
生活方式重整计划与实施

功能障碍患者，通过康复治疗，轻者可以完全康复，重新回归正常生活轨迹，重者虽然获得了功能障碍的改善，但生活已全然不同于患病之前。仍然伴随的功能障碍使他们生活的动力和参与社会活动的信心降低。因此，在社区作业治疗中，使患者恢复有障碍的功能固然重要，但更重要的是使患者重新回归正常的生活，或者更接近于原有生活方式，让他们继续健康、幸福地生活。进行生活方式重整的作业治疗，可以使患者建立身体功能状况与现实生活相匹配的心态、意志力、技能、习惯，最终提高生活质量。

一、生活方式重整计划的设计原则

生活方式重整计划主要包括生活自理与家庭、工作及生产活动、休闲活动等多方面的训练情境设计,还包括对患者意志力、习惯性和履行能力的训练设计。通过各种治疗手段促进患者机体功能的恢复,复习原有的或学习新的生活技能,培养正确的、积极向上的生活态度,提高生活质量,即使不能完全恢复健康,也能继续愉快地生活。主要设计原则包括:

1. 内容相关性 设计内容要与患者患病前的日常生活息息相关,且为今后仍然有机会参与的相关活动,如刷牙、洗脸、洗澡、如厕、眼镜或义齿护理、穿脱衣裤、独立或半独立进食、定时服药、移动(独立或借助辅助器具)、购物、过马路、爬楼梯、对紧急情况的反应及处理等。从事相关职业的还应设计与其职业相适应的活动内容,如对机械工人可设计与机器、零配件等相关的场景训练,对教师可设计教室、黑板等相关场景训练,对司机可设计模拟驾驶场景训练等。

2. 发挥残存功能作用 这要求设计者非常熟悉患者的功能状态,活动的内容能够充分发挥其残存功能的作用。例如,偏瘫患者可设计只需一侧肢体就能够完成任务的场景,视功能障碍者应当设计无须视力即可完成的场景,精神障碍患者应当设计不刺激情绪、不影响心态的场景等。

3. 合理配对 生活方式重整训练是患者回归社会的模拟训练,因此在训练时需要激发患者的主动性和自信心。一般采取小组活动的形式,在设计多人活动时,要合理进行角色配对,特别是要避免将同样悲观或功能障碍情况相同的患者分在一组,以免患者之间互相影响训练情绪和信心。

4. 辅具使用 提供合适的辅助器具或工具,并指导患者正确使用。例如,肢体功能受限患者,可提供轮椅、拐杖等辅助其进行移动,以更好地完成训练;职业功能训练场景需要相应的专业工具等。

5. 时间和疗程 活动时间要设计合理,考虑患者的心理状态及功能恢复情况,一般不超过45 min,在训练过程中如遇到患者情绪波动大或其他不适应的情况时,可适时中止,并鼓励患者下次继续。一般分为3个阶段疗程:第一个阶段为培训疗程,是围绕生活方式重整作业治疗的计划进行医患沟通,取得信任,并对其中需要使用的辅具、需要学习的知识等进行学习培训;第二阶段为训练疗程,是进行计划的实践训练;第三阶段为展示疗程,巩固训练疗程的内容,展示训练成果,有机会也可在实际生活中使用展示,同时也为患者制订更长远的训练目标和计划。

二、生活方式重整计划的实践

生活方式重整计划的实践,是在康复团队成员指导下的情境互动,这要求作业治疗师全程对活动进行指导、控制和引导,主要注意以下5个方面:

1. 医患沟通 在第一个培训疗程阶段,要向患者充分介绍生活方式重整训练的主要目标(包括近期、远期目标)、具体内容、解决困难的方法及注意事项,并通过访谈的形式引导患者产生内在动力和兴趣。如果患者对训练存在畏难、抵触情绪,可以暂缓训练计划,对患者进行心理疏导,引导其能够有动力自主参与训练;训练过程中,要让患者了解自身训练的进展情况,下一步的努力方向,鼓励患者树立信心,继续主动训练。

2. 循序渐进 大部分生活方式重整训练的情境都在患者患病前的生活中出现过,训练效果不可能一蹴而就,因此要根据患者实际情况,逐步增加难度,直至接近或达到患病前的水平。也要考虑训练过程中可能出现的一些意外状况,如进展不顺利导致患者康复信心受到打击,训练不顺利刺激患者出现情绪波动、抵触训练等。

3. 训练互动 一方面,设计的生活场景可以有患者之间的互动、患者与环境之间的交流;另一方面,康复团队成员也可以扮演其中的角色与患者进行交流,交流互动可以是语言,也可以是表情、动作。作业治疗师的角色扮演应当起到引导、指导作用,使训练能够更加顺利地进行下去,同时在出现意外状况时要及时中止训练。

4. 正确使用辅具 轮椅、义肢等专用辅助器具在适配后要在第一阶段疗程进行专门的使用培训,以便在生活方式重整训练中顺利进行;帮助日常生活使用的辅助器具或工具要针对患者的身高、体重、坐高、一侧肢体障碍等实际情况进行调整;使用职业工具训练时,要选择既符合实际又适合患者使用的专业用具。辅具的正确使用能够大大地提高生活方式重整训练的效率。

5. **心理调适** 生活方式重整的最终目标并不是恢复机能,而是能够在改善或保持现有机体功能的情况下,使患者保持愉悦的心情、充满希望的心态和康复的信心,能够感受到现实生活的充实感、幸福感。因此,在整个计划的实践过程中,治疗师都应考虑患者的心理调适情况,并根据患者的心理变化改进计划。

三、生活方式重整计划设计实例

(一)香港公立医院工伤患者之生活重整课程

1. **生活重整课程对象** 包括慢性病患者或身心有某种程度的永久性伤残及作业生活方式失衡人士。作业生活方式失衡的表现有:生活过分侧重治疗及相关活动,缺乏家庭、社交、娱乐、宗教活动;自觉生活较单调或缺乏内容;整体生活不太愉快或不满意现在的生活方式;有较强烈的忧郁情绪,生活缺乏动力;无力面对某种生活挑战,如要重返工作。参加者多为作业治疗门诊患者,愿意通过学习和实践来改善自己的生活方式,追求较愉快的生活感受。参加者疾病种类有精神病、脑血管病、慢性痛症、艾滋病、类风湿病等。全部为成人及老年患者。

2. **课程结构** 课程为期约6个月,分3个阶段。首阶段为期10周,是主要培训阶段,其间每周上课一节,每节为2~3 h,以小组学习形式进行。10周内安排1~2节个人辅导,每节30~45 min。第二阶段为期3个月,是个人计划行动阶段,其间按个别学员需要安排1~2节个人辅导,每节30~45 min。第三阶段为期3周,上课两节,目的是让学员报告个人实践计划的成果及促使学员制订长远的实践计划。

3. **小组学习** 第一阶段主要内容是10节小组学习,每节有5个固定环节:①分享上周个人实践计划的情况及相关感受,为时40~60 min;②主

题讲座,为时20~30 min;③茶点20~30 min;④分发及解释家庭习作,为时10~20 min;⑤制订每周个人实践计划,为时20~30 min。

4. **个人实践计划** 制订、执行及汇报每周个人实践计划是小组学习的重心所在,其他课程环节皆为支持学员制订及执行每周个人实践计划。每节学习结束前,学员要制订下一周实践计划,计划内容包括策划及投入一两项可令自己有开心愉快或正面感受的活动。实践计划特别强调可行性及可带来正面感受。学员轮流讲出初步计划,治疗师会详细询问学员的实践步骤,确保学员成功实践计划,并带来良好感受。

5. **主题讲座** 在小组学习过程中,治疗师按情况向学员传达有利于生活重整的信息。有时以讲座形式,有时在响应学员报告一周实践计划时把信息有针对性地向个别学员传递。目的是让学员把信息与实际生活联系起来。每周课堂传递的主要信息包括:愉快生活是十分重要的;愉快及正面感受的来源包括人际关系(各种感情)、贡献、娱乐兴趣;愉快及正面感受提高正面心理健康、提高抗逆能力及面对与克服困难的能力;生活重整的次序是自理、家庭生活、社交生活、娱乐生活、工作及其他贡献;平衡各生活范畴的内容及所花时间是十分重要的;要建立与自己能力、环境及资源相匹配的平衡生活;幸福生活是愉快、满足、充实及有意义的生活。

6. **茶点** 是每周小组学习课中另一重要环节。在轻松气氛中促进学员团结互助,练习表达自身困难与感受,制订带来愉快感受的实践计划。

(二)脑卒中患者"重建生活为本"作业治疗设计

对象:中枢神经系统损伤住院患者,且能保持坐立位50 min。排除严重认知障碍,言语理解困难,患有视觉损害相关疾病或症状的患者。

1. **中秋环境装饰品制作的作业活动**

(1)目的:通过环境装饰品制作活动,营造中秋节日氛围,激发患者参与节日活动的动力,并训练其手精细与协调功能。

(2)活动内容:此活动不限于在一次治疗时间内完成,每次小组活动选取2~3名患者,根据患者

不同的兴趣爱好和功能情况选取制作不同的装饰品,分5个阶段。①准备阶段:由作业治疗师准备装饰需要的材料,包括各式彩纸、剪刀、尺子、笔墨、丝网花制作相关材料等。②中秋题字:有书法爱好,且在辅助下能完成书法书写的患者,为中秋活动题字"中秋快乐"两幅。③灯笼制作:先用长方形彩纸圈成圆柱并粘贴牢固,再用彩纸条黏附在圆柱上做成灯笼雏形,最后把吊环和吊穗固定上即完成。④丝网花制作:利用软铁丝框出花瓣外形,用丝网套在铁丝圈上做成一个花瓣,将多片花瓣以花蕊为中心围在一起,并用棉线固定,在硬铁丝花梗上穿过叶子,再与花朵连接并固定。⑤成品展示阶段:作业治疗师将患者的题字、制作好的灯笼和丝网花装饰在治疗室内显眼位置以营造节日的环境氛围。

(3)效果:患者在参与制作节日装饰品的过程中,比在常规治疗过程中表现出更多的主动参与和积极配合。其康复的情绪也有很大的改善,表现得更愉悦,更开心。其中还有不少患者看到部分中秋装饰之后,主动要求参与制作当中。

2. 中秋贺卡制作的作业活动

(1)目的:通过制作贺卡让患者改善单侧忽略及手精细功能,提高治疗积极性,重建回归家庭后的生活角色。

(2)活动内容:贺卡制作可在多次治疗时间中完成,分4个阶段。①贺卡准备:该阶段由治疗师准备好制作贺卡的基本材料,如彩色硬纸板主体、打印好空白的节日图案,如灯笼、月亮、兔子、菊花等,准备工具彩色笔、胶水、剪刀。并向参与活动的患者说明贺卡的制作方法和流程。②贺卡图案涂色:治疗师把准备好的空白图案拿给患者,让患者选择3～4个需要涂色的图案,用彩笔把图案颜色涂好。若存在单侧忽略的患者,治疗师可以在患者患侧给予提示帮助其完成涂色活动。③图案裁剪及粘贴:对于手控制较差的患者可帮助其裁剪图案。偏瘫患者健侧手可自行使用剪刀,治疗师帮其拿着需要裁剪的图案。患者选择贺卡硬纸板的颜色,自行把胶水涂在剪好的图案背面,逐个贴于贺卡上。④贺卡文字书写:患者想好节日祝福语和想对亲人说的几句话,准备好后即可让患者自行写在

贺卡上,完成贺卡的制作。

(3)效果:患者在活动中表现出极高的热情,并完成了贺卡的制作。制作过程中患者意识到除了患者身份以外的生活角色,这些写满了患者祝福的贺卡,有的送给了爱人,有的送给了孙子,有的送给了父母。

3. 剥柚子小组作业活动

(1)目的:以小组治疗的形式,让患者共同合作完成作业活动,并通过与其他患者的交流,增强社交活动的自信心,重建生活的意志。

(2)活动内容:选取8名符合条件的患者,每2名一组,每个患者只能用一只手参与该活动,每个小组的任务是把柚子皮剥开并剥出8瓣完整的柚子瓣,在一次治疗活动时间中完成该活动,分4个阶段。①物品准备:治疗师进行活动会场布置,包括物品的准备、患者的分组、比赛流程及规则的说明。把柚子先用刀切开4条缝,并准备好盘、速干洗手液。治疗师按患者配对原则对参与者分组,并分别让他们坐于桌子的拐角处两侧,每组患者都有一名治疗师负责辅助。待患者都坐好后把比赛流程及规则告知患者,确认患者都熟悉后进入下一阶段。②患者准备:该阶段主要内容是患者互相认识及自我介绍。③剥柚子阶段:该阶段主要由患者完成,治疗师辅助。剥柚子前治疗师先教患者清洗双手,然后演示如何剥柚子,患者都清楚后开始进行剥柚子比赛。④总结与分享阶段:主要是患者分享感受及互相祝福,通过简短的话语表达这次活动中的收获及感受,并把节日的祝福送给大家。

(3)效果:原本按计划需要10 min左右才能完成的剥柚子阶段,平均5 min就已经完成。患者在小组中积极地沟通交流,分工明确,相互鼓励,顺利地完成了作业活动。在分享感想时,有患者表示能认识这么多人很高兴,有患者表示在活动后感觉自己有能力做更多的事情,有患者感觉自己在小组团队中被需要,团结协作精神得到体现,重拾了自信。

(三)颈段脊髓损伤患者的"重建生活为本"作业治疗

对象:颈段脊髓损伤患者3～5名,生命体征平稳。

目的:提高颈段脊髓损伤患者轮椅的操控能

力,增强生活的动力和意志,提高患者融入周边环境并参与小区周边生活的能力。

活动内容:选取颈段脊髓损伤患者3～5名,作业治疗师2名,医师和护士各1名。患者临床生命体征平稳,患者及家属配合。以"重建生活为本之椅塑人生"为主题,开展轮椅训练小组活动。

动机性访谈:动机访谈法(motivational interviewing,MI)是一种强调以患者为中心,通过帮助患者探索并解决内心矛盾而诱发其行为改变的指导性方法。通过该方法的访谈,提升患者内在动力并使其行为改变。访谈的内容从患者对目前出行障碍的思考开始,引导患者对自由的向往,指出通过参与活动可以提高轮椅操控技能的同时,还增加了与病友之间的交流及社区生活的参与。

轮椅操作:规范化的轮椅技能训练能够显著提升截瘫患者的日常生活活动能力及轮椅操作技能,提高截瘫患者的康复治疗的疗效、患者的生存质量,有利于患者重返家庭及社会生活。根据颈段脊髓损伤患者的功能情况设计三项实用性训练内容包括:①直行训练,包括直行和倒退,指导患者进行10 m直行训练,并记录前进和倒退的时间。②转弯训练,指导患者通过一侧手臂固定,另一侧手臂划动轮椅,分别向左向右转弯训练。③通过障碍,连续转弯通过间距不等的障碍物。

轮椅减压:脊髓损伤的并发症之一就是压疮,长时间的轮椅坐位很容易引起压疮,因此正确的定时轮椅减压对于预防压疮至关重要。本次轮椅训练对象为颈段脊髓损伤的患者,双上肢的力量比较弱,因此指导患者通过单侧减压的方式进行:一侧上肢置于轮椅扶手后,身体向一侧倾斜,使臀部离开椅面,然后换另一侧上肢置于扶手后,身体倾斜,使另一侧臀部抬起。每30 min进行一次,每侧臀部抬起维持3～5 s;在陪护人员保护下,也可选择身体向前靠30～60 s进行臀部减压;同时也可使用轮椅垫等辅助用具,减轻臀部皮肤的压力。

轮椅实践:①轮椅操,选取约10 min的颈段脊髓损伤患者双上肢的轮椅操训练作为每次活动的热身及整理活动。②医院住院楼内实践,进行建筑内轮椅操控练习,综合进行轮椅操控及轮椅上作业活动,包括轮椅直行、转弯、通过障碍物,轮椅上作

业活动如穿脱衣、戴帽、取物、开矿泉水瓶、戴万能袖带书写等。③医院内户外轮椅综合操控实践,设定直行、转弯、通过障碍物、5°小斜坡上下,长距离轮椅训练等多个综合练习。④轮椅购物,选择距离医院约1 km的综合超市,设定购物金额及购物清单,每个患者通过轮椅滑行独立购买5种物品且不超过设定金额。选购过程中,进行轮椅操控、够取货物、寻求周边帮助等多个涉及活动与参与方面的训练。

总结访谈:轮椅训练及实践活动之后,组织患者进行总结访谈。访谈内容包括:①本次轮椅训练的收获;②是否突破之前的自我;③轮椅操控的技能提高后的应用,以及如何改善未来生活的想法。通过"椅塑人生"——轮椅小组作业活动的设计与实践,从患者的生活意志、生活能力、生活方式3个方面进行重建,帮助患者重新进入角色,调整心态,重建生活。

效果:患者在本次作业活动中展示出较高的积极性,较传统单调的作业活动,更能积极配合努力完成各项作业活动内容。突破自我,完成很多自己之前从来未完成的项目,获得成就感。同时,患者相互的交流和鼓舞,使患者轮椅操控的技能有了大幅度的提高,并能独立完成多个轮椅上的活动。为患者参与社会活动奠定了基础。

第四节
中医传统文化及传统功法与作业治疗

一、中医传统文化与作业治疗

(一)中国文化与中医文化

中国文化的代表是在春秋战国时期的"百家争鸣",但以老庄的道家思想、孔孟的儒家思想、墨子的"摩顶放踵,以利天下"的社会主义思想这三家为代表。秦汉统一后到汉武帝则是"罢黜百家,独尊儒术"。到唐代,佛教传入东土后,"儒、释、道"一直作为中国文化的根基延续至今。

中医传统文化源自中国文化,其中以道家为主。道家以《易经》作为经典融入中国社会各个领

域。而古之习医者,必以《黄帝内经》《难经》二经为最初根基,详知人身气化之本、经脉血气与天地阴阳,所言生老病死之变迁,及天地物理与人生的关系,统纳法则于《易经》。再次研习《伤寒论》《金匮要略》《神农本草经》《脉诀》等,然后博通群籍,融会诸学,方可言医。人生天地间,生活起居不离地域、日月运行、寒暑迁移等,因此中医以"上工治未病、中工治欲病、下工治已病"涵盖了中医文化之精髓。以四季养生、节气养生、十二时辰养生天人合一之引导;有一针、二灸、三砭、四汤辅之以本能力量,有推拿气功之妙术;有饮食情志调节之配合等,成就了中国文化和中医文化下作业治疗发展的基础。

(二)作业治疗

1. 作业治疗的历史渊源 作业疗法,是欧洲启蒙时代精神病学中道德治疗的成果,其主要观点是:每个人都有其独到之处,有其独特的价值,都需要有规律的作业活动。该思想的基础源自人性论和理性治疗精神障碍的理论。1922年,美国作业治疗先驱、著名的精神病学家阿道夫·梅耶对治疗原理作了精辟的论述,明确了作业治疗的理论基础。他认为:整个人体形成一种节奏。光心脏有节奏地跳动还不够,还存在着许多我们必须与之相应的节奏,如昼与夜、醒与睡、饥与饱,最重要的四点:工作(劳动)、娱乐、休息和睡眠,成就带来的快乐,使用自己双手、肌肉带来的愉悦,欢快地度过时光,都会使人自然地感受到一天的节奏。到现在,作业疗法的定义是一个以服务使用者为中心的卫生专业,致力于通过作业活动促进健康和幸福。作业治疗的主要目标是促使人能够参与日常生活活动。为了实现这个目标,作业治疗师通过与服务使用者和社区合作,提高服务使用者参与想要、需要或被期望要从事的作业活动的能力;通过改变作业活动或调节环境,以更好地支持人们参与作业活动(世界作业治疗师联盟)。

2. 中国文化与作业治疗的关系 中国文化中的天人合一,注重天时地利人和的整体观,在治病养生方面讲究阴阳平衡、形神一体,人与自然和谐相处。这与作业治疗的发展历史非常契合。中国文化可以渗透到基础作业活动方面,如与日常生活活动能力训练结合起来,在形式上应用并结合中国

文化特有的精神内涵。中国传统文化中的高雅活动,如琴、棋、书、画、诗词等,可以促进丰富的社会交流。还有中国的传统功法,如太极拳、六字诀、八段锦等,不仅可以满足兴趣爱好,还可以外练筋骨皮、内练精气神,可以无病健身、病后促进恢复。

二、八段锦与健康促进

健身气功是中华民族悠久文化的组成部分,是以自身形体活动、呼吸吐纳、心理调节相结合为要素的民族传统运动方法。

(一)八段锦的习练原理

八段锦每一式的歌诀都与疏通经络、调理脏腑、预防疾病相关联,并且在动作的选择上都是已经被传统健身术证明行之有效的。八段锦每一式的练习都要求上下肢配合,动作柔和,不用僵劲,并且在整个过程中做到连贯自然,重视"意""气""形"的综合锻炼和体现"天人合一"的思想。从中医经络理论方面来看,八段锦以形体引导,可以调节人体经络气血运行,改善脏腑功能以祛病健身。

八段锦最大的特点是在习练时要求手臂的旋转,通过两臂内外旋转来加大对手臂的压力。中医认为:心肺有邪,其气留于肘;肾有邪,其气留于两腘;肝有邪,其气留于两腋;脾有邪,其气留于两髀。而手臂的屈伸有助于对肘部进行刺激,从而起到畅通心肺经络的目的,躯干运动可以刺激命门和任督二脉,以达到壮肾固腰之效,下肢运动则可刺激足三阴三阳经,以达到调理脾胃、疏肝利胆和固肾壮腰的目的。

(二)八段锦的应用

1. 糖尿病 八段锦应用于2型糖尿病患者可以降低血糖、糖化血红蛋白的水平,实验表明可以提高患者总体健康感和社会功能。

2. 高脂血症 八段锦作为有氧运动对血脂有着良好的调节作用,胆固醇轻度升高和中度升高人群,通过练习健身气功八段锦可以使高密度脂蛋白升高,而低密度脂蛋白、总胆固醇和三酰甘油降低,其效果优于散步法。

3. 骨关节疾病 八段锦健身锻炼可以减缓骨关节病的发病率,减轻骨关节疾病的临床症状,改善关节功能。另有研究表明,八段锦锻炼可以促进

改善类风湿关节炎患者上肢功能。

4. 偏瘫患者、烧伤患者、脊髓损伤患者等 八段锦可作为一项小组活动,根据参与的需求进行作业活动分析确定目标任务。可以坐式八段锦的方式参与,不必要求动作如何标准,只需尽力而为即可。

三、六字诀与健康促进

(一)六字诀的习练原理

六字诀是一种以呼吸吐纳、吐气发声为主要手段的传统健身方法,并配以科学合理的动作导引和使用六种不同的口型、六种不同的发音结合顺腹式呼吸,在众多气功功法中独具特色。通过特定的读音口型来调整与控制体内气息的升降出入,形成分别,四季顺序配合五脏属性,运用科学的动作导引,在顺腹式呼吸下结合六种不同口型与人体的"肝、心、脾、肺、肾、三焦"相对应的"嘘、呵、呼、泗、吹、嘻"六种特定的吐气发声方法,进而达到柔筋健骨、强壮脏腑、祛除病邪、调节心理等强身健体、养生康复的目的。《诸病源候论》指出,练习"呵"字诀能降气,通滞,散热,调畅气机,从而达到缓解肝病症状的作用;练习"呼""吹"字诀可以产热、促进脂肪分解,可以改善心之不适症候;"嘻"字诀有助于放松情绪,帮助气机的沉降从而促进脾胃运化功能;"嘘"字诀通过调畅气机,达到治疗肺脏不适症候;"晒"字诀有收敛的作用,可敛神、降气,对肾病有一定的调节作用。唐代名医孙思邈云:"春嘘明目夏呵心,秋晒冬吹肺肾宁,四季常呼脾化食,三焦嘻出热难停。"奠定了六字诀治病的基础。整套功法中既没有复杂的意念观想,也没有高难度、大幅度、超负荷的动作,不易出偏。例如,临时心中烦闷,心情不好或发怒可吐"嘘"字。

六字诀治五脏六腑之病,重在呼吸吐纳,其法以呼法而自泻去脏腑之毒气(排经络淤塞),以吸气而自采天地之清气补气。从实验综合情况看,此功法练习方便、简单易学、运动量小、按病就医。

(二)六字诀的作用

1. 对大学生的身心健康影响 研究发现,六字诀能增强肺通气量、增加呼吸肌力量、改善呼吸系统功能,对胸动呼吸肌的运动,可改善肺通气,提高动脉血氧分压,能够降低心力衰竭患者的脑钠肽(brain natriuretic peptide, BNP)指数,提高运动耐量,并能改善慢性心力衰竭(chronic heart failure, CHF)患者的心功能分级。

另外,习练六字诀对提高大学生的注意力,达至平和、安详的心态,改善人际关系都有帮助。

2. 对中老年人健康促进 六字诀习练能良性减缓心率、调控血压、降低胆固醇、低密度脂蛋白,从而改善中老年人的心血管功能。作为健身气功,还能调达情志,促进中老年人的身心调适。在缓解社区丧子女悲痛的中老年人也是行之有效的。

四、太极拳与健康促进

(一)太极拳的习练原理及要领

太极拳是中华民族辩证的理论思维与武术、艺术、引导术的完美结合,是高层次的人体文化,其拳理来源于《易经》《黄帝内经》等中国传统哲学、医术、武术等经典著作,并在其长期的发展过程中吸收了道、儒等文化的合理内容,故太极拳被称为"国粹"。它遵循天人合一、阴阳互补、和谐发展等哲学内涵,注重以心导意、以意导气、以气导力的意念、呼吸、动作三者的紧密结合,突出心静体松,头正颈直,沉肩坠肘,含胸拔背、尾闾中正、松腰落跨的体姿要领。运动特点是轻灵圆活、松柔慢匀、开合有序、刚柔相济、势势相承,动如行云流水、连绵不断、用意不用力的行架要求。练习太极拳要严格遵循间架端正的形似前提,再进行理解、体悟内涵感知,最后达至挥洒自如,展现韵味的神似的境界,在练习过程中收获太极拳对身体的保健作用与社会适应的能力。

(二)太极拳的作用

1. 太极拳对神经系统的健康促进 太极拳要求"心静体松,意念集中",意念集中表现为用意念带动经络气息运行,把意念注入需要完成的动作上,做到意动势随,身随意动的境界。意念主导过程中,大脑皮层和中枢神经系统得到很好的锻炼,能对外界传入的各种信息进行加工、处理,能改善心理健康水平和调整神经系统与其他系统的均衡性,另外还可以增强植物性神经和脏器活动的自控能力,能够防治常见的神经功能紊乱引发的各种疾病。

2. 太极拳对心血管系统的健康促进　太极拳的"体松自然""柔和缓慢""虚实变换""连绵不断"表现练习太极拳是需要轻灵圆活、势势相随、有节奏地变换松紧与虚实，使得体内的肌肉、血管有节奏地进行挤压与拉伸，刺激了血管周围的平滑肌与血管内壁的血液流量，促使单位时间内血液流动量加大，血管的弹性增强。从而有助于心血管系统功能的改善。

3. 太极拳对呼吸系统的健康促进　太极拳要求"细""匀""深""长"的腹式呼吸，刺激了膈肌、腹肌和肋间外肌、促进呼吸肌的收缩与舒张，有利于胸廓节律性地扩张与缩小，肺的弹性回缩力增强，增强了肺通气的原动力，胸内负压增大，既维持了肺的扩张状态，又有利于肺泡的气体交换。太极拳属于有氧运动，强度适中，在运动中消耗的能量完全在机体的有氧代谢中得到供应。这不仅保证了机体有更多的氧气摄入，又可促进机体新陈代谢。

4. 太极拳对免疫系统的健康促进　太极拳要求动作如行云流水，飘逸洒脱，其技术特点决定了太极拳为运动负荷适中，微出汗的健身活动。运动负荷适中可以提高免疫细胞的数目和功能，增加免疫分子的含量与浓度，提高机体免疫能力。

（吴晓珺　罗　伦）

参考文献

[1] 冯卫.健康中国背景下太极拳健身功效研究[J].广州体育学院学报,2019,39(1):87-90.

[2] 郑频频,史慧静,姜庆五.健康促进理论与实践[M].2版.上海:复旦大学出版社,2011.

[3] 高敏,李延宇.家庭照料对老年人健康水平影响的效应分析研究[J].江苏大学学报(社会科学版),2016,18(4):63-73.

[4] 敬继红,邱小慧,秦永修,等.六字诀与八段锦对大学生身心健康的对比研究[J].湖北体育科技,2013,32(12):1056-1059.

[5] 李湘娟,柯尊友.社区卫生服务模式的现状与构建创新研究[J].现代商贸工业,2014,26(22):28-29.

[6] 李鑫,郑雅丹,苏柳洁,等."重建生活为本"的作业治疗设计与实践[J].中国康复,2016,31(1):25-27.

[7] 梁国辉.工伤病人之生活重整[C].2008国际作业治疗研讨会会议程序及论文摘要汇编.香港职业治疗学院,中国康复医学会,2008.

[8] 刘亚琼,贺鹭,李丹,等.基于"重建生活为本"的作业治疗小组活动设计与实践——记一期颈椎脊髓损伤患者的轮椅训练小组[J].人人健康,2017(23):64-65.

[9] 屈云.环境和康复[J].中国临床康复,2003,7(3):476-477.

[10] 孙楠楠.太极拳对老年人的健康促进和养生作用研究[J].体育科技,2019,40(5):18-19.

[11] 于淑英,吕楠,赵雫卿.我国健康管理概况与展望[J].人民军医,2013,11:1338-1340.

[12] 余央央,封进.家庭照料对老年人医疗服务利用的影响[J].经济学(季),2018,17(3):923-948.

[13] 张乐,赵发田.太极拳的健康促进研究[J].中华武术研究,2017,6(2):62-65.

[14] 周洪伟,谢琪,刘保延,等.八段锦对老年人身心健康影响的研究进展[J].世界科学技术-中医药现代化,2016,18(4):671-676.

第四章
促进社区融合与发展的作业干预

第一节
社区照顾与社区成员参与

一、概述

人口老龄化是我国现代化建设中不可忽视的现实问题,我国的老龄化人口在社会总人口中的比重不断增加,给经济发展、产业调整、社会和谐、价值认同等方面带来了不同程度的负面影响。作为一种新型养老模式,社区照顾能够弥补我国养老服务质量不高与数量不足的现实问题,极大地保障老年人晚年生活,促进家庭和睦、社区和谐、社会稳定。发展社区照顾模式,对于解决当前我国社会老龄化问题具有重要的实践意义。

二、社区照顾

社区照顾起源于第二次世界大战后的英国。战后,英国推行了一系列的社会福利政策,对无依靠的老年人、精神病患者等实行了院舍式的照料。我国香港地区在 1973 年将社区照顾运用于老年人服务设计方面,明确了社区照顾的发展思路,并取得明显的成效。为借鉴经验,大陆学者于 20 世纪 80 年代将社区照顾概念引入国内。社区照顾的产生、发展与老年人照顾服务有密切的联系,同时老年人的服务也占了社区照顾的大部分内容。基于其良好的社会作用,有学者也从社区照顾的养老模式得到启发,将其运用到残疾人、弱势儿童、医疗等领域。

(一)社区照顾的定义

社区照顾是指在社区内对那些身体与精神有需要的人(如老年人、残障儿童、精神病患者等,以及不能自理的高龄老年人的子女、智障儿童的家长等),通过正式与非正式的社会服务系统,对其给予援助性的服务与支持,以协助服务对象过正常的生活。从广义上看,社区照顾服务的对象包括老年人、儿童、弱能者和残障者等;从狭义的范围看,它照顾的对象单指社区内老年人。

社区照顾包括正式照顾(formal care)和非正式照顾(informal care)。正式照顾通常指由政府或者非营利机构提供的照顾,非正式照顾通常是指基于情感因素而由家人、朋友或邻居提供的照顾。

(二)社区照顾的分类

1. "社区照顾服务"(care in the community)指有需要并依赖外来照顾的人,在社区内设的小型服务机构或家庭住所中(如社区之家、护理之家、养老院、老年人福利院、老年人护理院等),接受专业工作人员的照顾。也就是说,被照顾者在他(她)所熟悉的社区内接受生活服务。因此,社区照顾服务的服务对象主要是生活难以自理的老年人。

2. "居家照顾服务"(care by the community)指有需要的人的照顾服务,其一部分服务是由家庭、朋友、邻居及社区内志愿者为其提供,强调动用社区内非专业人士提供照顾服务,运用社区支持体系开展照顾服务。一般包括三种:第一种是家庭成员,主要是子女对父母的照料;第二种是亲属即兄弟姐妹及远亲等对老年人的照顾;第三种是非亲属包括朋友、邻居、慈善机构、非营利性组织对老年人的照料。它的服务对象通常是有一定自我照顾能力的老年人。

3. "机构照顾服务"(care for the community)即提供照顾方能够得到相应机构,诸如医院、专业性服务机构以及其他专业护理人员及心理辅导师的帮助,可以顺利接受照顾工作并获得自身的发展。

其中,"居家照顾服务"模式是从预防性、发展性的角度为老年人提供照料服务,而"机构照顾服务"则是从补救性的角度为老年人提供照料服务,它们体现了两种模式不同的服务功能(表4-1)。

表4-1 社区照顾的优缺点

社区照顾的分类		优 点	缺 点
居家照顾服务	家庭照顾	家庭亲情的温暖、便捷、人性化的服务;自由度较大;一定程度的日常独立生活与社会交往可以减少老年人的依赖性,并延迟其入照顾机构的时间;成本费用比居家照顾、日托照顾和机构照顾低	有照顾者性别不平等现象;易产生社会、心理的家庭生活压力,造成家庭人员关系的紧张,导致家庭关系的破裂;不能完全满足老年人的长期护理照料需求,服务质量难以保证等
	居家照顾	老年人可随时得到生活方面的实际帮助;使更多的老年人得到照顾,并能预防问题恶化;可以减轻机构照顾的负担,避免机构照顾所产生的负面效应;成本费用比机构低廉	在体系的协调运作中,老年人的需求容易被忽视;资源的分散和专业人员的稀少可能会造成服务成本的提高
	日托照顾		
机构照顾服务		为极度衰弱的老年人提供高密度技术性的服务;能提供长期和积极的治疗性服务;为老年人提供居住、膳食和有限度的日常生活照顾及社交活动;降低家属在照顾方面的压力	强调"制度"优先于个人;缺乏人性化管理的"病态性"环境;过度的"保护"容易使老年人产生依赖性而加速老年人的生理机能退化;生活比较单一,缺乏变化;有虐待老年人、疏忽照顾现象

(三)社区照顾的基本内容

社区照顾主要有四大内容(表4-2):基本生活照料、物质设施支援、精神情感支持和基本医疗服务等。这些内容基本涵盖了老年人生活、休闲、医疗等主要方面,满足了不同层次、不同生存状态、年龄阶段老年人的特殊需要。

表4-2 社区照顾的四大内容

类别	照料内容	
	老年人身心状况及服务方式	具体照顾项目
基本生活照料	住在家中,有部分生活能力,但不能完全自理者;居家服务方式	包括上门送饭、做饭、打扫居室卫生、整理衣物、洗澡、理发、购物、陪同上医院等;可由志愿服务者、政府雇员提供;免费或收费低廉
	住在家中,但生活不能自理、卧病在床的老年人;家庭照顾方式	接受全方位照顾,含饮食起居等各个方面;可由亲属、邻里、志愿者及专业机构照顾;要求家庭有一定的经济能力
	不在家居住,有生活自理能力但身边无人照顾;老年公寓方式	由老年公寓提供全面的衣食住行服务;公寓内生活设施较为齐全,并设有"生命线",使老年人得以随时获得救助,要求老年人具有较强的经济能力
	主要有暂托所和老年人养老院两种形式	暂时无人照料,由暂托所暂时代为照顾;长期生活不能自理,而又无人照顾的老年人进入公共的养老院
物质设施支援	提供食物、衣物、家具,安装设施,减免税收等,以及在社区内提供各种娱乐、健身设施、活动场所、社区活动中心等	
精神情感支持	社区服务人员专项护理,如上门问候、精神安慰、老年生活调适的心理辅导、养生辅导等	
基本医疗服务	医疗服务、疾病预防等照顾,如传授各种老年疾病的预防之道,接受老年人的疾病咨询等;也可以由保健医师定期上门为老年人体检、看病等	

(四)社区照顾的基本原则

1. 以人为本 社区照顾要从老年人日常生活中的困难及他们的切身需要出发提供养老服务,所提供的服务要具有针对性和敏感度,以便回应有需求的老年人的不同需要;同时所提供的服务要具有弹性,让老年人有从中选择的余地;所提供的服务不应多过老年人的需求,以免产生过分依赖社区照顾的负面后果。

2. 依托社区　社区照顾的基本思路是以社区作依托,立足社区,依靠社区。一方面,社区要将各种养老服务设施建在社区中,尽量与社区居民的生活融合;另一方面,社区要充分利用正规和非正规的照顾资源为老年人提供养老支持。

3. 互助而助　社区要积极动员年轻人和年轻型老年人自愿参与社区助老服务,进行自我养老的积累。

(五)社区照顾的目标

1. 社区照顾的终极目标　社区照顾的终极目标就是努力促成需要被照顾的人士留在社区内,尽可能地保障其过正常人的生活。

2. 社区照顾的过程目标　一般而言,建立关怀社区(caring community),即弘扬以人为本的社区精神,创造相互尊重、相互关怀的社区生活,是实现社区照顾终极目标的唯一有效途径。建立关怀社区的过程,就是实现社区照顾终极目标的过程。因此,建立关怀社区被称为社区照顾的过程目标。

3. 社区照顾的具体目标

(1)推进社区问题的解决:社区照顾的最终和最主要的目标应该是解决社区中那些仅靠政府部门或群众团体无法很好地解决的社区问题,如老年人服务、少儿服务、家政服务、社区援助等社区问题,以达到补充、扩展、提升社区保障和社区福利之目的。

(2)促进社区互助意识的形成:社区互助意识的确立不能仅仅靠口头上的宣传和提倡,更重要的是必须通过实际的社区行动来加以强化。通过互助互爱的社区照顾,社区成员逐渐建立一种互助互爱的人际关系和"老吾老以及人之老,幼吾幼以及人之幼"的氛围,努力使现代社区成为一个关怀的社区。

(3)促进社区成员的社区参与意识:无论是社区建设、社区发展还是社区社会工作,都需要有社区成员的积极参与,因为社区群众不仅是社区社会工作的对象,更是社区事务的主体,也是社区工作的主体。社区照顾的目标除了提供物质和精神照顾以外,还有通过照顾的施行,使被照顾者和照顾者在社区内实行互动,促使社区成员社区参与意识的形成与确立之目的。

(4)唤起社区居民的社区融入:在计划经济的"单位人"时代,人们几乎没有社区概念,也缺乏社区融入的意识。而社区照顾可以使社区工作者和服务对象能够主动地融入社区,使人们意识到自己是社区的一分子,从而提升他们的社区融入意识,自觉做"社区人",为社区建设和社区工作做出自己的贡献。

(5)建立政府机构和社区组织的合作伙伴关系:政府机构和社区群体或组织在社区发展中有着不同的职能,但是两者的目标是一致的,因而,政府机构和社区群体或组织不是各自为政,而是要相辅相成,互补长短,建立一种在社区工作、社区照顾中的合作伙伴关系。

(六)社区照顾的特点

社区照顾在不同时期有着不同的侧重点,但发展的总方向是由居家照顾向社区照顾转换,进而向机构照顾的趋势发展,这种转变也被视为当代老年社会政策变化的象征。无论如何,与其他照顾方式比,社区照顾在以下方面展示出鲜明的特点:

1. 英国以多元主体为特色的供给机制

(1)社区化:又称去机构化,它是社区照顾设计和实际操作中的一个基本概念。它的基本思路是以社区为依托,立足社区,依靠社区,政府将各种服务设施建立在社区中,服务人员也在社区中工作,需要照顾的老年人也住在社区的家中或机构设施内,也就是从社区照顾发生的地点来看,只有两个地点:家庭和社区。社区化有利于为老年人提供服务,避免老年人产生孤独感,可减少管理和执行成本,使服务更贴近社区的实际情况,消除机构化照顾的人情淡化、模式化、科层化所带来的消极影响。

(2)多样化:主要有四项基本服务项目。第一,生活照顾,包括居家服务、家庭照顾、老年人公寓、托老所等;第二,心理支持,包括治病、护理、传授养生之道等;第三,整体关怀,包括改善生活环境,调动周围资源等;第四,物质支援,包括提供食物,安装设施,减免税收等。其中每一项中又包括许多小项,可谓丰富多彩。这是针对需要照顾的老年人需求而制订的,因为每个老年人由于生理、心理等方面的不同,其所需要的服务也不尽相同,必须根据实际情况为老年人制订适合其自身的服务计划。这种多样化的服务方式,既可提高资源的利用效率,又可为老年人提供针对性服务。依据此原则,社区照顾还发展了个案管理系统和项目管理模式,从而使社区照顾更好地为需要照顾的老年人服务。

(3)官办民助:政府在社区照顾中发挥着主导作用,承担许多职能。第一,制定政策与立法。规定社会福利方面的基本原则,发表社会福利方面的白皮书,制定有关的社会立法。第二,制定具体措施,指导政策执行。在社区设置服务机构,发展社区组织去完成这一职能。第三,财政支持。政府虽然将社会服务方面的事务下放到社区、家庭,政府必须对这些服务给予财政支持,也就是把原来由政府承办的社会福利与服务改由政府出钱,交给社区、家庭去承担。第四,监督、检查民间团体和私营机构。政府虽然把社会福利服务交给社区、民间团体等来组织,但他们服务水平、质量,仍然要受到政府监督和检查。第五,宏观管理。面对庞大的社会福利与服务体系,政府实施严格的宏观控制与管理,以保证社会福利事业健康有序运行。

(4)专业化:社区照顾多由专业机构提供,照料者大多经过一定的职业培训,能够满足老年人各种各样的照顾需求。同时,由于社区照顾提供的责任者是机构而非个人,照顾者和被照顾者之间存在法律上的契约关系。所以,照顾过程不会因为照顾者个人的原因而被随意改变。从专业角度来看,社区照顾是在积累了多年的机构服务经验的基础上发展出来的一个新的服务概念和工作手法。在社区照顾系统中,个人服务如心理辅导、机构照料如医疗服务,也大多由相关的专业人员主导策划、管理和执行,每项照料工作都有明确分工。

2. 中国以单一主体为主的参与机制 目前,我国的社区照顾还处于初步发展阶段,地方政府仍然是社区照顾服务的主要提供者和承担者。我国的社区照顾服务体系因起步晚,发展不成熟,呈现出名实分离的参差管理现象,管理方式不一,地区特色浓厚,目前只在几个城市试点进行,具体情况如表4-3。

表4-3 中国社区照顾模式

经典模式	服务供给方式	服务管理办法	服务效果
上海模式	助老服务社、日间照料中心、社区老年活动室	服务对象、补贴标准、资金来源、结算方法、需求评估等明确规定,并培养专业人员	走服务综合性管理规范化之路
武汉模式	居委会为单位,组织志愿者参加关爱服务队、志愿服务队、空巢服务队等	为65岁以上老年人建档,开展结对服务	凸显志愿者作用
昆明模式	街道建立"昆明市社居式养老服务中心",支持企业兴办养老服务	企业兴办,政府支持监督	融入企业元素

三、社区成员参与

社区照顾模式实施成功与否很大程度上取决于是否拥有一支庞大的照顾者队伍。就我国当前现实而言,专业人士、社会工作者、老年人、社区居民是社区照顾中最重要的力量。

1. 社会工作者 目前社区照顾理论和实践已逐渐发展成为一种社会工作模式,社会工作者和专业人士在其中发挥着无法替代的作用。社会工作者本身既是照顾资源的重要组成部分,又是互通照顾资源与受者的媒介,他们主要承担着个案管理的角色。通过他们的桥梁作用,老年人社区支持网络得到加强,社区照顾资源得到开发利用,老年人从而得以享受更多更好的服务。

2. 专业人士 专业化、半专业化和受过训练的人员在老年人社区照顾网络中扮演着不可或缺的角色。他们通常承担着实际照顾和照顾指导的作用。基于国情社情,我们必须发挥自身在提供专业技能培训方面具有的优势,充分利用基层政权、社区服务中心在这方面的功用。

3. 老年人 老年人自身也是照顾者队伍的重要部分。我们应积极开发长者丰富的人力资源,实施以老养老。重视低龄、身心健康老年人的作用,建立以低龄、身心健康的退休老年人为主体的服务自助互助模式。可以将老年人组织起来并且进行培训,支持他们参与照顾高龄老年人及需要者的志愿服务,做适合他们角色特点的服务工作,采用时间储备的形式,将这些老年人所花费的劳动时间计入其账户,届时便可据此享受免费照顾,从而形成社区照顾的良性循环。

4. 社区居民 社区参与是社区照顾的核心原则之一,社区居民的非正式支持网络则是社区照顾网络的最终倚靠力量。只有社区居民热心社区长者问题,广泛参与社区养老事务,并为社区中有需求的老年人提供服务,社区照顾的价值理念才能实现,社区照顾也才能真正付诸实施。针对我国当前的社会文化转型特点,我们必须倡导社区参与,重建社区精神,借此充分调动居民的参与互助积极性。在公众中大力宣传互助精神和责任感,抵制社区冷漠的蔓延,培养社区亲情,倡导人人做义工,增强居民对社区的认同感和对他者的责任心。

第二节
与社区融合相适应的公共设施设计

社区作为城市居民日常活动的重要场所,其公共设施关系到每个居民的生活便利与安全,对于老年人、活动不便者及残疾人而言,便利与安全显得更为重要。无障碍设计的实质是体现关爱,应是面向环境中的所有人,尤其是真正的行动不便者,能够使他们在各种各样的环境中行动自如,保证他们回到社区后安全、方便地生活。社区的公共设施设计应该"以人为本",充分考虑环境中的生活人群,尽可能地做到与社区恰当融合,构建一个系统、全面的无障碍社区。

一、概念内容

公共设施是指由政府或其他社会组织提供的、给社会公众使用或享用的公共建筑或设备,按照具体的项目特点可分为教育、医疗卫生、文化娱乐、交通、体育、社会福利与保障、行政管理与社区服务、邮政电信和商业金融服务等。从空间布局来分,有全市性公共设施、区域性公共设施、邻里性公共设

施三种。

二、与社区融合相适应的无障碍化公共设施设计的意义

无障碍环境是残疾人走出家门、参与社会生活的基本条件,也是方便老年人、妇女儿童、残疾人和其他社会成员的重要措施。加强无障碍环境建设,是物质文明和精神文明的集中体现,是社会进步的重要标志,对提高人的素质,培养全民公共道德意识,推动精神文明建设等都具有重要的社会意义。配套完善无障碍设施,不仅大大提高了居民的无障碍环境意识,更是保障了残疾人、老年人等社会成员充分参与社会生活、共享社会物质文化成果的权利,让每个有需求的居民享受到无障碍设施的便利,提升了幸福感和获得感。

三、社区公共设施设计的原则

1. 安全性 公共设施是满足居民生活所需的,只有在安全的前提下,才能发挥出它的意义。

2. 便利性 在现实生活中,所有的人都会碰到一个是否舒适和方便的实际问题。尤其对于行动不便者、残疾居民而言,便利的公共设施就是对他们社区活动最大的帮助。

3. 系统性 社区设施设计应该系统化,使各种无障化设施连成点、线、面立体化,从而实现全面的无障碍环境。

四、社区公共设施设计的内容

(一)人行道路

1. 社区道路进行无障碍设计,人行道纵坡不宜大于 2.5%。道路应平整,尽可能少地设立台阶,若要设台阶,应同时设轮椅坡道和扶手。

2. 步行道的设计要把握好道路的尺度,步行道的宽度应在 1.5 m 以上,以保证轮椅使用者和步行者可并排通行。

3. 道路应宽阔,路线便捷,有坡道的要方便轮椅和老年人慢行进入。

4. 步行道铺地要求坚实、平整。表面应选用有弹性、不易脱落或损坏的材料,铺装地面应尽量避免有接缝或凹凸不平。地面使用防滑材料并考

虑风、霜、雨、雪各种天气。

5. 道路使用不同材料铺装的应相互取平,如有高差时不应大于15 mm,并应以斜面过渡。

6. 老年人的舒适行走距离是150 m,在超出这个范围的路线上应设置休息处,布置一些座椅,以便老年人、行动不便者休息。

7. 在道路转折处和终点处应设置标志物,增强导向性,标志物的色彩要明亮、和谐。

(二)盲道

盲道(图4-1)的设计也是目前社区道路设计中容易被忽略的一环。

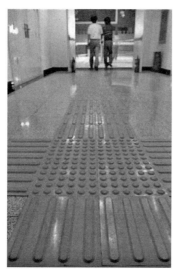

图4-1　盲道

1. 盲道位置和走向,应方便视残者安全行走和顺利到达无障碍设施位置。

2. 在行进盲道的起点、终点及拐弯处应设圆点形的提示盲道。

3. 盲道应连续,中途不得有电线杆、拉线、树木等障碍物。

4. 盲道宜避开井盖铺设,颜色宜为中黄色。

5. 行进盲道的位置选择应按下列顺序,并符合下列规定:

(1)人行道外侧有围墙、花台或绿地带,行进盲道宜设在距围墙、花台、绿地带25～50 cm处。

(2)人行道内侧有树池,行进盲道可设置在距树池25～50 cm处。

(3)人行道没有树池,行进盲道距离缘石不应小于50 cm。

(4)行进盲道的宽度宜为30～60 cm,可根据道路宽度选择低限或高限。

(5)人行道成弧线形路线时,行进盲道宜与人行道走向一致。

(三)坡道

1. 应设计成直线形、直角形或折返形,不宜设计成弧形(图4-2)。

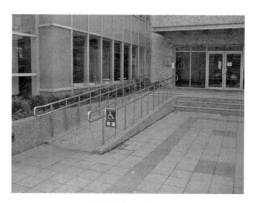

图4-2　坡道

2. 缘石坡道设计要注意以下4个问题:

(1)人行道的各种路口必须设缘石坡道。

(2)缘石坡道应设在人行道的范围内,并应与人行横道相对应。

(3)缘石坡道的坡面应平整,且不应光滑。

(4)缘石坡道下口高出车行道的地面不得大于20 mm。

3. 不同位置的坡道,其最大坡度和最小宽度规定如下。

(1)只设坡道的建筑入口以及室外通路:1:20,1.5 m。

(2)有台阶的建筑入口:1:12,1.2 m。

(3)室内坡道:1:12,1 m。

(4)困难地段:1:(8～10),1.2 m。此类大坡度只可用于受场地限制的改建建筑物和室外通道。

(5)坡道起点、终点和中间休息平台的水平长度不应小于1.5 m。

(四)出入口

1. 出入口宜采取阳面开门。为方便使用轮椅的居民,门内外应有1.5 m×1.5 m的平台部分,然后接斜坡,当室内外高差较大,设坡道有困难时,出入口前可设升降平台。平台的作用是让居民进出门后能转过来关门或锁门,如与斜坡并行有一部分台阶,则台阶的高度不应大于5 cm。门前平台与室外地面高差不宜大于0.4 m,并应采用缓坡台阶和斜坡过渡。斜坡倾斜的角度为5°左右,或每长30 cm升高2.5 cm,宽度应为1～1.4 m,两侧要有5 cm高的突起围栏以防轮椅的轮子滑出,坡表面要用防滑材料。

2. 老年人居住建筑出入口造型设计,应标志鲜明,易于辨认。

3. 出入口顶部应设雨篷、平台、踏步,坡道应选用坚固、耐磨、防滑的材料。

(五)楼梯和电梯

1. 社区建筑应设符合老年人体能心态特征的缓坡楼梯。缓坡楼梯踏步的踏面宽度:居住建筑不应小于30 cm,公共建筑不应小于32 cm;踢面高度:居住建筑不应大于15 cm,公共建筑不应大于13 cm。踏面前缘宜设高度不大于3 mm的异色防滑警示条,踢面顶端前凸不宜大于10 mm(图4-3)。

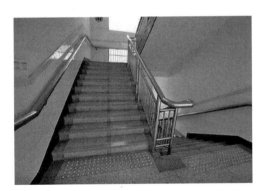

图4-3 楼梯

2. 无障碍的楼梯间,其梯段净宽不得小于1.2 m,不得采用扇形踏步,不得在平台区内设踏步。

3. 不设电梯的公共建筑宜兼设坡道,其净宽不宜小于1.5 m,长度不宜大于12 m,坡度不宜大于1∶12。坡道设计应符合《城市道路和建筑物无障碍设计规范》(JCJ 50—2001)的有关规定,并应符合下列要求:

(1)坡道转弯时应设休息平台,休息平台净深度不得小于1.5 m。

(2)坡道的起点及终点应留有深度不小于1.5 m的轮椅缓冲地带。

(3)坡道侧面凌空时,在栏杆下端宜设高度不小于50 mm的安全挡台。

4. 楼梯与坡道两侧离地高0.9 m和0.65 m处应设连续的栏杆与扶手,沿墙一侧扶手应水平延伸。扶手设计要求与走道扶手相同。

5. 设电梯的老年人建筑,电梯厅及轿厢尺寸必须保证轮椅和急救担架进出方便,轿厢沿周边离地90 cm和65 cm高处设安全扶手。电梯速度宜选用慢速度,电梯门宜采用慢关闭者,并内装电视监控系统。电梯门正对的那一面厢体应装上镜子,以便残疾人观察自己进出是否完成。

(六)公共卫生间

1. 大便池建议采用坐式马桶,两侧安置扶手,两侧扶手相距80 cm左右,若要供左或右偏瘫患者应用,扶手也可采用可以移动的,移开一侧以便轮椅靠近。

2. 为便于扶拐的男居民小便,最好有落地式小便池,两侧离地90 cm处有扶手,正面120 cm处有安全抓杆,以利于居民依靠和释出双手协助解开裤扣小便。

3. 厕所的门最好是推拉门,以免开关时引起麻烦,如向外开的门需居民后退才能开门,进门后需转过身来关门,向内开的门占去了室内空间,活动不便。

4. 洗手池池底最低处应大于68 cm,以便乘轮椅居民的膝部能进入池底,接近水池以洗手和脸,龙头采用长手柄式,以便操作,排水口位于使用者能够得着处,镜子的中心应在离地105～115 cm处,以便乘轮椅居民应用。

(七)公共绿地

1. 绿色是生命的象征,茂盛的花卉和植物能够消除老年人,残疾人等消极的心情,使他们领会到生命的乐趣。在公共绿地绿化设计时,应尽可能平整,防止种植带刺及根茎易显露空中的植物。以免造成行动不便者行走的障碍,宜选用一些容易管理、容易生长、少虫害、无廷絮、无毒、无刺激性的优秀树种。在景观的配置上选用花色鲜艳、季节明显的花、灌木和树木等,让社区中残疾人,活动不便者或老年人等在视觉上、心理上感到植物景观的季节变化,激起他们的生活热情。

2. 各级公共绿地的入口、通路、设施的地面应平缓、防滑,有高差时应设轮椅坡道和扶手。

3. 休息座椅旁应设轮椅席位。

4. 居住区级和小区级公共绿地入口地段应设盲道，绿地内的台阶、坡道和其他无障碍设施的位置应设提示盲道。

（八）公共休闲区

公共休闲区的座椅、台阶设置都应考虑场所的功能性和提供的休闲交流方式。观景式的长排凳，主要是赏花赏景。亭阁树荫下的对应的排列椅，适合交谈。围台阶凳适合于团体娱乐活动，分布在石桌四周的座椅更适合下棋打牌等消遣方式。

（九）停车车位

1. 距建筑入口及车库入口最近的停车位置，应划为残疾人专用停车车位。

2. 残疾人停车车位的地面应平整、坚固和不积水，地面坡度不应大于 1：50。

3. 停车车位的一侧，应设宽度不小于 1.2 m 的轮椅通道，应使乘轮椅者从轮椅通道直接进入人行通道，到达建筑入口。

4. 停车车位一侧的轮椅通道与人行通道地面有高差时，应设宽 1 m 的轮椅坡道。

5. 停车车位的地面，应涂有停车线、轮椅通道线和无障碍标志，在停车车位的尽端宜设无障碍标志牌。

（十）低位服务设施

社区内低位服务设施包括问询台、服务台、借阅台、各种业务台、饮水机等。服务设施离地面高度宜为 0.7～0.8 m，宽度不宜小于 1 m，服务设施下方净高不应小于 0.65 m，净深不应小于 0.45 m，这个空间可以供乘轮椅者膝部和足尖部的移动（图 4-4）。

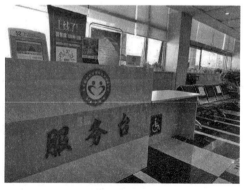

图 4-4 低位服务

五、社区公共设施设计的其他功能

与社区融合相适应的公共设施是保证社区活动正常进行的公共服务系统。它是社会赖以生存发展的一般物质条件。其基本功能是保障社区生活的安全、便捷与舒适。例如，无障碍通道的设置能帮助有需要的居民安全、顺利地进行社区活动。随着物质条件的发展，公共设施也有了新的衍生功能，常见功能如下：①丰富空间色彩：公共空间的色彩通常都是以大块的同类色体现。例如，大片的绿地配上各种灌木及绿植，石板路上拼接各种颜色的石子，大片水景相互比美；通常以大面积的同类色出现，给人以空间的无限延伸的感觉，有时却缺少点缀的色彩，这时公共设施可以对应着环境的要求进行色彩的搭配与协调，使空间色彩更加丰富。②呼应空间造型：在我们生存的空间中，不管自然景观还是人造建筑都是以其独特的造型形式存在，不过通常有其固定性，公共设施却形式多样，可以迎合不同的场合进行不同的设计，弥补空间的不足，丰富空间的层次。例如，在广场中只有草坪、人行道等大块的空间是不能满足人们的休息需求的，要有一定的配套休息或活动设施才能给去广场休息放松的人们以全方位的服务。同时，小的设施也和大的广场分区相呼应，既能起到联结空间的作用也可以装饰空间，并与大的空间体面相映成趣。③营造地方文化气氛：不同的地方有不同的文化特色，而不同的文化特色通常是从建筑及其他建筑附属物体现的。例如，社区中的广场、路灯、雕塑、广告牌、休息廊等都通过自身的设计节点体现出一定的文化韵味。文化是历史的传承，蕴涵在历史的发展中，融汇在人们的思想里，文化的发展推动了历史的发展，文化具有时代性和地域性。社区公共设施作为一种文化的载体，记录了历史，传承了文化。

第三节
中途宿舍与社区互助组织

一、概述

中途宿舍最早起源于欧洲，距今已有 100 多年的历史,目前在美国、英国等国家及我国香港、广东等地区均有开展。中途宿舍主要由护士、内科医师助理、主治医师、心理医师、康复治疗师及社会工作者组成多学科团队,为入住者提供日常生活训练、人际交往训练、休闲娱乐活动、就业训练及健康教育等全方位的康复计划和服务内容,以提高入住者的生活质量。

人口老龄化已经成为中国的社会常态。在当前家庭养老功能削弱、社会化养老功能欠缺的情况下,基于交换和互惠的社区互助养老方式发展迅速,它通过充分挖掘老年人自身价值,让老年人"变老为宝",来满足老年人自身多样化的需求。

二、中途宿舍

(一)中途宿舍的定义

中途宿舍又称中途之家(halfway house),也称社区矫正中心(community correctional center)。主要通过模拟居家、社区和工作环境,以日间提供康复活动或就业训练等个性化康复指导,夜间提供住宿的服务形式,为刚出院但未适应家庭和社会,同时具有一定工作能力和有意在公开市场就业的慢性精神疾病康复期患者、成年智障者、青少年、刑满释放人员等提供过渡性住宿及康复服务。

(二)中途宿舍发展形式

目前中途宿舍发展形式包括三种:

1. 为夜不归宿的青少年提供社会工作专业服务和人性化援助的临时场所。

2. 为刑满释放人员重新适应社会提供过渡服务、心理指导及技能培训的缓冲地。

3. 为精神障碍者、智障者等残疾人提供回归家庭、独立生活的中间站,通过专门康复计划的指导及模拟家居、社区和工作环境,使其恢复和保持普通人的生活能力。

(三)中途宿舍的运行人员

中途宿舍的运行需要人员的明确分工和共同合作,中途宿舍的运行人员是运行模式的主观因素和运行流程的操作者。具体如下:

1. 宿舍管理员 主要是扮演以下角色:家庭代理人、咨询人员、知己、看管者、监管者和文化教师。

2. 社工 社工的功能包括与宿舍管理员进行关于舍员情况的非正式咨询,他们可能帮助舍员找到家庭和工作。其他任务包括群体讨论和个人访谈、书写报告、舍员进入社区机构的推介、与医师的会议。如果舍员有家庭,社工可能基于家庭提供个案工作服务,社工可以组织或参与社会活动。社工还有行政管理方面的功能,指出管理及临床取向方面有关社会工作的问题。

3. 心理医师 主要是作为机构临床的咨询人员,以及推介潜在舍员,有些精神疾病医师偶尔参与直接治疗。

4. 康复人员 主治医师、作业治疗师、娱乐治疗师、护士等,负责康复目标的制订及计划的实施。

5. 其他人员 包括保安、清洁人员、厨师、志愿者等,他们也参与宿舍的部分管理。

(四)中途宿舍的设施

中途宿舍的设施应当包括下列方面:

1. 建筑 是指中途宿舍的房屋和附属设施。包括:工作对象住宿及开展相关活动的房屋和其他附属设施。例如,宿舍、活动室、室外活动场所甚至包括围墙等设施。

2. 其他设备 是指中途宿舍开展管理与矫正活动所需要的物质条件。主要包括:

(1)住宿设备:这是指可以让工作对象短期居住的设备,包括床铺、盥洗室等设备。

(2)办公设备:这是指工作人员进行管理工作所需要的设备,包括办公室、办公桌、计算机、电话、档案柜等。

(3)烹饪设备:这是指为工作对象提供饮食服务的设备,包括厨房和其他烹饪设备。

(4)教育设备:这是指进行各类教育及培训活动的物质设备,包括教室和其他教学、培训设备。

(5)矫正设施:这是指开展矫正活动所需要的各种物质条件。例如,进行心理测验的相关设备和房间,进行尿检的设备等。

(6)防护设备:这是指保护中途宿舍工作人员和设施安全所需要的设备。

(五)中途宿舍的康复服务

1. 服务目标 中途宿舍服务的总体目标是增加舍员的社会可接受的行为活动的能力、减少对他人的依赖,实现生活自理,实现社会化。社会化的完成一般需要实现以下几方面目标:①发展独立生活的技能,能够处理个人、社会、职业和经济事务。②在宿舍内外保持合适的个人和社会功能或活动,减少异常行为发生的频率。③参与社区生活。

2. 服务项目 提供个人生活自理训练、服药训练、社交技巧训练、工作训练、理财训练、解决问题能力训练、运用小区资源训练等。

三、社区互助组织

(一)社区互助养老

互助养老的概念有广义和狭义之分,广义的互助养老包括"老老互助"和"轻老互助",狭义的互助养老主要指"老老互助"。狭义的互助养老是指老年人出于自愿或功利的动机,以个人或者老年社团为组织形式,以经济援助、生活照料、精神关爱、权益维护等为主要内容,以实现"老有所养""老有所为""老有所乐"为根本目标,以家庭、社区、养老机构为活动载体而开展"以老助老""以老养老"的新型养老方式。

(二)社区互助组织主体

社区互助养老的参与主体按照各自承担的责任和承受的服务分为4个主体,分别是政府、社区居委会、社区老年人和其他社会力量。各主体在互助养老中所发挥的作用如下图所示(图4-5)。

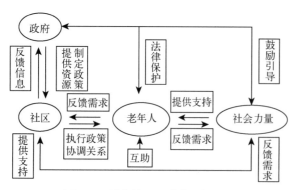

图4-5 城市社区互助养老框架图

1. 政府 政府主要发挥引导作用,制定发展规划、相关政策和法律法规,调节资源分配以及必要的组织管理。

2. 社区 社区是在政府指导下,群众自治、社会参与的地域性社会生活共同体,主要负责执行政

府关于互助养老的有关决定,协调社区内各方关系,组织富有服务精神的老年人参与互助养老的建立和管理。

3. 社区老年人 老年人既是互助服务的提供者也是服务的接受者。

4. 社会其他力量 主要指独立于政府、社区和老年人之外的包括老年人的家人、朋友、邻居,社区外的社会组织、企业及学生或军人等组成的志愿者团体。

(三)社区互助组织模式

1. 集体经济基础上的互助养老模式 20世纪70年代初,为解决养老问题,我国赣南山区几个村小组联合组建了老年人互助会,互助会在村集体经济中是一个相对独立的经济实体,经济上由老年人互助会自己管理和支配,并作为承包主体搞多种经营,所得收入均用于老年人福利。该模式对集体经济发展依赖程度高,且地域特色明显,当前在全国已所剩不多。

2. 居家养老互助式 居家养老互助式以居家养老为主,同时建立活动中心,为老年人提供一个日间集体活动的场所,主要目的是让老年人相互关心照顾并获得心灵慰藉。这种互助养老模式主要包括:

(1) 甘肃省的"农村互助老年人幸福院":该模式主要是为农村留守老年人、独居老年人而设,为农村老年人提供一个日间聚会交流、夜间去留自便的场所。其发展潜力在于充分考虑了老年人的需求,且立足于居住地,政府和村委会投入成本少,群众也容易接受,有利于该互助养老模式的推广。

(2) 湖北的"老年人互助照料中心":枝江市作为湖北省农村互助养老服务试点地区,根据省民政厅相关文件精神,研究制定了《枝江市农村互助养老活动中心建设方案》,统一规划老年人互助照料活动中心场地、设施、人员、经费、牌子建设,该模式力求做到为老年人提供各种细致服务,满足老年人实际需要,但在推广过程中发现部分活动中心选址不合理、难以发挥作用等问题,其实际效果还有待考证。

3. 集中居住式 这种模式主要有以下类型:

(1) 河北省肥乡县模式:主要针对农村中有一

定经济能力且身体健康的空巢老年人,通过自建幸福院、政府补贴基本保证运转,入住的老年人自带各种生活用品,互助供养、自我管理,不需要另外配备服务人员。在入住时明确互助院的产权问题及老年人人住幸福院发生意外的责任问题。这种集中居住养老模式比较符合农村当前"老龄化"和"空巢化"较严重的实际情况,是成本较低和富有成效的一种养老方式。

(2)上海"合租互助"模式:所谓"合租互助"即是指一些志趣相同的老年人聚集在一起居住,而租赁房屋、聘用护理人员的费用则通过出租自己现有房屋获得。这种方式一方面满足老年人的群居需求及情感慰藉,另一方面也满足了大多数老年人不愿意住进养老院的传统观念需求。

4. 邻里互助式 这种互助养老模式主要包括:

(1)日本"邻里互助网络":"邻里互助网络"是指将都市社区内 65 岁以上独居或寡居等缺乏自理能力的老年人组织起来,通过志愿者援助、老年人互助等方式开展涉及老年人各个生活层面的活动,以达到生活照料和排遣孤独的目的所结成的相对稳定的协会组织。日本这种互助方式帮助孤寡高龄老年人的同时,构建了新型现代都市人际关系,使老年人聚在一起分享生活经验,消除冷漠,共享生活。

(2)陕西榆林邻里互助养老模式:榆林市的"邻里互助"养老模式是指在村委会的指导下,充分利用本地留守人力资源组成邻里互助养老服务小组,由他们为本村高龄、失能的空巢老年人定期提供生活照料、精神抚慰和一般医疗护理等多项服务,不仅让该地区空巢老年人的养老问题得到缓解,而且让村民之间的关系更为亲密。这种邻里互助式不需要固定的活动场所,既可以上门提供服务,也可以为老年人安排各种户外活动。

5. 家族邻里互助养老模式 这种模式主要是指以血缘宗亲为基础的互助,同一宗族一般聚居在同一地区,互为邻居,利用家族的力量来实现互助养老。这是家庭养老的外延拓展,不仅有利于家族内和谐和农村社会凝聚力的增强,而且乡土社会中社会资本的充分培育和激活有利于农村养老事业的发展,能够有效弥补尚不健全的社会保障体系。

6. "时间银行" "时间银行"将服务用时间来量化和累积,时间在一定程度上被"货币化",通过有偿服务机制来实现当期服务成果的延期支付,有利于互助行为的可持续发展,从而达到人与人之间互助共济的目的。按服务提供者的不同分为以下两类情况:

(1)年轻人为老年人服务:德国政府为缓解养老服务人员短缺的状况,出台一项社会政策:"规定年满 18 周岁的公民,利用休假日义务为老年人提供养老服务",并设置专门的"义务网络管理系统"将其服务时间进行存储和管理,当这些公民今后需要帮助或养老服务时,可以通过提取"时间"来享受免费照顾。

(2)低龄健康老年人为高龄失能老年人服务:江苏省姜堰市的 11 个社区通过将社区里的低龄健康老年人组织起来成立退休人员自管小组,采用"时间储蓄银行"的方式为社区里高龄失能和家庭特困老年人提供生活照料和精神慰藉等 20 多项日常所需的服务。

7. 组建家庭互助模式 这种模式主要有以下 3 种类型:

(1)老年人之间互助:美国芝加哥哈尔斯提德中心提出"家园共享计划",主要是为无子女的老年人服务的,该计划将老年人按性别、身体状况和兴趣爱好予以分类配对,形成同性别老年人之间的同居伙伴关系,以达到在日常生活中相互照护和精神慰藉的目的。

(2)老年人与单亲家庭互助:在德国弗莱堡为解决独居老年人与单亲家庭的照料问题,当地政府和福利机构共同出资建造福利公寓,将孤身老年人和单亲家庭组织起来共同居住,一方面老年人可以帮忙照看小孩,享受天伦之乐;另一方面单身父亲或单身母亲也能对老年人提供部分照料服务,而且公寓也配有专门的管理和服务人员,并提供公用的厨房和饭厅供他们使用。

(3)老年人与大学生互助:德国一些城市的大学生住宿困难,相关服务部门将独居老年人的空房间利用起来,介绍大学生到孤寡老年人家居住,大学生承担部分照顾老年人的责任便可减免房租。这种组建家庭互助的模式是基于不同群体的特殊需要,将互补的群体安置在固定的场所内生活,它较人性化地将社会不同群体的需求结合起来,是一种家庭亲情的构建与回归,通过资源互补实现了社会群体间的互助。

(四)社区互助组织的构建

社区互助组织应该在政府、社区、民间组织等各方面的协作下,在社区和老年人家里建立互助养老联络点和互助养老联系中心。在互助养老中心,由政府提供基本保障金以支付水电等基本开支;倡导民间组织和各类慈善机构参与,为互助中心提供资源;在社区内形成低龄老年人帮助高龄老年人、身体较好者帮助身体较弱者,从而形成老年人彼此之间互相关心、互相照顾的良好局面。

(五)社区互助组织服务内容

1. 为高龄、失能、孤身和空巢老年人提供上门日常照料服务,具体可采用"时间银行"方式运作。

2. 与专业化的志愿者团队合作,对提供服务的老年人进行相关培训,培训内容包括慢性病防治、意外防范、护理知识和技能、心理关爱等;与社区医院结合,开展常态化的老年健康教育和健康促进活动,提升社区老年医疗卫生服务能力,为需要医疗护理的老年人提供医疗服务,这部分费用由被服务老年人的子女承担,如没有子女的老年人的费用则由政府和社区承担。

3. 组织老年人开展强身健体活动,如教给老年人养生保健需要注意的事项和方法,组织老年人户外锻炼身体,开展对老年人健康有益的体育活动,如打太极、柔力球、散步等。

4. 为需要增加经济收入、需要再就业的老年人提供再就业咨询服务,与政府、社区、公司保持联系,与培训公司签订协议,做好老年人再就业培训。

5. 为所有老年人提供文娱活动,如组织老年人合唱团、舞蹈队、琴棋书社等,还可以举办一些老年人喜欢参加的比赛和文艺晚会,如重阳节晚会等,让老年人更多地参与社会交往,从而丰富老年人的精神生活。

6. 为老年人提供权益保障服务,运用老年协会基层组织的力量,积极宣传老龄法律法规政策,调解涉老纠纷,及时帮助老年人解决遇到的困难和问题,逐步加强老年人的维权意识,保障老年人的合法权益。

7. 为满足老年人的精神需要,还要与老年人的子女积极沟通,要求子女在日常生活中多多关心爱护父母,组织相关的"亲孝活动",让子女与年迈的父母一同参加,让老年人从子女处得到慰藉。同时要采取加强组织领导、完善扶持机制、动员社会力量、强化督促检查等保障措施,并对互助养老的质量加强监督和评估,包括互助养老模式是否有效缓解社区养老问题、是否可持续发展等,具体的要建立一套评估标准和评估指标。

(六)社区互助组织的作用

1. 通过健康老年人对半失能老年人与失能老年人的互助服务,可以起到延缓老年人衰老的作用。

2. 对于年纪较轻的老年人来说,他们的继续社会化行为实现了老年人力资源的优化配置,减轻了家庭与社会养老的负担。

3. 对于参与互助组织的老年人来说,老年生活的质量得到了提高,满足了老年人的精神需求。

4. 老年人之间的互助服务容易得到老年人的支持和参与,有助于社区服务的可持续发展。

第四节

社区环境改造的技术与实施

一、概述

环境干预与技术(technology and environmental intervention,TEI)是指作业治疗师在环境方面对功能障碍人群可能使用的干预措施,以促进其在可接触环境中的全面参与。环境改造技术作为TEI的一个重要方面,包含家居改造,公共区域的可通行性评估及通用设计原则。在社区环境方面,患者回归后的生活质量受社区环境影响巨大,社区环境改造技术的实施可以极大地增加病患的安全性。在社区环境改造技术中,除了公共区域的无障碍设计,家居环境的改良也能提高他们的自理能力和生活质量。下面将对社区环境常见内容,尤其是家居环境的改造技术和实施进行具体介绍。

下面将从以下3个方面进行介绍:通用设计原

则,社区环境的具体内容要求,以及社区环境改造的实施。

二、通用设计原则

通用设计被定义为"在最大限度上为所有人所用的产品和环境设计,而不需要进行个性化调适或专门设计"。通用设计的原则是由建筑师、产品设计师、工程师和环境设计研究人员共同提出,使产品或者环境能够满足具有多种特征的潜在用户的需求。具体原则如下:①专为普遍使用而设计的物品应公平使用,并为所有使用者提供相同的使用方式;②容纳广泛的用户,避免用户隔离;③使用简单直观,允许认知水平不同的人员访问;④传达信息而无须理想的功能条件;⑤容忍用户错误,无论是基于运动还是基于认知;⑥需要使用低水平的体力消耗;⑦同时考虑物品的大小、使用空间等相关问题,确保物品或环境的正常使用。

通用设计原则适用于各种环境下的整体场地规划和建筑内部设计,包括家庭、工作、学校或休闲场所,也适用于社区环境的设计与改造。例如,安装免维护的外部和装饰,确保人行道宽阔平整、斜坡坡度足够小等。作业治疗师在社区环境改造的技术实施过程中要时刻考虑通用设计原则。

三、社区环境物理结构及物件的改造

社区家居物理结构的改造主要分为房屋结构上的改造(如墙壁、地板、过道和楼梯的改造)和非房屋结构的改造。房屋结构上改造的实施通常以患者情况为基础,参考无障碍设计规范进行个性化改造。患者情况包括患者功能状况,原有家居环境,家庭支持及经济状况等。非房屋结构的改造指治疗师帮助患者找一些更安全的地方存放那些可能引起危险的物品、家具,或重新摆放物件以腾出更多的空间方便日常生活活动。物件的改造包括使物件更实用、易于使用或更易于拿取,如调整家具位置、安装扶手等。无论哪种改造都需要对患者进行全面的评估,了解其需求,发现患者在社区环境中可能存在的障碍。

上文已经提到,房屋结构的改造需参考无障碍

设计规范,下面对该设计规范的相关内容进行简单介绍。

我国无障碍设施的建设是从无障碍设计规范的提出与制订开始的。1985 年 3 月,在"残疾人与社会环境研讨会"上,中国残疾人福利基金会、北京市残疾人协会、北京市建筑设计院联合发出了"为残疾人创造便利的生活环境"的倡议。北京市政府决定将西单至西四等四条街道作为无障碍改造试点。1985 年 4 月,在第六届全国人民代表大会第三次会议和中国人民政治协商会议第六届全国委员会第三次会议上,部分人大代表、政协委员提议在建筑设计规范和市政设计规范中考虑残疾人需要的特殊设置的建议和提案。1986 年 7 月,建设部、民政部、中国残疾人福利基金会共同编制了我国第一部《方便残疾人使用的城市道路和建筑物设计规范》,于 1989 年 4 月 1 日颁布,2001 年 8 月 1 日起实施。现行的无障碍设计规范,从 2012 年 9 月 1 日起实施。

根据我国 2012 年开始实施的《城市道路和建筑无障碍设计规范》,其中许多涉及家居环境改造的内容均被定义和规范,下面介绍一些常见的家居环境内容及要求。

(一)无障碍楼梯

无障碍楼梯(accessible stairway)是指在楼梯形式、宽度、踏步、地面材质、扶手形式等方面方便行动和视觉障碍者的楼梯(图 4-6)。

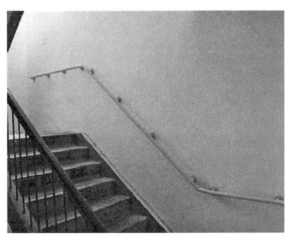

图 4-6 楼梯扶手

无障碍楼梯应符合下列规定:

1. 宜采用直线形楼梯。

2. 宽度不应小于 280 mm,踏步高度不应大于 160 mm。

3. 不应采用无踢面和直角形突缘的踏步。

4. 宜在两侧均做扶手。

5. 如采用栏杆式楼梯,在栏杆下方宜设置安全阻挡措施。

6. 踏面应平整防滑或在踏面前缘设防滑条。

7. 距踏步起点和终点 250～300 mm 处宜设提示盲道。

8. 踏面和踢面的颜色宜有区分和对比。

9. 楼梯上行及下行的第一阶宜在颜色或材质上与平台有明显区别。

(二)无障碍台阶的无障碍设计

无障碍台阶的无障碍设计应符合下列规定:

1. 公共建筑的室内外台阶踏步宽度不宜小于 300 mm,踏步高度不宜大于 150 mm,并不应小于 100 mm。

2. 踏步应防滑。

3. 三级及三级以上的台阶应在两侧设置扶手。

4. 台阶上行及下行的第一阶宜在颜色或材质上与其他阶有明显区别。

(三)无障碍住房

无障碍住房(accessible housing)应符合以下规定:出入口、通道、通信、家具、厨房和卫生间等均设有无障碍设施,设置合适的房间空间尺度以便行动障碍者安全活动。

(四)轮椅坡道

轮椅坡道应符合本规范以下规定:

1. 宜设计成直线形、直角形或折返形。

2. 净宽度不应小于 1 m,无障碍出入口的轮椅坡道净宽度不应小于 1.2 m。

3. 高度超过 300 mm 且坡度大于 1:20 时,应在两侧设置扶手,坡道与休息平台的扶手应保持连贯,扶手的具体要求见下文。

(五)供残疾人专用门

供残疾人专用门应符合下列规定:

1. 应采用自动门(图 4-7),也可采用推拉门、折叠门或平开门,不应采用力度大的弹簧门。

2. 在旋转门一侧应设残疾人专用门。

3. 轮椅通行门的净宽:自动门大于 1 m、推拉

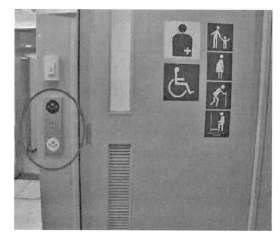

图 4-7 自动门

门和折叠门大于 0.8 m、平开门大于 0.8 m、弹簧门(小力度)大于 0.8 m。

4. 乘轮椅者开启的推拉门和平开门,在门把手一侧的墙面,应留有不小于 0.5 m 的墙面净宽。

5. 乘轮椅者开启的门扇,应安装视线观察玻璃、横执把手和关门拉手,在门扇的下方应安装高 0.35 m 的护门板。

6. 门扇在一只手操纵下应易于开启,门槛高度及门内外地面高差不应大于 15 mm,并应以斜面过渡。

(六)无障碍厕所

无障碍厕所(individual washroom for wheelchair users)是指出入口、室内空间及地面材质等方面方便行动障碍者使用且无障碍设施齐全的小型无性别厕所(图 4-8)。

无障碍厕所的无障碍设计应符合下列规定:

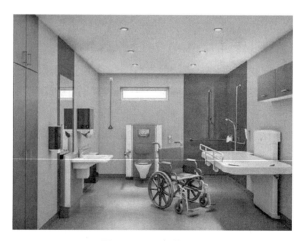

图 4-8 无障碍厕所

1. 位置宜靠近公共厕所,应方便乘轮椅者进入和进行回转,回转直径不小于1.5 m。

2. 面积不应小于4 m²。

3. 当采用平开门,门扇宜向外开启,如向内开启,需在开启后留有直径不小于1.5 m的轮椅回转空间,门的通行净宽度不应小于800 mm,平开门应设高900 mm的横扶把手,在门扇里侧应采用门外可紧急开启的门锁。

4. 地面应防滑、不积水。

5. 内部应设坐便器、洗手盆、多功能台、挂衣钩和呼叫按钮。

6. 厕位内应设坐便器,厕位两侧距地面700 mm处应设长度不小于700 mm的水平安全抓杆,另一侧应设高1.4 m的垂直安全抓杆。

7. 多功能台长度不宜小于700 mm,宽度不宜小于400 mm,高度宜为600 mm。

8. 安全抓杆应安装牢固,直径应为30～40 mm,内侧距墙不应小于40 mm。

9. 挂衣钩距地高度不应大于1.2 m。

10. 在坐便器旁的墙面上应设高400～500 mm的救助呼叫按钮。

在坐便器的两侧安装安全抓杆,供乘坐轮椅者从轮椅上转移到坐便器上及挂拐杖者在起立时使用。安装在墙壁上的水平抓杆长度为700 mm,安装在另一侧的水平抓杆一般为T形,这种T形水平抓杆的长度为550～600 mm,可做成固定式,也可做成悬臂式可转动的抓杆,转动的抓杆可做成水平旋转90°和垂直旋转90°两种,在使用前将抓杆转到贴近墙面上,不占空间,待轮椅靠近坐便器后再将抓杆转过来,协助乘轮椅者从轮椅上转换到坐便器上。这种可旋转的水平抓杆长度可以做到600～700 mm(图4-9)。

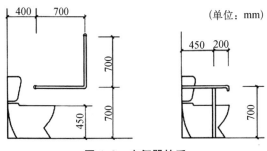

图4-9 坐便器扶手

(七)无障碍洗手盆

方便行动障碍者使用的带安全抓杆的洗手盆。无障碍洗手盆(accessible wash basin)应符合下列规定:

1. 水嘴中心距侧墙应大于550 mm。

2. 其底部应留出宽750 mm、高650 mm、深450 mm供乘轮椅者膝部和足尖部的移动空间。

3. 洗手盆上方安装镜子。

4. 出水龙头宜采用杠杆式水龙头或感应式自动出水方式。

(八)无障碍盆浴间

无障碍盆浴间(accessible bathtub)应符合下列规定:

1. 在浴盆一端设置方便进入和使用的坐台,其深度不应小于400 mm。

2. 浴盆内侧应设高600 mm和900 mm的两层水平抓杆,水平长度不小于800 mm。

3. 洗浴坐台一侧的墙上设高900 mm、水平长度不小于600 mm的安全抓杆。

4. 毛巾架的高度不应大于1.2 m。

(九)浴间坐台

浴缸不要临窗布置,以免在开窗时滑倒,浴缸内应防滑,侧面设立拉杆。洗浴时使用固定坐台或活动坐板,浴间坐台高度宜为450 mm,深度不宜小于450 mm。

(十)无障碍通道

无障碍通道应符合下列规定:

1. 通道应连续,其地面应平整、防滑、反光小或无反光,并不宜设置厚地毯。

2. 有高度差时,应设置轮椅坡道。

(十一)扶手

扶手是协助人们通行的重要辅助设施,可以保持身体平衡和协助使用者的行进,避免发生摔倒的危险。扶手安装的位置、高度、牢固性及选用的形式是否合适,将直接影响到使用效果。无障碍楼梯、台阶的扶手高度应自踏步前缘线量起,扶手的高度应同时满足其他规范的要求。为了避免人们在使用扶手后产生突然感觉手臂滑下扶手的不安,当扶手为靠墙的扶手时,将扶手的末端加以处理,使其明显感觉利于身体稳定。同时也是为了利于行动不便者在刚开始上、下楼梯或坡道时的抓握。当扶手安装在墙上时，扶手的内侧与墙之间要有一定的距离，便于手在抓握扶手时，有适当的空间，使用时会带来方便。扶手要安装牢固，应能承受100 kg以上的重量，否则会成为新的不安全因素。

无障碍扶手应符合下列规定：

1. 无障碍单层扶手的高度应为85～900 mm，无障碍双层扶手的上层扶手高度应为850～900 mm，下层扶手高度应为650～700 mm。

2. 应保持连贯，靠墙面的扶手的起点和终点处应水平延伸不小于300 mm的长度。

3. 末端应向内拐到墙面或向下延伸不小于100 mm，栏杆式扶手应向下成弧形或延伸到地面上固定。

4. 内侧与墙面的距离不应小于40 mm。

5. 应安装牢固，形状易于抓握。圆形扶手的直径应为35～50 mm，矩形扶手的截面尺寸应为35～50 mm。

6. 材质宜选用防滑、热惰性指标好的材料。

四、社区环境改造技术实施

社区环境改造整个流程需要进行系统的评估和分析，根据不同人群的不同需求选择合适的改造方案，以达到预定的改造目的。对使用人群的细致评估考量是社区环境改造技术的核心，只有对人群需求、现存障碍困难及有利和不利因素进行精准把握，才能设计并实施合理的环境改造。社区环境改造的评估需要注意以下5个方面：①评估社区环境使用人群。对社区环境使用人群进行系统了解，包括人群构成、人群需求等。可建立社区服务中心与居民沟通渠道，通过信箱、微信群等方式获取所需信息。②确定环境改造目的。对于社区居民的需求进行分类列表，总结待解决问题并按照重要等级、难易程度等规则进行排序，选择现阶段合适的待解决问题，并设定目标。③设计环境改造方案。围绕改造目标制订合适的改造计划，包括实施工具、流程细节、时间安排、技术支持等。④评估环境改造实用性和可行性。评估环境改造空间利用和处理是否合理，是否符合现有人群的使用需求，设备经费是否到位等。⑤评估环境改造的安全性：确认环境改造是否存在安全隐患，如何处理解决。对于无法解决的轻微安全隐患需设立醒目标识，并建立完整预案处理可能出现的问题。

（汪　颖　肖少华）

参考文献

［1］陈红,张东辉.居住区无障碍设计与残障人群特征［J］.四川建筑科学研究,2009,35(6):259-261.

［2］陈小梅.临床作业疗法学［M］.北京:华夏出版社,2013.

［3］郭学军.康复医学［M］.3版.郑州:郑州大学出版社,2008.

［4］何雨,王振卯.社区照顾:城市养老模式的第三条道路［J］.南京社会科学,2009(1):96-100.

［5］胡文红.中英社区照顾运行机制的比较研究［D］.武汉:湖北大学,2018.

［6］江丹.养老护理管理手册［M］.北京:中国社会出版社,2014.

［7］李建军.综合康复学［M］.北京:求真出版社,2009.

［8］李伟峰,梁丽霞.浅析老年人社区照顾及其对中国的本土实践启示［J］.人口与发展,2008,14(3):84-89.

［9］庞志杰,王继伟.老年人住宅室外环境的无障碍设计［J］.城市建设理论研究:电子版,2013,(6):1-5.

［10］祁峰.英国的社区照顾及启示［J］.西北人口,2010,31(6):20-24.

［11］仝利民.社区照顾:西方国家老年福利服务的选择［J］.华东理工大学学报(社会科学版),2004,19(4):20-24.

［12］仝选甫,张璞璘,党中勤,等.中国康复医学研究与临床［M］.北京:中国医药科技出版社,2000.

［13］王轶,王志稳,王勋彪,等.社区精神病患者康复服务模式发展现状［J］.中国护理管理,2018,18(5):665-669.

［14］王玉龙,郭铁成,等.康复功能评定学［M］.北京:人民卫生出版社,2008.

［15］魏雪寒,李伦,雷江华.我国特殊人士中途宿舍运行模式探析——以深圳市民爱残疾人综合服务中心为例［J］.绥化学院学报,2017,37(7):131-135.

［16］魏雪寒,李伦,雷江华.我国中途宿舍的发展历程、问题及对策研究［J］.绥化学院学报,2014,34(2):5-10.

[17] 吴香雪,杨宜勇.社区互助养老、功能定位、模式分类与机制推进[J].青海社会科学,2016(6):104-111.

[18] 张甜甜,王增武.我国大陆地区社区照顾研究综述[J].四川理工学院学报(社会科学版),2011,26(3):26-30.

[19] 张旭.城市老年人社区照顾研究[D].武汉:华中师范大学,2015.

[20] 张云英,张紫薇.农村互助养老模式的历史嬗变与现实审思[J].湘潭大学学报:哲学社会科学版,2017,41(4):34-38.

[21] 张志雄,孙建娥.多元化养老格局下的互助养老[J].老龄科学研究,2015(5):33-41.

[22] 周沛.社区照顾:社会转型过程中不可忽视的社区工作模式[J].南京大学学报(哲学·人文科学·社会科学),2002,39(5):20-27.

[23] COCKBURN L. Occupational therapy in community-based practice settings[J]. 2nd ed. Canada Journal of Occupational Therapy-Revue Canadienne D Ergotherapie,2014,81(5):288.

[24] 郑含乐.积极老龄化视域下社区互助养老问题研究[D].石家庄:河北师范大学,2020.

第五章

儿童和妇女社区作业干预

与儿童相关的社区作业评估与实施

无论是经典的人-环境-作业-表现（person-environment-occupation-performance，PEOP）模式，还是由美国作业治疗协会提出的作业治疗实践框架（occupational therapy practice framework，OT-PF），都将作业治疗定位为以作业活动为基础，支持环境或背景下的参与，这和国际功能、残疾和健康分类（International Classification of Functioning，Disability，and Health，ICF）的功能分类不谋而合。

人的作业活动表现受很多个人及环境因素的影响，而个人因素中，年龄无疑是一个非常重要的因素；人的一生中，每个年龄阶段可能面临不同的与作业活动相关的问题，如活动延迟、困难、减少或者完全被剥夺，因此可能需要作业治疗的干预来解决这些问题。

儿童时期是人的生命历程开始及迅速成长的阶段，其作业活动的内容非常丰富，而影响因素非常复杂。本节结合儿童发育和发展的过程以及影响因素，对儿童的社区作业治疗进行介绍。

一、儿童发展理论及其对作业评估和干预的影响

被大家熟知的传统的儿童发展理论有两种：一种是线性发展（linear progression），它认为儿童的技能是按顺序发展的，每项技能都是先学会各个成分，然后再完全掌握；第二种是金字塔式发展（pyramidal approach），它认为技能的发展是分阶段的，较低级的技能为高级的技能做准备。目前，一些学者认同低级技能是高级技能的基础，但弱化其阶段性，他们认为发展是在一定影响范围（spheres of influence）内出现的。

更先进的儿童发展理论认为，儿童通过与各种不同的影响范围进行互动来促进发展。儿童与环境作为一个融合的动态体一起发展，这也是家庭系统理论的基础，它认为，儿童在家庭这个环境中发展，而生病或发育迟缓的儿童也影响整个家庭及其互动关系。

作为作业治疗师，我们可能接受以上所有的儿童发展理论，但我们更关注儿童如何将发展水平转化成为实际行动的能力，即儿童如何能够在自己的环境中实现最大的功能。他们的发展受遗传因素的影响，与体格生长和功能成熟密切相关，有一定的顺序和规律，但我们也要考虑各种外界因素对其发展的影响。

在社区康复的背景下，我们更加关注对环境因素的评估和干预，希望通过改变儿童生活的环境，来促进其参与和发展。

二、儿童社区作业评估和实施的原则

作业治疗评估总体上应该关注3个方面：被评估者每天都做什么；是什么动机让他们每天去做；被评估者的个人特性和其完成作业活动的环境对其作业表现产生了什么影响。在这样的总体策略指导下，儿童社区作业评估和实施需要遵循以下原则：

（一）年龄适宜性评估和干预

如前所述，尽管我们认为儿童的发展不是完全线性的，但的确存在着一定的阶段性，即不同年龄段的儿童，其作业活动范围、技能水平、表现形式都

各不相同,而各种环境因素对其发展的影响力也存在差异。因此,我们在对儿童进行作业表现的评估和干预时,必须考虑其年龄阶段,采用适当的评估和干预措施。

对于儿童的年龄分期,并没有完全统一的标准。本节根据儿童发育及作业活动的特点,将儿童分为4个阶段进行描述,即婴幼儿期(0~2岁)、学龄前期(3~5岁)、学龄期(6~12岁)、青少年期(13~18岁),他们各自的作业活动重点范围及特点如下:

1. 婴幼儿期 喂养、睡眠及生活作息、父母养育指导及支持。

2. 学龄前期 游戏、生活自理、进入幼儿园及入学准备。

3. 学龄期 生活自理技能进一步发展、上学、社交。

4. 青少年期 高级社交技能、职业准备、向成人期过渡。

(二)关注儿童作业发展及表现的社会-情绪方面,而不仅仅是身体功能

儿童发展的最重要领域是作业表现的社会-情绪方面,他们需要发展自己与他人的信任关系、调节和控制情绪与行为、适应环境和境遇的改变,最终成为对社会有用的人。所以,在儿童进行作业治疗评估时,要特别注意他们的社会功能及情绪方面的评估。

(三)儿童/家庭为中心的评估和干预

以顾客为中心的作业治疗(client-centered occupational therapy),采用尊重顾客、以将顾客作伙伴为理念的服务方法,所以儿童社区作业评估和干预必须具备以下特点:

1. 儿童和/或其家人要主动发现自己作业表现的问题,而不是治疗师去判断问题在哪里;如果治疗师认为儿童或家人忽略了某些重要问题,如安全问题,则需要面对面直接与儿童和/或其家人进行交流。

2. 干预效果的评价重点应放在儿童实际作业表现的改善上,即儿童实际做了什么,而不是儿童能够做什么。

3. 评估应该反映儿童及其家庭的个性化特征。

4. 评估既要关注看得见的作业表现改变,也要关注儿童及其家人的主观感受。在这里要特别强调,当采用顾客自我报告问卷评估时,不要忽视了儿童自己的回答。有研究表明,5岁以上的儿童,可以完成很多问卷的回答。

(四)促进儿童参与是社区作业评估和干预的目标

尽管儿童的感觉、运动、认知、情绪调节及行为管理能力是儿童作业治疗关注的重点,但考虑在很多有关机构康复及作业治疗活动的论著中已经有详细介绍,本节将重点关注儿童参与作业活动方面的表现及影响其参与的因素,进行针对性评估和干预。

(五)儿童和父母的互动关系是年幼儿童评估和干预所关注的重点

婴儿从出生那一刻开始适应新的环境,从环境中吸取各种生存、生长和发育所需要的空气、食物、信息、动力,使自身逐步强壮、能力逐渐提升,为进一步探索环境和学习技能做准备。由于初生婴儿的能力非常弱,尤其是那些经历了出生前后各种风险如早产、缺血、缺氧等问题的婴儿,他们自己去探索和获取的能力非常有限,父母几乎成了他们唯一的环境因素。而父母的养育方式、父母在社区所得到的支持,会极大地影响他们与儿童的互动。因此,这些方面应该是评估和干预的重点。

(六)评估和干预要关注儿童/家庭的赋能及社区倡导

世界卫生组织出版的《社区康复指南》在"赋能篇"中指出,社区康复的任务是帮助残疾人发展倡导与沟通技能,并保证为他们的环境提供适当的机会和支持,以允许他们做出决定并有效地表达他们的需求和心愿。作为康复专业人员,在社区工作的作业治疗师要在评估和干预的每个环节都强调儿童/家庭的赋能,以及全社区的动员和倡导,进行社区资源的评估和利用,进行社区教育,促进整个社区的融合发展。

三、儿童社区作业治疗评估和实施

从生物-心理-社会的角度,ICF为健康和功能的障碍提供一种全球通用的描述性语言,已经被卫生服务尤其是康复领域广泛接受。与此同时,作业治疗领域也采用了与ICF非常类似的功能分类,并制订出本专业的实践框架。Paula Kramer及Jim Hinojosa将作业治疗的实践范围界定在6个方面。①作业领域:基本(或个人)日常活动,高级日常活动,休息和睡眠,教育,工作,游戏,休闲,社会参与;②个人因素:价值观、信仰和灵性,身体功能,身体结构;③表现技能:感知觉技能,运动和动手技能,情绪和调节技能,认知技能,沟通和社交技能;④表现模式:习惯,日常作息,角色,仪式;⑤背景和环境:文化环境,人际环境,物理环境,社会环境,临时性环境,虚拟环境;⑥活动要求:使用的物品和特性,空间要求,社会要求,顺序和时机,要求的行动,要求的身体功能,要求的身体结构。

从儿童社区作业评估的角度,下面将重点关注不同年龄儿童的作业活动及表现模式,并评估背景和环境因素对作业活动表现的影响,关于个人因素(除年龄之外)和表现技能方面的评估则只在必要时进行讨论。

(一)儿童基本日常活动评估和干预

1. 婴幼儿喂养和进食评估　新出生或者因为出生时经历各种问题而刚刚从医院的加护病房回家的婴儿,可能会面临喂养的问题,作业治疗师可以帮助母亲或照顾者对新生儿的进食和喂养情况进行评估。

(1)母乳喂养的评估:新生儿或者出生后因为各种原因延迟母乳喂养的婴儿,有可能经历开始母乳喂养的困难。作业治疗师可以请母亲参考以下清单(表5-1),对母乳喂养的过程进行回顾和观察,以发现母乳喂养的问题。

表5-1　母乳喂养自评清单

合适母乳喂养的表现	如有以下情况,请咨询相关专业人员
婴儿24 h之内进食母乳8次以上	婴儿嗜睡,24 h内进食少于6次
每次母乳喂养的时间在5~40 min	婴儿每次进食时间少于5 min,或者每次都超过40 min 婴儿总是口含着乳头就入睡,或者从不自己完成吃奶的过程
婴儿的皮肤颜色正常	婴儿有黄疸(大部分婴儿黄疸都属于正常,但是出生后有必要检查黄疸情况,尤其是第1周)

(续表)

合适母乳喂养的表现	如有以下情况,请咨询相关专业人员
婴儿吃奶时一般都很平静而放松,吃奶后很满足	婴儿吃奶时经常松开奶头,或者拒绝吃奶
婴儿大小便正常(观察尿布)	婴儿大小便不正常(观察尿布)
母亲觉得喂奶很舒服	母亲的乳房或乳头疼痛,婴儿吸吮后疼痛不缓解,乳头从婴儿嘴里拿出来时看起来有挤压或压扁
3~4天之后的婴儿吃奶时应该经常听到吞咽的声音	母亲听不到婴儿吞咽的声音 母亲觉得婴儿需要奶嘴 母亲觉得婴儿需要喂配方奶

如果发现母乳喂养有困难,作业治疗师可进一步观察母亲喂奶的频率、体位、效率等,WHO母乳喂养观察表(表5-2)可能有帮助,同时为母亲提供母乳喂养的建议。也可能建议母亲寻求产后护理及母乳喂养方面专业人员的帮助。①喂奶频率:即当婴儿饥饿时喂奶成功率会更高,效果更好。鼓励母亲观察儿童,当看到饥饿及觅食的表现和动作时就可以喂奶,不必要定时喂奶。儿童饥饿的表现可能有:吸吮手指或者嘴唇;转动头部,出现觅食动作;四肢出现躁动、伸展或踢腿等动作。但是,当婴儿因为过度饥饿而大哭时,可能不愿意立即含住奶头开始吃奶,这时需要先适当安抚婴儿,待其平静之后开始喂奶。②观察喂奶时婴儿是否紧贴母亲皮肤:尽早让婴儿与母亲皮肤相贴,有助于婴儿含住奶头,获得母乳喂养的成功。③观察喂奶体位:母亲喂奶的体位应该是坐直、后背有支撑,大腿放平,必要时可以用枕头或其他物品垫高,确保婴儿能够靠近母亲乳房。一只手用摇篮式手法抱住婴儿,给婴儿头部和肩部好的支撑,避免头部后仰,另一只手用C形手法支撑乳房。④观察喂奶过程:即开始喂奶时,婴儿应该从下方开始接近乳房,头部轻度后仰,乳头首先接触到婴儿鼻孔和上嘴唇,这有利于张开嘴。检查婴儿是否含住奶头,是否有效地吸吮和吞咽。⑤完成喂奶:如前所述,不要按母亲预设的时间来终止喂奶,应该观察婴儿的表现。婴儿吃完一侧乳房的奶之后,可能减少吸吮和吞咽,平静而放松,手张开,松开乳头,母亲的乳房比喂奶前变软。这时可以稍微拍背,让婴儿打嗝,然后更换另外一侧乳房。注意每次喂奶时交换两侧

乳房开始的顺序。

表5-2 WHO母乳喂养观察表(WHO,2006)

母亲姓名:	观察日期:
婴儿姓名:	婴儿年龄:
正常母乳喂养表现	异常母乳喂养的可能表现
母亲	母亲
○看起来很健康	○看起来生病了或者抑郁
○看起来放松、舒适	○看起来紧张、不适
○可见母婴亲密的表现	○母亲和婴儿没有目光接触
婴儿	婴儿
○看起来很健康	○看起来嗜睡或生病了
○看起来平静和放松	○躁动不安或哭闹
○伸手或用口去寻找乳房	○不伸手或不用口去寻找乳房
乳房	乳房
○看起来很健康	○看起来红、肿、破损
○无疼痛或不适	○乳房或乳头疼痛
○喂奶时用手指在远离乳头的部位支撑乳房	○手指在乳晕上
婴儿体位	婴儿体位
○头和身体呈直线	○颈和头扭曲
○靠近母亲身体	○没有靠近母亲身体
○全身得到支撑	○只支撑头和颈部
○婴儿接近乳房时,用鼻子靠近奶头	○婴儿接近乳房时,用下唇/下颏靠近奶头
含住奶头	含住奶头
○大部分乳晕位于婴儿上嘴唇的上方	○大部分乳晕位于下嘴唇之下
○婴儿口张大	○婴儿张口不够大
○婴儿下唇外翻	○婴儿嘴唇向前或向内
○婴儿下颏接触乳房	○婴儿下颏未接触乳房
吸吮	吸吮
○慢而深的吸吮,有暂停	○快而浅的吸吮
○吸吮时面颊鼓起	○吸吮时面颊被牵拉
○婴儿吃完自己放松乳房	○母亲把婴儿拽离乳房
○母亲感觉到泌乳反射	○母亲没有感觉到泌乳反射

(2)人工喂养的评估:尽管大家都知道母乳喂养应该是婴儿喂养的首选,但是部分确实有困难的婴儿,可能会直接开始或者从母乳转为奶瓶喂养。目前,在WHO和联合国儿童基金会联合发起的爱婴行动中,特别强调控速奶瓶喂养(paced bottle feeding)或者反应性奶瓶喂养(responsive bottle feeding)的重要性。这两个概念都是强调让奶瓶喂养更接近母乳喂养,即根据婴儿的需要喂养(不定时)、让婴儿的身体尽量靠近母亲、用奶嘴接触婴儿嘴唇、让婴儿自己含住奶嘴、掌控吸吮(与母乳喂养

不同,婴儿体位更直立、奶瓶位置水平)、减慢喂养速度(连续吞咽4~5次后有暂停)等。所以,在观察婴儿奶瓶喂养的过程时,也可以参考母乳喂养观察表看婴儿的反应。

同时,通过监测婴儿的体重增长情况,也可以间接反映喂养的效果。

根据联合国和WHO的推荐,所有婴儿都应该单纯用母乳喂养6个月,然后开始母乳和辅食混合喂养或单纯用辅食喂养。因此,6个月之后的婴儿需要评估辅食的添加情况,尤其是发现儿童有营养方面的问题时,再考虑添加辅食(表5-3)。

表5-3 婴儿辅食添加推荐(WHO,2006)

年龄	质地	喂食频率	婴儿每餐平均食用的量*
6~8个月	开始添加稠的粥类和捣烂的食物,然后可以添加捣碎的普通食物	经常喂奶,再加上每天2~3餐辅食;根据婴儿的食欲,可能加1~2次零食	开始每餐2~3汤匙,逐渐增加至半杯(一杯为250mL)
9~11个月	切细或者捣碎的食物,以及婴儿可以自己用手拿取的食物	喂奶之外加上每天3~4餐;根据婴儿的食欲,可能加1~2次零食	半杯或半碗(一杯为250mL)
12~23个月	普通食物,需要时切细或捣碎	喂奶之外加上每天3~4餐;根据婴儿的食欲,可能加1~2次零食	3/4杯/碗

*如果婴儿不吃奶,每天另外添加1~2杯牛奶和1~2餐辅食。

大部分有神经行为发育障碍或脑损伤的婴儿都有进食和营养的问题。造成进食和喂养问题的原因可能包括感知觉问题、姿势和动作控制问题、吞咽和呼吸的协调问题、认知问题、行为问题等。所以,如果在社区和家庭发现婴儿有喂养、进食及营养的问题,可能需要转介到专业机构进行进一步评估,找出潜在的身体结构和功能方面的原因。

2.婴幼儿睡眠及生活作息评估 婴儿睡眠问题的表现各异、影响因素众多,简明婴幼儿睡眠问卷(brief infant sleep questionnaire,BISQ)可用于筛查6~29月龄婴幼儿的睡眠问题。它是一个由父母完成的有关婴儿在过去1周睡眠情况的问卷,共包括11个问题:婴儿白天睡眠的时间(上午7时到

下午 7 时)、夜间睡眠的时间(夜晚 10 时到次日早上 6 时)、夜间醒来的次数、每次睡眠的时间长度、延迟入睡的时间、入睡的方法、睡觉的地点、喜欢的睡觉姿势、年龄、性别、排行第几、问卷回答者是谁,通常需要 5～10 min 完成问卷。中国卫生行业标准已将此问卷的中文版作为 0～2 岁婴幼儿睡眠评估的标准工具。

Huang Yu-Shu 等运用 BISQ 对 68 名足月产 6 月龄婴儿和 191 名 37 周前早产的同龄儿(非矫正)的父母进行调查,同时对早产儿在问卷填写前进行一晚睡眠监测(poly somno graphy,PSG)和一周活动监测,而且父母填写睡眠日记。结果发现,与足月产婴儿相比,早产儿的睡眠问题更多,包括睡眠过程中的异常呼吸问题。

0～12 个月的婴儿出现睡眠问题,经常和睡眠周期及日常作息规律有关,睡眠环境和体位也可能对睡眠有影响。

很多有特殊服务需求的婴儿,如早产儿、从重症加强护理病房(intensive care unit,ICU)出院回家或者有其他大脑及发育损伤的婴儿,或者部分婴儿因为父母照顾方式不当,常常有睡眠及觉醒周期的紊乱,缺乏稳定的日常作息时间,这会导致父母照顾的困难,也会影响新生儿及小婴儿的正常发育。因此,作业治疗师在提供社区服务时,要评估婴儿的睡眠-觉醒周期及日常作息,评估父母的喂养方式,希望为婴儿建立适当的生活节奏和作息规律,促进婴幼儿身心发展。

关于婴儿日常作息,曾经有一些不同的理念。父母主导的作息(parent-led routine)或结构化作息(structured routine)通常比较严格,由 Tracy Hogg 出版的畅销书 *The Secret of Baby Whisperer* 提出了 EASY 方法,认为有必要让婴儿按照比较固定的时间进行吃、活动、睡,然后母亲就有了自己的时间,每天不断地重复这样的周期。尽管到后期,作者认为自己的方法更多是强调母亲要从婴儿的各种表现中读懂孩子的需求,并非父母主导婴儿的作息,但大多数人还是把这一方法当成是结构化作息的代表。另外一种极端的作息方式是婴儿主导的作息(baby-led routine),其代表方法是依附性养育(attachment parenting),主张婴儿饿了就喂奶、醒着就和婴儿玩、累了就和婴儿一起睡,强调对婴儿的需求做出回应来逐步建立常规,而不是按照固定的作息。现在被大多数人所采纳的,是以上两种方式相结合的方法,即通过观察婴儿主导的作息,找出其大致规律,然后通过母亲有意识的强化和塑造,建立起比较稳定的作息。值得注意的是,每个婴儿都是不同的,尽管很多专家都认为吃奶—活动(游戏)—入睡—吃奶的顺序更有利于婴儿的睡眠及充分进食,但很多母乳喂养的婴儿非常依赖母亲的乳房入睡,如果母亲可以接受,也并非什么大问题。

如果父母觉得孩子的作息有问题,可以让父母对婴儿的日常作息进行一段时间的记录,以利于进一步分析,从中找出作息上存在的困难以及可能的影响因素。作息记录的方法可以很灵活,但大体上主要有两类:一种是以时间为主线,详细记录在每一个时间段里发生的事情,即时间、事件、细节内容,事件应该包括吃奶、换尿布(大便和小便)、游戏(具体什么活动)、睡觉等(表 5-4);另外一种则是以事件为主线,分别记录主要事情发生的时间,即事件(吃奶、换尿布、玩、睡觉)、次数、每次的时间段(表 5-5)。

表 5-4　婴儿活动记录表——例 1

时间	吃奶/min	换尿布		活动		睡觉/min		备注
		小便	大便	清醒/min	情绪	准备	熟睡	

表 5-5　婴儿活动记录表——例 2

Ⅰ. 进食

	时间	内容(奶、辅食、水、药物等)、量	备注
1			
2			
3			
4			
5			
6			

（续表）

Ⅱ．换尿布

	时间	大便	小便	备注
1				
2				
3				
4				
5				
6				

Ⅲ．睡觉

	开始时间	结束时间	地点	辅助物	备注
1					
2					
3					
4					
5					

Ⅳ．其他
1. 活动（游戏）
2. 身体状况
3. 情绪

3. 儿童进食评估和干预　导致儿童进食困难的原因有很多，如生理方面的问题，包括感觉障碍、口腔运动及咀嚼功能障碍、吞咽障碍、认知障碍、进食行为障碍等。

在社区，发现儿童有进食问题时，可以先通过父母问卷了解儿童进食困难的表现，然后通过进餐的观察及必要的检查，确定造成进食困难的原因。

（1）父母筛查问卷：初步发现儿童是否存在进食问题的风险，决定是否需要进一步评估。

根据使用年龄和目的不同，有很多不同的父母问卷，如适用于6个月至12岁儿童、关注与孤独症谱系障碍（autistic spectrum disorder，ASD）、肥胖等相关进食问题的儿童进食行为评估（behavioral pediatrics feeding assessment scale）、主要用于ASD儿童的简短孤独症进餐行为目录（brief autism mealtime behavior inventory）和儿童进食行为目录（children's eating behavior inventory）。

加拿大蒙特利尔儿童医院研制的进食问题父母筛查问卷-婴幼儿喂养困难评分量表（montreal children's hospital feeding scale，MCH-FS），适用于所有6个月至6岁的儿童。量表共有14个项目，每个项目按1～7分进行评分，先计算出原始分，然后根据对应的表格找到标准分，根据标准分判断有无进食困难（61～65分为轻度困难，66～70分为中度困难，70分以上为严重困难）。MCH-FS的项目包括：①您对给孩子进食感觉如何？（非常困难/非常容易）②您对于孩子的进食情况有多担心？（不担心/非常担心）③您孩子的食欲（饥饿）情况如何？（从来不饿/食欲很好）④进餐的时候孩子什么时候开始拒食？（开始时/结束时）⑤您孩子进食花多长时间（min）？（1～10 min/60 min以上）⑥您孩子进食时候的行为如何？（很好/混乱）⑦您孩子会因为某些食物出现哽噎、吐出食物或呕吐吗？（从不/经常）⑧您孩子有口含食物而不咽下吗？（经常/从不）⑨您需要追着喂或者用其他东西分散注意力（玩具、电视）来让孩子吃东西吗？（从不/经常）⑩您需要强迫孩子吃或喝吗？（经常/从不）⑪您孩子咀嚼（或吸吮）的能力如何？（好/很差）⑫您觉得孩子的生长情况如何？（很差/很好）⑬孩子的进食问题对您和孩子的关系有什么影响？（非常不利/没有影响）⑭孩子的进食问题对您的家庭关系有什么影响？（没有影响/非常不利）

（2）进食过程中父母-儿童关系及互动的观察：进食时间既是提供食物、满足营养需求的时间，同时也是进行社会互动和交往的时间，父母文化及价值观极大地影响食物的选择及进食方式。

儿童从1岁左右就开始尝试自己进食，技能逐步提升，直到完全独立进食。在此过程中，儿童与照顾者应该是平等、分享的互动关系，都对顺利完成进食承担责任（根据儿童年龄不同，责任的分布逐步发生变化，由父母承担较多到儿童承担大部分）。很多有特殊需求的儿童因为种种原因，可能没有及时承担自己应该承担的责任，因此延缓了独立进食技能的发展，包括身体上、认知上和社交上的技能发展。

父母的责任可能包括：①什么时候进食，按时提供正餐和零食，规定每餐完成的时间（不超过30 min），规定进餐时可以做什么（允许哪些行为）。②在什么地方吃，进餐时间应该是高兴和放松的，有互动，父母要避免威逼利诱，避免分散注意力；应该选择相对固定的地方进餐，同时进餐的其他人如父母、兄妹等要遵循同样的进食要求，为儿童做出榜样。③吃什么食物，父母要根据孩子的年龄预备充足的食物种类,健康食物均衡搭配,避免过量进食某个单一种类食物;要保持每天必需的食物和偶尔吃的食物之间的平衡,可以接受孩子喜欢或不喜欢某种食物,但应该避免单独为孩子备餐(吃普通的家庭日常食物)。④如何进食,提供机会,让孩子学习和发展使用不同餐具的技能,用杯子给儿童喝牛奶和其他饮料(12个月之后不建议继续用奶瓶),逐渐减少进餐时对儿童的协助,鼓励提供儿童参与准备食物和备餐过程的机会。

儿童的责任则是决定他们是否要吃或者吃多少,包括:①理解什么是饥饿、什么是饱足,并做出反应;②儿童一天之中或每一天的食欲及食量可能不完全相同;③尝试通过拒绝父母的决定,来测试父母的要求是什么(其他方面也是如此);④进食过程中打岔,一方面可能因为好奇,另一方面也可能因为没有食欲了;⑤有时候可能是因为太累而无法完成进食或无法享受进食的互动过程;⑥可能不愿意尝试新的食物;⑦相信父母提供的食物是合适的。

因此,在进食过程中要观察父母和儿童的关系,是父母/照顾者完全主导吗?是否考虑到与儿童的互动?儿童出现某种行为时,其动机有可能是什么?

如前所述,进食是儿童社交技能发展的机会,他们要学习对食物及进餐做出适当的情绪反应,如兴奋、向往,但可以适当等待,因为自己完成的部分逐渐增多,他们体会到成功带来的喜悦,更加有动力要自己进食。在此过程中,父母要提供适当的支持,让儿童逐步练习及发展社交技能(表5-6)。

表5-6 进食过程中的父母支持行为

儿童表现	父母支持
看到食物时突然发脾气或哭闹,这是因为儿童想要表达但还无法做出适当的情绪表达,通常会逐步学会调节,也会因为自己的情绪被他人理解而感到自信,更加愿意表达和交流开始采用符号性的表达,如假扮喂玩具熊吃东西、喝水的游戏等。想要独立,但是需要一些限制,如进餐的时间、允许的行为愿意与父母沟通,愿意模仿其他人的做法,如吃同样的食物	鼓励儿童表达情绪,引导儿童用正确的方式表达(示范),通过游戏让儿童学习如何表达支持儿童逐步进展到独立进食,要设定一些要求和限制对进餐时的行为要求保持一致,但不强迫通过新的东西,如尝试新的食物和新的餐具,让儿童学习解决问题

(3)进食相关的感觉-运动技能评估:有关进食时间的观察,针对不同的儿童,可能观察的重点会有差异。例如,对于有沟通和行为问题的ASD儿童,可能需要观察儿童的行为及父母与儿童的互动;而肢体功能障碍的儿童可能需要更多关注进食的姿势、餐具选择和食物的摄取方式等。

随着儿童粗大和精细动作的发育,自我进食的技能得到提升,而口腔运动技能的发展则让儿童可以进食更多不同种类和质地的食物。进餐时,随着自己喂食的技巧逐步成熟,咀嚼功能提升,进食的混乱状态逐步减少。儿童可以根据进食的环境,独立维持适当的进食体位,如坐在地板上进食、坐在小板凳和小桌子上进食、坐在成人餐桌椅上进食等。进食相关的感觉和运动技能发展也具有一定的特点(表5-7)。

表5-7 进食相关的感觉运动技能发展

运动技能发展	感觉技能发展	口腔运动发展
移动能力增强,独立走,自己上下座椅手臂、手腕和手指分离运动发展,手眼协调能力提升,有利于自己完成进食动作,正确而有效地使用餐具。较大儿童可以自己准备食物,如盛饭、抹面包、夹菜、倒牛奶等	喜欢更多不同味道和质地的食物开始将食物的气味或外观与尝试过的味道相关联尝试新食物的时候一般都会有些不安,但是愿意尝试的勇气会逐步增强,也开始用一些感觉的信息帮助选择食物,如视觉	口唇、牙齿、舌头和下颌的动作更加协调,进食能力更强每一口的大小变得合适食物送到牙齿或牙龈进行咀嚼越来越多地出现旋转式的咀嚼动作咀嚼时口唇闭合

(4)进食相关的交流和认知技能评估:进食过程中与人互动和交流,让人愉悦,也给儿童提供了进一步发展语言和认知技能的机会,让儿童懂得进食与饥饿的关系。儿童与进食相关的交流和认知技能发展,如表5-8。

表5-8 进食相关的交流和认知技能发展

交流	认知
运用语言提出简单的要求(吃、喝)、表示喜欢什么、拒绝不想要的食物	独立性增强,但可能有波动喜欢自己进食,但可能要求帮忙;可能比较混乱;可能知道餐具的正确用法,但还是没有用手来得快喜欢通过游戏来学习,如简单的假扮性游戏,开始是自己玩,如给玩具熊喂食、过家家等

（续表）

交流	认 知
继续运用动作交流，也可能动作和语言同时运用 理解简单的指令 在一定范围做出选择的能力逐步增强 可能出现语言运用场合不恰当或者意思错误	执行功能开始发展，如记忆、计划 经过一段时间，儿童可以区分不同食物，记得之前吃过、好吃，要求喜欢的食物，如"我要吃加奶酪的土豆泥，就是上次吃过的那种" 理解选择的结果 理解进餐的时间及要求 理解时间顺序，如"先吃饭、再去玩" 将已有的技能泛化运用到不同的环境中，如家里、托儿所、奶奶家、餐厅等，也学习应对不同环境的要求，可能吃饭和喝水的时间在托儿所和家里不一样

（5）进食相关的环境因素评估：除了上述父母与儿童互动及交流的方式之外，其他环境如房间的环境、桌椅、餐具等都会影响儿童的进食功能，下面列出了与进食相关的一系列环境因素，可以作为评估时的参考（表5-9）。

1）房间环境：对于有认知和环境适应障碍的儿童，进食的房间环境非常重要。进食的地点应该相对固定，房间应该明亮、安静、清新，没有很多容易分散其注意力的事物。

表 5-9　与进食相关的环境因素列表

项目		观察要点	说　明
环境			
	地点	是否在比较固定的地点，如餐厅、厨房	有行为障碍的儿童尤为重要
	装饰	房间是否有很多杂物、玩具等	杂物太多会影响儿童的专注力
	光线	是否太强或太暗、是否阳光直射	部分自闭症儿童可能对光线敏感
	噪声	有无太多噪声	嘈杂的环境会影响儿童专注力，影响进食
	人	周围其他人是否也在进食，用什么方式，如兄弟姐妹、幼儿园同学	榜样的行为有利于儿童学习
	任务	进食的同时儿童是否还在做其他的事情，如玩玩具、看电视	专注于进食，有利于儿童感觉运动控制，提升进食安全及效率
餐桌椅			
	餐桌	2岁以上儿童应该坐在餐桌前进食	
	桌面	高度是否合适（肘关节放置在桌面）	—
		是否有辅助固定的装置，让儿童通过抓握来增加身体稳定性	运动障碍的儿童可能需要
		桌面材质是否合适（木质或塑料为宜）	有感觉异常的儿童可能因为对金属台面敏感而不愿意接近
	座椅	是否稳定（木质或厚实的塑料座椅为宜）	—
		是否有合适的头和躯干部支撑或固定，如头托、靠背、胸部或骨盆固定带	运动障碍的儿童可能需要依靠辅助装置维持坐姿稳定及对称
		儿童的双脚是否可以平放在地	双脚着地有利于运动障碍儿童的坐姿稳定，但是部分有行为及专注力障碍的儿童，可以采用比较高的进食椅提供适当限制，减少随时逃离
	整体高度	需要他人喂食时，儿童的高度是否与喂食者基本一致	必要时可以将喂食椅整体放在高台上，避免儿童头部过度后仰或前屈
餐具			
	勺子头	材质是否合适，年幼的婴儿以较软的硅胶为宜，1岁左右以较硬实的硅胶或塑料为宜；更大年龄的儿童因为食物质地更复杂，需要用不锈钢的勺子	有感觉过敏的儿童可能不喜欢金属勺子，有咬合反射的儿童可能因为大力咬住金属勺子而损伤牙齿；薄而脆的塑料有被咬破的风险
		形状：圆形或椭圆形，应该比较浅，便于儿童用嘴唇从勺子上取食物；大小合适	避免勺窝太深
	勺子柄	勺子柄是否方便儿童抓握，年幼儿童的勺子柄需要适当加粗；采用塑料或木质手柄提供更合适的感觉；需要时采用有角度的手柄	部分儿童可能因为感觉过敏而拒绝抓握金属的手柄

（续表）

项目	观察要点	说　明
杯子	是否符合儿童的口腔运动发育水平（不同体位及用具饮水的口腔运动技能要求见表5-12）	儿童喝水时有无洒漏、呛咳等
碗（盘）	材质是否结实：儿童进食一般采用防摔破的塑料或不锈钢碗	—
	是否稳定：底部加宽的碗有利于固定，不易翻倒；必要时在桌面加防滑垫，或者先在桌面铺上微湿的毛巾，然后再将碗（盘）放在毛巾上	有运动控制障碍的儿童特别需要防滑和固定
	碗盘周围有无围挡，有利于用勺子取食，避免外撒	—

2）桌椅：儿童的姿势对进食和吞咽功能有很大的影响，对于肢体残疾儿童，如果不能维持很好的坐姿稳定，会直接影响其口腔运动控制，进而影响进食功能（图5-1）。

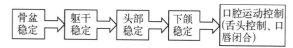

图5-1　骨盆稳定与口腔运动控制的关系

在评估儿童的进食功能时，需要评估进餐的桌椅是否有利于儿童保持稳定及对称的姿势，头的位置是否有利于口腔运动和控制，采取适当措施维持良好坐姿（表5-10）。选择合适的方法，实现坐姿目标。

表5-10　坐姿评估及目标

目　标	实现方法
坐位时脚平放在地上	如果孩子的脚够不到地面，可以用脚踏板、小凳子或者木箱
膝盖在座椅前端弯曲	在孩子背后加垫子或枕头，使其向前坐
臀部向后，靠到后背	用楔形垫、骨盆带或鞍状坐垫
维持坐姿对称和中线位	加泡沫卷、游泳圈、毛巾卷或者侧挡板
头颈部直立	用泡沫卷、定型枕头或者特制的头部支撑
桌面高度到肘关节位置	调整椅子、桌子或台面的高度

3）餐具：是否适合儿童的感觉和运动发育水平，是否有利于促进儿童独立进食，针对性地选择适当的餐具，包括勺子、杯子及碗盘等（不同类型勺子及功能见表5-11，不同体位及用具饮水的口腔运动技能要求见表5-12），有利于儿童独立完成进食和饮水活动。

4）食物质地及呈现方式：喂食者喂食的节奏是否合适、每次提供的量是否合适，是否鼓励儿童的参与或独立进食；食物形状及质地是否适合儿童的口腔运动水平、是否适合儿童自己用勺取食等。

表5-11　不同类型的勺子及其功能

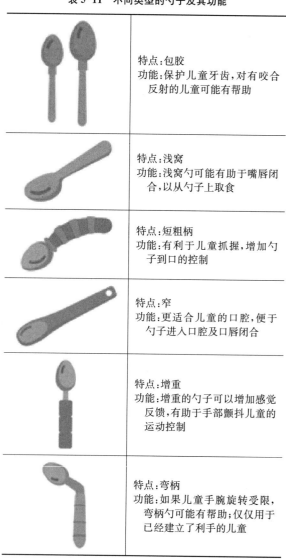

	特点：包胶 功能：保护儿童牙齿，对有咬合反射的儿童可能有帮助
	特点：浅窝 功能：浅窝勺可能有助于嘴唇闭合，以从勺子上取食
	特点：短粗柄 功能：有利于儿童抓握，增加勺子到口的控制
	特点：窄 功能：更适合儿童的口腔，便于勺子进入口腔及口唇闭合
	特点：增重 功能：增重的勺子可以增加感觉反馈，有助于手部颤抖儿童的运动控制
	特点：弯柄 功能：如果儿童手腕旋转受限，弯柄勺可能有帮助；仅仅用于已经建立了利手的儿童

表 5-12　不同体位及用具饮水的口腔运动技能要求

用具	奶瓶	尖嘴杯	切口杯	吸管
最佳体位	卧位	直立或卧位,头后仰,杯子倾斜	身体直立,头在中立位,杯子倾斜	身体直立,头中立位或轻度前屈
口腔运动技能要求	协调的吸奶模式	嘴唇分开放在杯嘴上;舌头在杯嘴下方,前后运动做吸吮动作;出水量受杯嘴阀门和吸吮力量的控制	嘴唇抿住杯口,下颌稳定;上嘴唇运动一口一口地吸水,舌尖上抬,舌头向后运动	嘴唇抿住杯口,下颌稳定;上嘴唇运动一口一口地吸水,舌尖上抬,舌头向后运动

总之,针对儿童进食,可以从多方面进行评估,然后做出针对性改变,包括体位、喂食数量及质地、餐具、喂食时间和安排等,并对进食情况进行持续观察和评估,确保儿童进食安全、有效,保障营养需求,预防误吸等危险情况发生。

4. 儿童大小便控制及如厕活动评估和干预

经过训练,大多数儿童都不再有如厕的问题,但确实有部分儿童如厕训练时间比较长,甚至如厕问题持续存在,2%~3%的儿童存在拒绝如厕、日间或夜间遗尿、大便失禁;部分儿童的如厕行为问题可能和便秘等生理问题有关,也可能和感知觉障碍等问题相关。除了存在神经发育和行为问题的儿童之外,有肢体残疾的儿童则可能因为身体功能的限制而无法独立完成如厕活动。

大小便控制功能是影响儿童及家庭功能独立和社会参与的重要因素,对生活在社区的残疾儿童,要进行重点评估和训练。儿童大小便控制及如厕功能的评估可从以下4个方面进行:是否有随意控制及定时排便、是否能够表达如厕需求、是否能够完成如厕的任务、环境是否有利于儿童独立完成如厕。

(1)随意控制及定时排便的评估:众所周知,关于何时开始对婴幼儿进行如厕训练,存在着很大的东西方文化差异及争议。在我国,父母倾向于较早开始,而西方国家则偏晚。近年来,因为纸尿裤的使用,我国婴幼儿开始如厕训练的时间也有所延迟。有研究证明,绝大部分婴幼儿可以在2岁以前完成如厕训练,在日间能够达到膀胱控制。近年来比较流行的自然育儿理念,强调通过排泄沟通,即养育者辅助式婴儿如厕训练模式(assisted infant toilet training,AITT)来对婴幼儿进行如厕训练。该理论认为,婴儿有与生俱来的察觉自己将要排泄的能力,总是通过烦躁不安或睡醒等动作或其他信号,如声音,来提示他们需要排泄。如果成人能学习辨认婴儿发出的信号,对婴儿的排泄要求做出反应,就可以建立成人和婴儿之间的沟通,即排泄沟通;因此,主张从出生就开始关注儿童的身体语言、声音和如厕模式,有信号时就帮助婴儿以一定的姿势在水池、马桶或便盆排便排尿;成人可以发出提示的声音,如发"嘘"的声音,让婴儿建立条件反射,完成排便排尿。排泄沟通或AITT类似于中国人的传统"把尿",这种亚洲、非洲"传统"的方法在成为西方新兴的"现代"版排泄沟通时,增加了尊重儿童意愿的成分。

要进行如厕功能评估和训练,先要观察和记录儿童的排便规律,可以采用排便日志。密切观察尿不湿尿湿或大便的时间,在排便日志(表5-13)中记录时间、大和/或小便。排便日志既可以作为大小便控制功能的评估,也可以是开始如厕训练的基础。

表 5-13　排便日志

日期	时间、大/小便						
星期一							
星期二							
星期三							

（续表）

日期	时间、大/小便				
星期四					
星期五					

通过1周左右的观察，基本上可以掌握儿童排便的一般规律和间隔，这样就可以在儿童需要排便的前5～10 min开始让儿童坐在便盆上（在进食和饮水情况不变时），鼓励儿童排便。可以发出"嘘——嘘——"鼓励小便，"嗯——嗯——"鼓励大便。儿童不愿意坐便盆时，可以播放儿童喜欢的音乐，或给儿童玩喜欢的玩具，保持儿童坐便盆10 min左右。不宜采用强迫、威胁等方法，也不宜让儿童长时间坐在便盆上。

当儿童表现出需要如厕的表情或动作时，鼓励儿童立刻蹲下或坐在便盆上。

（2）如厕需求表达的评估：不同年龄及发育水平的儿童会采用不同的方法表达如厕需求，父母要鼓励孩子进行表达。部分儿童因为缺乏适当的表达方式，无法及时得到成人的帮助，可能出现意外排便的状况，如果是出现在幼儿园或其他公共场合，可能导致儿童的心理及社交问题。需要考虑以下问题：

1）是否采用一致的方式表达？婴幼儿可能用表情、动作、手势等表达，2岁以上的儿童可能采用语言表达，可以是简单的字词（如尿尿、屁屁、嘘嘘、嗯嗯等）。

2）表达是否有明确的指向性和目的性？部分儿童可能出现自言自语地表达，当发现其表达方式时，要进行引导及训练，让表达具备功能性，即向可以提供帮助的人进行表达。

3）表达方式是否和年龄及周围环境相适应，是否考虑周围的环境和他人的反应，这与儿童对于规则的理解及社交技能的发展有关。

（3）完成如厕过程的能力评估：要独立完成如厕的过程，需要很多感知觉和运动的功能。完成一系列任务，包括移动到如厕地点、转移到厕所、坐姿稳定、穿脱衣裤、便后清洁、冲洗厕所等，需要对每一项任务进行分析和观察，找出儿童存在的问题及

解决的方法。这些任务分析过程和成人部分类似。

（4）如厕环境和器具的评估：正常的储尿及排尿功能的神经生理机制是由交感神经、副交感神经、躯体神经共同控制，并最终由脊髓、脑干、中脑及更高级的皮质结构复杂的相互作用来控制。如厕过程的完成包含了一系列复杂的身体、心理及行为过程，环境因素对儿童的如厕过程会造成很大的影响，尤其是一些神经行为发育有障碍的儿童。所以，在评估儿童如厕功能时，有必要对环境及器具等因素进行观察和评估，主要包括以下方面：

1）父母如何回应儿童的如厕需求表达，是否采用适当的诱导方式；当儿童出现意外尿便情况时，是否出现暴力应对（威胁、强迫及暴力都可能导致儿童出现心理紧张或抗拒）。

2）如厕地点是否固定，环境是否安静舒适，对于注意力障碍及行为问题的儿童特别重要。

3）厕所坐位表面材料应该提供温和的感觉刺激，冬天可以采用布面或绒面材料覆盖，避免冰冷刺激。

4）对于年幼儿童，采用动物或其他有趣形状的便盆，可以增加儿童坐厕的兴趣，增加如厕训练的配合程度。

5）通往厕所的通道及厕所地面要保持干燥、防滑，避免杂物堆放或阻塞通道，方便儿童的活动。

6）马桶或便盆坐位要稳定，高度合适，让儿童轻松安全地保持坐姿稳定，有利于如厕过程的完成；对维持坐姿有困难的儿童，可能需要采用高靠背支撑及足踝部适当固定，鼓励所有儿童自己坐位下完成如厕。

7）对于肢体功能障碍的较年长儿童，要考虑座椅到马桶的转移问题，包括采用适当座椅、扶手支撑等。

5. 儿童穿衣及洗漱活动评估和干预　穿衣及洗漱活动是独立生活能力的重要组成部分，但常常被父母忽视，父母常常更愿意代替儿童完成，这可能影响其成年后的生活独立能力的形成。

儿童穿衣和洗漱活动，可以从下面列举的几个方面来进行观察和评估，针对发现的问题进行处理（表5-14）。

表 5-14　儿童穿衣和洗漱评估及问题处理策略

评估项目	常见问题	处理策略
对穿衣、洗漱活动是否有意识及兴趣	不明白为什么要穿衣(换衣)及洗漱 对穿衣洗漱没有兴趣	每次穿衣时父母强调适当穿衣的意义(保暖、美观、功能等) 讲解不同衣物的区别及用途
是否被动接受照顾者进行穿衣及洗漱活动	拒绝穿某种衣物 拒绝活动或清洗某个部位 拒绝用某种方式清洗	检查衣物质地或感觉是否有特别,是否某个部位让身体不舒服,进行调整 检查身体部位是否有损伤,是否对某种清洗方式特别敏感,调整活动或清洗手法
家长是否鼓励主动参与	无参与机会	家长放慢及分解动作,鼓励儿童部分性参与 日常让儿童用衣物、洗漱用具等进行玩耍和游戏
衣服或洗漱用具是否适合儿童操作能力	衣物太紧,儿童穿衣困难 洗漱用具手柄细小,操作困难	选择宽松的衣服开始 调整牙刷及水杯手柄,选择毛巾大小,调整水龙头,适合儿童操作
体位是否适合	儿童运动功能障碍,无法在普通坐位或站立位完成穿衣洗漱活动	教儿童坐位或卧位下完成穿衣动作 提供适当座椅、扶手或台面支撑,方便儿童保持身体稳定,完成洗漱和穿衣

6. 有关基本日常功能的父母养育方式、需求及情绪心理评估和干预　研究证明,因为要照顾有特殊需求的儿童,很多父母在儿童年幼时存在照顾上的巨大负担,以及更多的心理和情绪压力,发生焦虑和抑郁的风险比其他普通儿童的父母要高。Pace C 及其同事们对极早产儿的父母进行焦虑和抑郁的跟踪研究发现,在婴儿出生后的头几年,极早产儿的母亲和父亲发生焦虑和抑郁的比例明显高于普通父母,情况随着时间延长有所改善但仍然较高。而支持父母、让父母参与到早期干预项目,能够改善父母的焦虑和抑郁,提升照顾和管理儿童的自我效能,改善儿童发育结局。因此,评估父母的照顾技能、照顾负担及心理情绪健康,对儿童发育及未来的功能独立和社会参与具有重要意义。

(1) 父母需求评估:针对父母照顾有特殊需求儿童的需求评估,可以采用加拿大作业表现量表(Canadian occupational performance measure, COPM),评估父母或照顾者存在的困难和最希望改善的领域。

COPM 源自加拿大,目的是通过作业治疗师与服务对象的访谈和沟通,找出限制或影响其日常生活表现的主要问题,为制订个性化的干预方案提供基础,也用于监测干预后所发生的变化。该量表目前已经翻译成多种语言,国内也有中文翻译版本在广泛使用,但尚未见到中文版的信效度研究报告。

该量表的优势之一是覆盖面广,关注生活的所有方面,如自理活动、生产和休闲活动,可用于所有年龄段及各种状态和环境的人群,因此也适用于有特殊需求儿童的父母和照顾者。量表使用分 4 个步骤:步骤一,与顾客交谈,请顾客找出一天中自己需要做或想要做、但目前情况不能让自己满意的活动,包括自理活动、生活活动和休闲活动 3 个方面,将这些活动在表中列出;步骤二,请顾客对以上列表中所有活动的重要性从 1~10 分给予打分;步骤三,请顾客找出 5 个最为重要的、最希望改善的活动,分别对每个活动用 1~10 分进行表现和满意度的打分;步骤四,将所有活动的表现分和满意度分别累加,并除以活动总数,得出 COPM 的得分。再次评估时,可以用同样的方法对目标项目进行评分,并与干预前得分进行比较。

将 COPM 用于父母/照顾者需求评估时,要鼓励父母不仅仅关注孩子,还要关注自己在照顾中存在的具体困难,以及如何提升自身生活质量的问题;活动也不应该拘泥于自理、生产和休闲的范畴及顺序,访谈时更要更加灵活,确实发现父母存在的困难及需要的支持。

(2) 父母/照顾者压力评估:用于评估照顾者压力的工具很多,最常用的包括 Zarit 照顾者负担量表(Zarit caregiver burden interview,ZBI)、照顾者负担问卷(caregiver burden inventory,CBI)和照顾者压力量表(caregiver strain index,CSI),这些量表都有中文版本,在国内护理界得到广泛使用,但这些量表都是用于成人照顾者,主要是失智症老年人、脑卒中幸存者及肿瘤患者的照顾者。国际上用于儿童照顾者的评估工具也不多，这里介绍两个量表。

1）照顾者压力问卷（caregiver strain questionnaire，CGSQ），CGSQ由美国学者Brannan和Hefinger于1997年创建的，用于评估有精神、情绪或行为障碍儿童的照顾者的压力，现在被大量使用于自闭症儿童的父母和照顾者压力评估。该量表共有21个项目，每个项目采用"完全没有"到"非常严重"的5级评分。除第14项之外，其他项目得分是分数越高，压力越大，只有第14项为反向分级（表5-15）。

表5-15　照顾者压力问卷

编号	项目	完全没有为1分，非常严重为5分				
		1	2	3	4	5
1	个人时间被打扰					
2	无法工作或影响其他职责					
3	扰乱家庭作息时间					
4	有家庭成员必须全程照顾					
5	有家庭成员遭受精神或身体上的负面影响					
6	孩子与邻居、学校、社区或执法人员产生麻烦					
7	经济压力					
8	对其他家庭成员的关注减少					
9	家庭关系被打乱或破坏					
10	家庭的社会活动被打乱					
11	感觉被孤立					
12	感觉悲伤或不快					
13	感觉尴尬					
14	与孩子的关系（反向，没关系为1分）					
15	对孩子生气					
16	为孩子的未来担心					
17	为家庭的未来担心					
18	为孩子的问题感到内疚					
19	对孩子感到怨恨					
20	感觉疲劳或有压力					
21	对家庭带来了影响					

2）家庭压力和适应访谈（family stress and coping interview，FSCI），FSCI由加拿大学者Nachshen和其同事们在1996年创建，用于评估发育性残疾儿童或成人的父母在儿童成长的一生中所经历的压力和适应情况；初期的版本是问卷，后面改成了访谈，希望既可以获得量性的信息，也可以通过质性数据，获得更多信息。访谈包括23个定量项目和5个定性问题；定量项目用5级评分（"0为完全没压力"到"4为压力异常大"），定性问题则通过访谈完成（表5-16）。

表5-16　FSCI定量评级问题和访谈问题

	定量评分项目（0为完全没压力；4为压力异常大）
1	当_____被诊断为发育性残疾时
2	向其他人解释_____的发育性残疾问题时
3	当想到造成_____发育性残疾的原因时
4	日常与朋友/家人/邻居相处时
5	与医师和其他医疗专业人员相处时
6	与法律人士相处时
7	与_____的老师和教育部门相处时
8	制造和/或寻找机会让_____交朋友和参加活动
9	做出让_____多大（最佳）程度融入社会的决定时
10	做出让_____是住在家里或住在社区支持性宿舍的决定时
11	满足你其他孩子的需要
12	满足你自己的个人需要
13	满足你配偶的需要
14	为你自己维持满意的朋友关系
15	处理_____的性需求问题
16	为_____的工作单位或就业问题
17	_____的长期食宿计划
18	有关遗嘱、信托和监护权的问题
19	有关情绪和社会支持的问题
20	交通
21	日常照顾的协助
22	要离开_____一段时间的安排
23	处理财务和保险问题
	访谈问题
1	针对这个具体的事情，您有什么困难？
2	您有哪些成功的经验？是如何做到的？
3	针对这个困难，您是怎么应对的？为什么用这种方法？有用吗？

（续表）

4	与此事相关的压力有变化吗 5年来　　增加　　没有变化　　减少 1年来　　增加　　没有变化　　减少 如果有变化,为什么					
5	你希望看到什么和现在不一样的,会让您和其他有同样 需求儿童的父母所经受的压力小一点					

（3）父母心理情绪和生活质量评估:医院焦虑和抑郁评估依然是目前最常用的父母/照顾者心理和情绪评估的工具之一,而健康相关生活质量评估的工具同样适用于父母/照顾者的生活质量评估,如 Rahul Khanna 等就采用简明健康调查问卷（health survey short form）SF-12（第二版）来评估父母/照顾者的生活质量,其结果与其他健康相关生活质量评估的结果具有高度一致性。

SF-12 是由简明健康调查问卷 SF-36 简化而来的一个普适性健康相关生活质量评估工具,包括12 个项目,评估受试者过去 4 周的身体和精神两个方面的健康和功能状况,得出身体成分总分（physical component score, PCS）和精神成分总分（mental component score, MCS）。按照公式计算出标准分,分数越高,功能越好（表 5-17）。

表 5-17 标准版 SF-12 项目表

	项　　目					
1	总体而言,您认为您的健康状况如何	极好	非常好	好	比较好	差
2	您的健康情况是否限制了您从事中等强度的活动,如移动桌子、推吸尘器、打保龄球或高尔夫? 如果是,限制程度有多少	是,大量限制	是,少量限制	完全不限制		
3	您的健康情况是否限制了您爬几层楼梯? 如果是,限制程度有多少	是,大量限制	是,少量限制	完全不限制		
4	过去 4 周里,由于身体健康问题,您是否没有足量完成想要完成的工作或日常活动	是	否			
5	过去 4 周里,由于身体健康问题,您是否没有像平常一样仔细地完成工作或日常活动	是	否			
6	过去 4 周里,由于情绪问题(如感觉压抑或焦虑),您是否没有足量完成想要完成的工作或日常活动	是	否			
7	过去 4 周里,由于情绪问题(如感觉压抑或焦虑),您是否没有像平常一样仔细地完成工作或日常活动	是	否			
8	过去 4 周里,疼痛对您的正常工作(包括外出工作和家务)造成了多大影响	一点也不	轻微	中度	相当多	严重
9	过去 4 周里,您有多少时间感觉是平静的	总是	大多数	有时候	很少	没有
10	过去 4 周里,您有多少时间感觉是精力充沛的	总是	大多数	有时候	很少	没有
11	过去 4 周里,您有多少时间感觉是沮丧和压抑的	总是	大多数	有时候	很少	没有
12	过去 4 周里,您的身体问题或情绪问题有多少时间影响到您的社交活动(如走亲访友)	总是	大多数	有时候	很少	没有

总之,在社区康复过程中要关注父母在照顾有特殊需求儿童时存在的困难和问题,从照顾技巧、心理情绪及资源利用等多方面提供评估和支持,确保他们能够以健康的状态,为儿童提供积极乐观的养育方式,促进儿童健康发展。作为作业治疗师,对父母/照顾者压力、情绪及心理情况进行初步筛查,需要时转介给相关的专业服务人员。

7. 有关基本日常功能的社区资源评估 合理利用社区资源是社区康复的最大特点和优势,作为康复专业人员,需要对服务对象及家庭所处的社区资源进行评估,为服务对象提供足够的信息,必要

时进行转介和服务连接。社区康复相关的资源涉及面非常广,包括有特殊需求儿童及家庭的健康、教育、谋生、社会及赋能各个方面,与国家、地方政府及非政府机构所提供的服务相关。

目前,国家卫生健康委员会非常重视儿童健康及发育相关的服务,针对新生儿访视、儿童健康检查服务、儿童喂养和营养指导,以及儿童营养性疾病管理等方面都发布了相关技术规范,希望及早发现有特殊需求的儿童,让他们尽早接受专业的服务。

作业治疗师可以参考以下清单(表 5-18),对

服务对象所在社区的资源进行评估和整理。

表 5-18　儿童康复相关社区资源评估

服务需求	提供服务的机构	服务范围及能力	联络方式
常规儿童保健服务			
特殊喂养奶粉或其他食物供应			
特殊喂养餐具及辅助用具			
特殊座椅(包括轮椅)			
转移辅助用具			
儿童能力评估和鉴定			
儿童福利政策			
康复训练机构			
特殊幼儿中心			
融合幼儿园			
特殊教育机构			
融合教育机构			
残疾儿童职业培训			
社区家庭支持服务			

8. 有关儿童日常生活活动的标准化评估工具

年幼儿童的日常生活活动能力评估和年长儿童及成人有很大的区别,评估工具的选择上也没有一致的建议。

(1) 改良巴氏指数(MBI):是评估日常生活活动独立能力的常用工具之一,虽然没有明确的年龄限制,但用于儿童的报告很少。

(2) 美国的儿童功能独立性评估(functional independence measure for children,WeeFIM):是专为儿童设计的,其评估项目和成人 FIM 基本一致,但考虑到儿童发育水平,所以对计分方法进行了调整;它适用于 6 个月以上的儿童及精神发育年龄 7 岁及以下儿童,但 3 岁以上最合适;8 岁以上儿童可使用成人 FIM。Virginia Wong 和其同事们将 WeeFIM 用于中国香港地区的儿童,发现自理能力方面的得分与美国儿童有差异,建议要进行效度研究之后方可运用,但是到目前为止尚未见到有关研究和报道。由于版权问题,FIM 在国内的使用有限,这里仅提供部分资料供参考。

WeeFIM 包括 3 个领域(自理、移动和认知)18 个项目,通过询问或者观察儿童实际完成任务的完成情况,按 1～7 级评分法将儿童功能独立性

分为"依赖"(需要人帮助,1～5 分)和"独立"(不需要人帮助,6～7 分)2 个大类。因此,WeeFIM 最低得 18 分,最高得 126 分。美国和澳大利亚等国家都建立了 WeeFIM 单项、领域和总分的常模,并将总分与需要的照顾小时进行关联,以便于服务的计划和安排。WeeFIM 项目及评分方法,如表 5-19。

表 5-19　WeeFIM 项目及评估方法

	领域	项目	得分	评分理由
1	自理	进食		
2		洗漱		
3		洗澡		
4		穿衣:上身		
5		穿衣:下身		
6		如厕		
7		小便控制		
8		大便控制		
		自理得分		
9	移动	座椅/轮椅转移		
10		厕所转移		
11		浴盆/淋浴转移		
12		移动:行走/轮椅/爬行		
13		移动:楼梯		
		移动得分		
14	认知	语言理解		
15		语言表达		
16		社会交往		
17		解决问题		
18		记忆力		
		认知得分		
		FIM 总分		

评分标准:

无他人帮助:

　　7 分为完全独立(速度合理,安全);

　　6 分为有条件独立(用辅具、速度慢或安全性降低);

他人帮助(部分依赖):

　　5 分为监督下完成(监督、预备、语言提示,自己完成 100%);

　　4 分为最小帮助(触体提示或帮助,自己完成 75% 或以上);

　　3 分为中等帮助(触体提示或帮助,自己完成 50% 或以上);

他人帮助(完全依赖):

　　2 分为大量帮助(触体提示或帮助,自己完成 25% 或以上);

　　1 分为完全帮助(自己完成少于 25%)。

(3) PEDI:除了以上比较全面的日常生活活动能力评估之外,针对儿童自理活动的评估分散在其他一些评估工具中,如儿童残疾评估目录(pediatric

evaluation of disability inventory，PEDI）和儿童活动评估（activity scale for kids，ASK）。

PEDI 由 Stephen M. Haley 和其同事们初创于1992 年，适用于肢体残疾及神经行为发育障碍等多种类型的残疾儿童。当时 ICF 还没有发布，所以PEDI 并没有按照 ICF 的框架，但它的目标是评估儿童在日常生活中实际上做什么（活动），而不是描述儿童的损伤（身体结构和功能），这和 ICF 的框架不谋而合，对儿童功能能力进行综合性的全面评估，包括自理、移动和社交功能三大领域，考虑环境因素影响尤其是父母/照顾者的协助及责任。

第一版 PEDI 是纸质版，包括 3 个部分。第一部分为功能性技巧，用 0（多数情况下不能完成）和1（多数情况下能够完成）对 3 个方面 197 个项目（自理 15 类 73 项，移动 13 类 59 项，社交 13 类 65项）进行评分；第二部分是照顾者的协助程度，包括20 项复杂的活动（自理 8 项，移动 7 项，社交 5 项），按需要协助的程度进行评分（5 为独立完成、4 为需要指导、3 为少量协助、2 为中等协助、1 为大量协助、0 为完全协助）；第三部分为需要的改动，对 20项复杂的活动注明是否需要改动（N 为不必改动、C 为儿童适用性改变、R 为康复器具、E 为大量改动）。将各个部分各个领域的原始得分相加，根据手册提供的分数转换表，将原始分转换成 0～100的标准分（第三部分没有标准分）。第一版 PEDI适用于 6 个月至 7.5 岁的儿童，也可用于其他年龄有功能发育迟缓的儿童和成人；因此，7.5 岁以下儿童，PEDI 可以作为常模对照的评估工具，比较残疾儿童与同龄儿童的区别。同时，PEDI 也可以作为指标对照的评估工具，用于监测不同年龄残疾儿童的功能进展。

总结多年的使用经验和反馈，原作者对 PEDI进行了修改，在 2012 年出版了电脑版的 PEDI 第二版（PEDI-computer adaptive test，PEDI-CAT）（表 5-20）。PEDI-CAT 保持了第一版的基本内容框架和领域，但是为了适应电脑评估的特点，减少项目数量，使评估更快捷、方便，第二版的项目数量和评分方法上有了很大的改变，包括：

1）功能性技巧自理、移动和社交/认知领域的评分采用"容易、有点难、难、不能"来评分，父母也可以回答"不知道"。

2）增加一个新领域——责任，即儿童在活动组织和计划方面、自我照顾和管理等方面承担多少责任。

3）常模范围扩大，使量表适用于 0～21 岁的儿童和青少年。

4）除了供专业人员使用外，允许父母和照顾者在熟悉手册后自己完成评估。

5）有不同的版本供不同目的使用。快速版（speedy CAT）在每个领域只评估 10～15 条项目，快速估计儿童的能力；综合版（content-balanced CAT）则每个领域有数十条项目，得到更全面、准确的结果。

6）通过对适应性行为方面部分项目的调整，修订形成了适用于自闭症儿童的 PEDI-CAT ASD版本，尚未正式发布。

表 5-20　PEDI-CAT 领域及条目举例

领域	内容范围	条目举例	评分方法
日常活动 （68 条）	进食	在饮料盒上插进吸管	请选择以下最适合您孩子能力的描述： 不能（做不了、不知道或年龄太小） 困难（大量帮助、超时或很费力地做到） 有点难（少量帮助、超时或费力地做到） 容易（不需要帮助、不超时、不太费力地做到，或者儿童发育水平已经超出） 不知道
	穿衣	穿冬装、运动装或工作手套	
	清洁	挤牙膏和彻底刷牙	
	居家活动	用钥匙开门	
移动 （97 条）	基本运动和转移	仰卧位，向左右转头	
	站立和行走	背着轻背包步行	
	台阶及斜坡	上下自动扶梯	
	跑步和游戏	不用梯子爬出泳池	
	轮椅	用轮椅上坡下坡	

（续表）

领域	内容范围	条目举例	评分方法
社交/认知 （60条）	交往	初次见面适当地打招呼	同上
	沟通	写便条或发短信或电邮	
	日常认知	认识自己的名字	
	自我控制	生气时不会碰撞、打击或咬人	
责任 （51条）	组织和计划	工作中保持个人电子产品整齐有序（如电话、电脑），包括充电、软件更新	您的孩子在以下活动中承担多少责任？ 成年人/照顾者承担全部责任，孩子不承担任何责任
	处理日常需要	去商店或者网上买衣服，包括外衣和内衣	成年人/照顾者承担大部分责任，孩子承担少量责任
	健康管理	遵从医疗需要，包括按医嘱服药、遵守饮食禁忌或其他医嘱	成年人/照顾者和孩子平分责任 孩子承担大部分责任，成人/照顾者提供少量指示、监督或指导
	保持自身安全	安全地使用网络，包括识别陌生人的骗局和不适当的方法，避免发布不合适的影像资料、下载前判断文件的安全性	孩子承担全部责任，无须任何指示、监督或指导 不知道

（二）儿童游戏和社会互动评估及干预

除了基本的日常生活活动，儿童的大部分时间都用在游戏上，就如成人的职业和工作一样。游戏包含了探索、试验、反复体验、模仿周围的同伴和儿童，儿童也通过游戏学习与人的互动，学习社会规则。

1. 儿童游戏发展 有关游戏发展，有经典理论派别（精力过剩理论、休闲或放松理论、练习理论和复演理论）和现代派别（精神分析理论、觉醒-寻求理论、元交际理论、认知理论），但都包含了有关游戏的二元性，即个人表达和社会适应。尽管有关游戏发展的理论众多，但皮亚杰的认知阶段和游戏发展理论依然是广为应用的理论之一。

（1）感知运动阶段（0～2岁）：在此阶段，儿童通过大量的感知运动探索，学习和认知周围环境，获得二个大的认知成就：客体永久性和因果关系。客体永久性是指儿童脱离了对物体的感知而仍然相信该物体持续存在的意识，即当某一物件从儿童视野中消失时，儿童会去寻找该物件，儿童在9～12个月获得客体永久性。而因果关系则是儿童明白了某一行动与结果之间的关联，这也是让儿童反复游戏及尝试的驱动力。

（2）前运算阶段（2～7岁）：运算是指内部思维和操作。儿童从2岁左右开始出现一些概念及象征思维，有一些语言符号，会在游戏中加入一些假扮的成分，但还受经验和想象力的限制，也受其自我为中心特点的限制。随着年龄增长，思维活动增多，但还是以自己的身体和动作为中心，从自己的立场和观点去认识事物，也不能回想起事物变化前的样子，思维不具备可逆性，所以在此阶段，儿童会问很多"为什么"，游戏活动也缺乏组织性和计划性。

（3）具体运算阶段（7～12岁）：这一阶段的儿童具有几个特点：一是具备了可逆性思维，儿童能够反向思考他们见到的变化并进行前后比较，思考这种变化是如何发生的；二是获得了守恒性，儿童能认识到物体固有的属性不随其外在形态的变化而发生改变的特性；三是形成了群体结构，儿童具备了分类、集合等能力。

具体运算阶段的儿童只能利用具体的事物、物体或过程来进行思维或运算，不能利用语言、文字陈述的事物和过程为基础来运算。这一阶段儿童的游戏种类繁多，更具结构性、分类性和计划性，但利用文学及戏剧等进行游戏的能力尚不具备。

（4）形式运算阶段（12～15岁）：当儿童智力进入形式运算阶段，思维不必从具体事物和过程开始，可以利用语言文字，在头脑中想象和思维，重建事物和过程来解决问题。儿童也可以根据概念、假设等为前提，进行假设演绎推理，得出结论。在此阶段，儿童会经常进行棋牌、戏剧及故事类游戏。

随着儿童认知能力的发展，儿童的游戏也从感知运动探索类逐步发展到简单的、单步骤假扮性游戏、多步骤复杂性假扮游戏、合作互动式社交类游戏等。

2. 儿童游戏评估　了解了儿童认知发育及游戏发展的阶段之后，可以通过观察儿童的游戏行为，对其发育水平进行评估，为运用游戏进行干预提供依据。游戏评估可以从观察儿童技能的角度出发，观察儿童一次活动中出现的关键技能，或一段时间内儿童在游戏中表现出的游戏能力和方式，监测儿童的进展。观察儿童游戏行为时，可以关注以下方面的能力：①做什么类型的游戏，探索类、假扮性（简单的、复杂的）。②用什么方式探索，口腔探索、手部基本的操作、复杂的操作（建构性）。③是否有假扮性行动，模仿为主、简单的、复杂的。④是否有计划和组织，单一功能、简单组合功能、复杂组合功能。⑤游戏的导向，专注于玩具（物件）、活动为导向（假扮某项任务）、与人互动。

游戏的核心是快乐，儿童是否真正投入并享受游戏的快乐是儿童能力的体现，也是儿童参与游戏的动机，能够促进儿童社交和游戏技能的发展。具备更多玩乐性（playfulness）的儿童有更强的内在掌控和内在动机，较少受外界条件限制，能够更好地与环境互动。玩乐性测试（test of playfulness，ToP）正是基于这种理念而创立的，用于评估儿童在活动中的玩乐性。

ToP 是一个观察性的评估工具，希望客观记录玩乐性的 4 个元素：内在动机（intrinsic motivation）、内部控制（internal control）、想象（暂离现实，freedom to suspend reality）和组织（framing），适用于 6 个月至 18 岁的儿童和青少年。ToP 需要对儿童的自由游戏进行一段 15 min 的录像，由经过培训的专业人员观看录像，对 30 个项目按照 0～3 分四级对项目出现的范围（extent）、强度（intensity）和熟练程度（skillfulness）进行评分。ToP 的部分条目及评估方法，如表 5-21。

表 5-21　ToP 项目及评分表示例（因版权原因，无法提供完整项目清单）

儿童姓名： 年龄： 评估者： 游戏种类：室内　室外 评估日期：	范围 3 为总是 2 为大多时候 1 为有时 0 为很少或从不 NA 为不适用		强度 3 为高 2 为中 1 为低 0 为无 NA 为不适用	熟练度 3 为非常熟练 2 为中度熟练 1 为略熟练 0 为不熟练 NA 为不适用
项目	范围	强度	熟练度	备注
全身心投入活动中				
决定做什么				
感觉安全，能保持游戏				
努力克服困难或障碍去坚持一项活动				
改变活动，使之更具挑战或更有趣				
享受游戏的恶作剧或搞笑				
享受游戏过程而不仅仅是结果				
假扮他人、假扮做什么事、用一个物件假扮另外的物件				
组合物件或与人合作				
与人讨论达到目的				
参与社交性游戏				
支持他人的游戏				
加入已经在游戏的人群				
开始一个游戏				
扮小丑				
分享（玩具、工具、朋友等）				
发出清晰的提示				
对他人的提示做出回应				
在游戏过程中表现出积极的情感				
从一个活动转换到另外一个				

3. 有关儿童游戏发展的父母养育方式评估

在儿童游戏发展过程中,父母的态度和养育方式非常重要。儿童玩乐性的发展与幼年时父母与儿童的日常互动和游戏非常相关。在父母与儿童的游戏和互动中,可以观察评估父母的态度和技巧,以下行为是应该鼓励的:①父母与儿童有轮替。②父母模仿儿童的行为。③面对面地与儿童交流。④根据儿童需要提供合适的游戏体位。⑤根据儿童需要提供合适的玩具及辅助器具。⑥多用言语,不仅仅是给指令,可以描述孩子的行为、给予嘉奖和鼓励等。⑦减少身体上的帮助和引导。⑧针对正在进行的话题,按照孩子可以理解的水平来提问(谁、哪里、什么),以维持话题。⑨适应孩子的反应和脾气,避免对其进行过多挑战及刺激。

4. 有关儿童游戏发展的社区资源评估　游戏是社会性的,如果儿童能够在社区里有玩伴,将有利于儿童游戏和社交能力的发展。社区的游戏资源可能包括:①家庭游戏活动,父母、兄弟姐妹、亲属等,定期或非定期聚会,自由游戏或结构性游戏活动。②邻里亲子聚会小组,多为非正式聚会,由有相同年龄婴幼儿家长自己组织,进行亲子游戏活动。③幼儿园是每个儿童进行游戏及与同龄小朋友交流的最佳场所,有特殊需求的儿童可能需要在活动、设施、玩具等方面提供适当的支持。④专业的游乐设施及服务机构,提供特定的游戏活动场所及服务。

(三)儿童参与评估和干预

儿童的参与表现在多个层面,前述的日常生活活动、游戏等,都是儿童参与的机会。这里重点讨论与儿童入园及上学相关的内容。

1. 儿童入园功能评估　到目前为止,教育部门没有发布明确的幼儿园入园标准和要求,但实际操作中大多数幼儿园都有自己的标准。美国国家学习障碍中心(National Center for Learning Disabilities)2006年在如何准备儿童入园的文件中提出了一个入园准备检查清单(kindergarten readiness indicators checklist),供家长及早教老师进行针对性的检查及监测,为儿童顺利入园及适应幼儿园生活做准备。内容包括:

(1)语言表达和语言理解方面:大多数时候说完整的句子,理解并跟从至少2步的指令,理解有关位置、方向、大小和比较的词汇(一样/不一样、上/下、先/后、大/小),对在讲的故事进行简单的预测和评论。

(2)学习方法和认知方面:配对2幅一样的图片,物品按物理特性(形状、颜色、大小)分类(一样/不一样、像/不像),物品分组,识别、模仿或重复做事情的某种模式,展示将3张故事图卡正确排序的能力,别人唱熟悉的歌曲、念诗、手指游戏或童谣时会加入,转述听过的简单绘图故事,做简单的拼图(最多4片),指认5种颜色。

(3)语音常识和文字知识:认识自己的名字(打印),指认自己名字中的字、尝试写名字,认出周围环境中熟悉的符号、文字及徽标,知道书的概念:封面和封底、左到右、上到下,做拼音卡片时识别读音相同的2个字,正确配对3个字的读音,用符号或绘画来表达自己。

(4)数学:数几个物件(最多5个),物件与数字(编号)配对(0~5),理解"加"和"减",数字排序(1~5),指认3种形状(圆、方、三角),数1~10,理解多和少的概念(5以内)。

(5)社会/情绪:知道自己是男孩或女孩,知道自己的姓和名,知道父母的姓和名,知道年龄,表达需求,与其他儿童互动,独立自理(洗手、穿衣、如厕),与父母分别时表现无不适,离开后很安心。

(6)身体功能发育:有控制地使用书写和绘画工具及儿童剪刀,抄写图形如直线、圆圈、叉叉、十字;发展高级运动技能如单脚跳、双脚跳、抛接球、拍球。

对于有特殊需求的儿童,可能存在一些特殊的问题需要解决,方能适应幼儿园的生活及教育需求,因此需要对以下情况进行检查和评估,包括:

1)移动方式:身体功能障碍的儿童,移动和位置转移困难,他们可能无法行走,要尽早让儿童学习使用矫形器、移动辅助具(助行器、儿童轮椅),独立完成室内移动和转移。

2)表达方式:表达自己的需求是进入幼儿园的基本要求之一,对于有语言障碍、无法用常规方式与人沟通的儿童,需要为儿童预备其他的沟通和表达方式,让他们能够表达最基本的需求,如喝水、如厕、冷、热等。要尽早教幼儿使用手势、声音、图片等表达自己的需求。

3)桌椅:身体控制能力低下的儿童,需要更稳定的桌椅,也可以增加扶手、靠背支撑等。

4)自理活动辅助用具:肢体残疾儿童可能无法使用普通厕所、洗手池及进食的餐具等,需要检查幼儿园是否有适合肢体残疾儿童使用的厕所等设施,如增加扶手,用方便转移的便盆或坐便,特制的水杯、碗和勺子等,也需要从小训练幼儿学习使用辅助用具。

5)老师及幼儿园同学对儿童及其特殊需求的认识和了解,具备一定的与特殊需求儿童进行沟通和相处的技巧。

6)有特殊需求的儿童可以参加的游戏及活动安排,有适当的玩具和设备。

7)儿童从家到幼儿园的交通安排。

2. 儿童入学功能及表现评估　接受义务教育是每个儿童的基本权利,包括有特殊需求的儿童。但是儿童入学之后,是否真正接受到了适当的教育,需要进行细致的评估方可了解。

学校功能评估(school function assessment,SFA)是由美国作业治疗师 Coster 和其同事们在1998 年设计的,其目的是评价和监测学生在学校环境中非学业类或功能性任务和活动的表现,适用于幼儿园至小学 6 年级的有各种残疾的学生。

尽管 SFA 是以美国的教育体系为基础的,但已经被很多国家的研究人员在本国学生中试用,包括中国台湾和中国大陆。

SFA 是一个指标对照的、判断式问卷评估,由一个或多个熟悉学生、并观察过学生学校日常活动表现的学校工作人员完成,总共需要 90~120 min。项目都是可测量的行为性术语,可以直接用于学生的个性化教育计划(individualized educational plan,IEP)。SFA 包括 3 个部分:

(1)第一部分:参与(participation),评估学生在 6 项主要学校活动上的参与程度。

1)普通或特殊的教室。

2)游乐场或休闲场所。

3)上学和放学的交通。

4)进出教室。

5)如厕活动。

6)进餐或茶歇时间。

参与程度采用 6 级评分方法:严重受限、参与很少的活动、持续监督下参与所有活动、偶尔辅助下参与所有活动、改良的参与、完全参与。

(2)第二部分:任务支持(task support),评估学生目前接受哪些支持,以完成学校相关功能性活动及有效参与教育活动。任务支持包括以下 2 类:

1)协助(成人帮助,1 为大量协助;2 为中等协助;3 为少量协助;4 为无协助)。

2)适应性活动(改良环境、修改课程,如特殊设备或改良材料,1 为大量改动;2 为中等改动;3 为少量改动;4 为无改动)。

(3)第三部分:活动表现(activity performance),评估学生具体学校功能活动的表现。SFA 包含全套 18 个活动的评估量表(activity performance scale),采用 4 级评分法对每项活动进行评分:1 为不做;2 为部分做;3 为表现不稳定;4 为表现稳定。SFA 的部分内容,如表 5-22。

表 5-22　SFA 活动表现量表及大致内容

量表	大致内容及举例
行动	进出学校内的建筑物
维持和改变体位	将自己从一个位置移动到另外一个位置,如从椅子上站起来
娱乐性运动	玩运动类游戏、使用休息设备,如休息室
运动类的操作	捡起东西、写字、携带材料
使用材料	使用教室内的工具和材料,如笔、书本、纸
准备和整理	为活动做准备和活动后整理
饮食	进食一般的学校餐
卫生	大小便控制,便后清洁
衣服管理	在学校按照需要穿脱衣服
功能性沟通	表达需求、交换信息
记忆和理解	记得方向、地点和作息时间
参与社交会话	表现出社会认可的方式
执行成人的指示和学校规章	观察学校及教室内的规章,如听讲、走动
任务行为/完成度	留意指令及教室内的活动,对人的反馈做出回应
正向互动	采用切合社会准则及任务背景的方式与同伴适当互动

（续表）

量表	大致内容及举例
行为调节	在挑战性或负面情境下控制行为
个人形象意识	检查/维持适当的外表
安全	在可能有危险的状况下表现出谨慎

研究证据显示，SFA 既适用于在普通学校的有特殊需求的儿童，也适用于在特殊学校上学的儿童。为了提升儿童的参与性及活动表现，除了大的物理环境，如无障碍通道、卫生间等，还需要从课程设置（内容和进度）、互动方式（电脑屏幕和键盘替代纸质）、沟通方式等方面做出特别的设计和安排，更重要的是对学校老师进行有关特殊需求儿童的培训，在学校内提供专业的技术支持，这些都应该成为在社区工作的作业治疗师的关注点。

3. 儿童和青少年参与评估 为了全面评估儿童和青少年在家庭、学校及社区的参与性，Gary Bedell 研发了儿童青少年参与量表（child and adolescent scale of participation，CASP），通过对父母/照顾者进行访谈，了解受试者与同龄儿童相比的参与程度。请参考 https://www.canchild.ca/en/resources/225-the-child-and-adolescent-scale-of-participation-casp，了解量表的完整信息。

（四）青少年向成年过渡的作业治疗评估和干预

青少年期是个体从不成熟走向成熟的过渡时期，非常关键。由于青少年在这个时期身体结构和功能逐渐成熟，独立性增加，对外界事物充满兴趣，因此青少年可能会增加对周围不同事物的探索，也可能因为理想主义的信念而愤世嫉俗；他们可能开始规划未来，希望在家人、朋友和社会中建立有意义有价值的角色，也可能冒险而产生高危的行为；由于荷尔蒙的作用，他们可能变得冲动，情绪不稳定，与性发育有关的心理问题也可能出现。有特殊需要及功能残疾的青少年同样经历这样的发展阶段，但是他们的需求常常被忽视。

从青少年向成人期过渡是作业治疗的一个重要领域，其根本目标就是为青少年进一步接受高等教育、就业或者独立生活做准备。他们需要发展自我选择、自我判断、自我决策及适应能力，适应环境的变化、学习监测自己的行为和承担自己的责任，

选择健康的生活方式及社交行为。

1. 青少年角色评估（adolescent role assessment，ARA） 职业选择和培训是青少年时期的一项重要任务，在社区工作的作业治疗师需要关注。工作技能和工作行为的获得和保持是一个发育的过程，从童年期就开始，延续到青少年、成人及老年阶段。职业能力的发展和儿童及青少年时期的职业角色参与和发展密切相关，青少年角色评估就是用来收集儿童和青少年这方面信息的工具。

ARA 包括 6 个方面的功能：童年游戏、家庭内社会化、学校社会化、同伴社交、职业选择和成年后工作，每个领域有 2～6 个具体问题，共 21 个项目；针对每个项目，询问 2～4 个有关概念的理解、识别和判断的问题，然后根据受试者的回答，按回答适当（appropiate，2 分）、回答沾边（marginal，1 分）和回答不适当（inappropriate，0 分）予以评级。ARA 总分为 42 分，35 分或以下被认为分数偏低，角色参与的技能较弱，在职业选择及发展意向方面需要更多的支持（表 5-23）。

表 5-23　ARA 项目

	童年游戏（第一发育阶段）
项目 1	活动
项目 2	规则
项目 3	互动
项目 4	有趣
项目 5	榜样
项目 6	兴趣
	少年期家庭内社交（第二发育阶段）
项目 7	互动
项目 8	责任
项目 9	经济
	少年期学校内社交（第二发育阶段）
项目 10	一致性
项目 11	责任
项目 12	反馈
项目 13	榜样
项目 14	活动
	少年期同伴社交（第二发育阶段）
项目 15	活动
项目 16	时间

（续表）

	童年游戏（第一发育阶段）
项目17	社区
	少年期职业选择
项目18	工作态度
项目19	选择的阶段
	成年期工作
项目20	目标
项目21	有趣

2. 角色评估清单（role checklist，RC） 定期评估青少年对自身角色的认识及未来的兴趣，有利于制订个性化职业发展目标，并进行针对性训练和支持。

角色评估清单从 Frances Oakley 在 1981 年研发以来，经历了从第 1 版单纯评估所担任的角色及重要性，第 2 版增加角色表现质量的评估，到第 3 版则只评估角色表现和满意度，更加重视受试者的内在认知和感受。这一访谈性评估，可运用于成人，也可运用于青少年；可以反复使用，评估青少年的角色表现进展（表 5-24）。

表 5-24　角色评估清单（第 3 版）

	目前是否担任	"是"的项目，回答对表现是否满意			"否"的项目，回答是否有兴趣		
		非常不满意	满意	非常满意	现在想做	将来要做	没兴趣
学生							
工作人员							
自愿者							
照顾者							
家务劳动							
朋友							
家人							
教友							
业余爱好者							
组织成员							

初次评估一段时间后，再次评估时可以看受试者担任的角色是否有变化、对角色的满意度是否有增加及兴趣是否有变化，指导个性化目标制订和干预计划。

3. 父母青少年社会感知评估　社会感知或社会敏感性是一个非常复杂的过程，包括通过感觉留意到，并精确地解读和理解社交伙伴给出的语言和非语言线索。这是一种社交的能力。Joyce Magill-Evans 等认为，儿童和青少年对非语言类线索的识别能力随年龄稳定增长，能够反映儿童和青少年的社会感知能力，因此研发了儿童和青少年社会感知测量（child and adolescent social perception measure，CASPM）。CASP 由 10 段不到 1 min 的录像组成，每段录像介绍一个标准化场景，要求受试者辨别其中的非语言社交线索。

4. 青春期及情绪问题　有发育或精神残疾的青少年同样面临着青春期问题，包括女性的月经、男性性冲动等，需要尽早和父母及儿童讨论有关问题，进行相关指导和干预，必要时转介专业的心理咨询及治疗。

5. 青少年教育和职业培训　很多有残疾的青少年都没有得到适当的童年期教育，当他们开始参加社区里相关职业培训等项目时，可能遇到很多不适应，如文化程度偏低不能理解培训内容、身体功能障碍不能从事普通的职业安排，需要服务机构、社区及家庭共同协作，提供适合残障青少年的教育和培训项目。

第二节
与伤残妇女相关的社区作业评估与实施

一、妇女社区作业治疗评估

（一）个人情况评估

1. 身体机能情况评估　包括体能、感官、认知、心理及社交情况。初步了解伤残妇女的能力。

2. 信心评估

（1）伤残妇女照顾自己的信心：若能力足够但自信过低，会使她们减少参与作业活动；而能力不足但自信过高，则会增加她们参与作业活动时的危险。能力和自信心的适当配合，有助于制订切实可行而且切合他们生活需要的治疗目标及方法，增加治疗的成效。

（2）照顾者信心评估：照顾者照顾伤残妇女时的信心及压力同样影响治疗成效及伤残妇女的作业活动的表现，因此应给予相应的评估。

（二）活动能力评估

治疗师应详细查问伤残妇女的日常活动内容及活动时间表，了解她们在进行这些活动时所面对的困难及所需要的帮助等。此外，应实地评估伤残妇女的自我照顾方法、自我照顾能力、家居安全情况、社区活动范围及社区活动能力等。

（三）环境评估

环境评估是社区作业治疗的重点，社区作业治疗师可以根据临床经验、伤残妇女的类型及其处所环境的类型，设计适用的环境评估清单，评估伤残妇女的家居环境，记录可以影响伤残妇女作业活动表现及安全的数据。例如，座椅高度、座便高度、床高、门宽、通道宽度、门槛高度及斜坡斜度等。建议作业治疗师在伤残妇女许可的情况下拍摄环境情况，方便日后制订环境改建方案。

二、社区作业治疗的实施

（一）训练的内容

1. 家居训练　治疗师应协助伤残妇女制订日常生活活动计划表，以及为她们提供日常生活技能训练及余暇活动训练，在作业上发挥潜能。另外，还需要设计日常生活时间表，在她们家中实地提供自我照顾及家务训练。

2. 社区训练　购物训练、财政预算训练，使用交通工具的训练、认识社区资源及使用公用设施的训练等。

3. 社区无障碍设计　楼梯、人行天桥、人行隧道及上下坡坡度太陡、街道的路边石太高；没有失明人士过路设施；在斜道及楼梯两旁没有合用的扶手，楼梯边缘及梯级颜色对比不够鲜明；有人为障碍等。

4. 家居环境设计及住所改造　根据伤残妇女的个人情况、自我照顾能力及生活所需，治疗师通过问卷调查结合居住地现场评估，分别从居住环境、工作环境、社区环境3个不同的角度进行评估，通过评估发现限制伤残妇女回归家庭与社区、社会生活的问题。初步发现伤残妇女可能存在的问题，更有针对性地结合实地考察和测量，观察她们在实际环境中的生活活动，精确和全面地为伤残妇女提供环境改造的解决方案，减少环境及家居危险，提高家居安全及自我照顾能力。

5. 照顾者培训　治疗师应教授照顾者照顾技巧、护理技巧、辅助器具的安全使用、健康饮食管理、与伤残妇女相处的技巧、自我压力管理等。

6. 社区资源运用　协助伤残妇女及其家人的需要，认识社区资源的种类及其服务内容。在提供专业评估和治疗的同时，治疗师要敏锐地观察伤残妇女及其家人的需要，为其灵活配套及转介合适的社区资源，支持他们在社区生活。

7. 转介适当的服务　作业治疗的理念是全面性的，因此社区作业治疗师除了提供作业治疗服务外，也会按伤残妇女的个别需要，而转介至其他适当的服务。例如，治疗师会向独居且无人照顾的长者、伤残或长期病患提供家居照顾服务的信息，治疗师也会转介伤残妇女到长者日间护理中心。

8. 社区支持网络资源的构建

（1）个人资源网络的构建：个人资源包括个人的自我功能和应对能力等。个人资源网络不是静态的人际关系，而是一种人际沟通的关系，只有互动和双方共同努力，才能更好地发挥社区支持网络的作用。对于伤残妇女而言，协助其改变对伤残的态度或学习某些技术和方法去解决所遇到的问题，以充分挖掘及发挥伤残妇女的自我功能，提升其应对相关事件的能力。

（2）社区资源网络的构建：人类的生存需要与他人共同合作，并依赖他人协助，所以单靠伤残妇女自身的力量，难以应对伤残及未来生活。社区资源网络构建包括构建家庭及人际关系网络和同辈支持网络。

1）构建家庭及人际关系支持网络：首先，协助伤残妇女辨识社区内潜在而有帮助的人际网络及服务资源。例如，家人、用人单位、个人社交关系网、社区组织等。其次，鼓励及激发这些人际网络发挥作用。再次，调动不同的可运用资源和支持网络去支持伤残妇女。

2）构建同辈支持网络：协助发展和设立一些

互助或支持团体,以加强伤残妇女的互相支持,从而促进其成长。

(二)社区作业治疗过程

1. 出院前准备

(1)评估内容:伤残妇女的病情、身体机能、活动能力和自我照顾能力、家庭情况、社会资源等,与伤残妇女、照顾者、医师、护士及其他专职医疗团队进行个案讨论,制订出院计划。

(2)训练内容:根据伤残妇女及家人需要提供训练,包括教授照顾者照顾伤残妇女的方法,建议使用适当的辅助器具,家庭关系处理的技巧。对于有条件的地区,可以转介伤残妇女到当地的家庭综合服务中心,托养机构等,以便选择合适的服务:家居照顾服务、送饭服务、家务助理、日托服务。

(3)训练方式:在常规治疗之外,可以选择团体辅导的训练方法,建立同辈支持。还可在出院前居家探访,评估家居环境及提议环境改建,为伤残妇女准备一个安全而且合用的家居环境,并且帮助她们早日出院,重返社区。

2. 出院后跟进

(1)出院后跟进的目的:社区作业治疗是一种延伸性服务,在此过程中评估出院计划的成效。修改训练计划及强化照顾者照顾技巧,重新评估伤残妇女使用辅助器具的需要及方法,确保她们安全、正确地使用辅助器具,减少照顾者的负担及提高伤残妇女的自我照顾能力。重新评估家居及社区环境和伤残妇女之间的互动情况,检讨及修改家居改建建议和社区训练计划,使伤残妇女克服环境困难,融入社会。

(2)出院后跟进的形式:持续性的电话随访,家居及社区的探访,以及恰当的转介服务。

3. 社区长期随访服务
确保伤残妇女能在家中及熟识的社区中得到持续性的作业治疗服务,从而令她们能健康、安全地持续家中及社区生活,有效减低她们的再入院率。帮助她们维持身-心-社三方面的健康,促进她们重新融入社区生活。

与儿童和妇女相关的社会服务支持

一、社会服务的内涵

社会服务以提供劳务的形式来满足社会需求的社会活动。狭义的社会服务指直接为改善和发展社会成员生活福利而提供的服务,如衣、食、住、行、用等方面的生活福利服务。广义的社会服务包括生活福利性服务、生产性服务和社会性服务。生产性服务指直接为物质生产提供的服务,如原材料运输、能源供应、信息传递、科技咨询、劳动力培训等。社会性服务指为了促进整个社会正常运行与协调发展而提供的服务,如公用事业、文教卫生事业、社会保障和社会管理等。社会服务按服务性质可分为物质性服务和精神性服务。

社会服务,也可称为社会福利服务、个人社会服务或社会照顾服务,一般指的是由政府或非政府组织为公民提供的非现金形式,具有社会福利性质的个人或社区服务,是公共服务中的一部分。结合李兵等人在《社会服务》一书中对社会服务的定义,社会服务是指国家向社会特殊(弱势)群体提供各种形式的帮扶,从对象范围上看,不同于面向所有公众的公共服务,社会服务是面向困难群体、弱势群体或存在严重社会问题的人群,如老年人、妇女、儿童和家庭、残疾人、吸毒者和照料者等。

二、有特殊需求的儿童社会服务支持

在 ICF(WHO,2001)的框架中,环境是影响儿童活动和参与的重要因素;环境不仅仅是指建筑物、交通设施等物理环境,也包括了社会态度、国家政策、社会支持及配套服务等人文环境。为了促进有特殊需求的儿童活动和社会参与,需要不同层面、不同内容的社会支持性服务;一部分可能与康复服务直接相关,专门为有特殊需求的儿童服务,另一部分可能是通用型的,普通儿童和有特殊需求的儿童都可以使用。作业治疗师的角色是向有需要的儿童及家庭提供相关服务和资源的信息,并在必要时提供适当调整，提供使用培训及效果评估。

（一）个人照顾及托养服务

1. 照顾人员培训　除父母之外，部分有特殊需求的儿童也可由保育人员照顾，这时对保育人员进行必要的培训，将有利于他们更好地照顾儿童，也减轻他们在照顾儿童过程中身体和精神上的压力。

目前，各级残联不定期举办残疾儿童家长及保育人员培训，有助于使儿童得到更好的照顾。这是因为民政部有养老护理员培训上岗制度，却没有针对儿童照顾的培训。

由社会力量举办的家政人员培训，内容及要求标准都不统一，对于有兴趣的机构，治疗师可以考虑与之合作，开展针对有特殊需求人士（包括儿童）照顾服务的专项培训。

照顾人员培训的内容，除了传统上关注的身体功能障碍（体位、转移、日常功能等）之外，还应该关注特殊需求儿童的心理、情绪、行为、沟通等方面的需求，让照顾人员了解基本的知识，能够与儿童进行适当沟通，处理他们的行为问题，促进生活独立及社会交往能力的发展。

2. 托养服务　对于年幼及功能障碍程度较重的儿童和青少年，父母照顾的压力非常大，可能需要短暂的舒缓时间；也有部分父母因为工作或其他原因，无法亲自照顾自己的孩子；这样，他们就需要将孩子完全交托给其他人照顾。

近年来，残疾儿童托养服务越来越受到政府的重视，各地残联和民政部门都开发了残疾儿童托养服务，如残联康复中心、儿童福利院等，包括日托、周托甚至更长时间。在儿童接受托养服务时，家长需要尽量安排时间经常接孩子回家、与孩子见面和交流，避免儿童产生被遗弃的感觉，促进心理及社会技能的发展。

对于部分需要短暂托养的父母，目前专门提供此类服务的机构很少。在一些康复机构内部有父母小组，组员之间交互提供短时照顾服务，给父母提供适当的舒缓机会。有一些社区的社会工作者、志愿者组织也提供此类服务。在社区工作时，作业治疗师可以从多个方面支持父母这方面的需求，包括：①鼓励父母之间、其他家人，分担照顾儿童的责任和压力；②组织社区父母互助小组，其中也可以包括一些有兴趣的普通社区人员；③鼓励有需要的父母寻求支持和服务。

3. 陪伴服务　随着有特殊需求的儿童参与社会活动（如上学）的增多，他们可能需要一些特别的陪伴服务，这些陪伴的作用可能包括：①替代父母，提供一般陪伴和安全保障；②在特殊的场合及特殊的活动中提供专业上的支持。

目前学校陪伴的服务发展很快。例如，在一些大城市，已经出现了专业公司，提供专业教师或治疗师，在学校陪伴有学习困难或行为问题的儿童，帮助他们融入课堂和完成学校的活动。

（二）休闲娱乐服务

大量研究发现，有功能残疾及特殊需求的儿童在参与学校和社区活动方面，其参与频率及程度都明显低于普通同龄儿童，而休闲娱乐活动的差距更大。影响有功能障碍的儿童参与休闲娱乐活动的原因很多，如交通不便、没有适当的游乐设施、没有适当的体育运动项目等；另外不可忽视的原因还有，社会对残疾儿童参与社区休闲活动的消极态度，以及儿童自己和家人的勇气和信心，当然这是需要在很多的参与机会中逐步建立的。

在国外发达地区，有很多可以借鉴的方式，可以促进有功能障碍的儿童更多参与休闲娱乐活动。美国有一个"Go Baby Go"项目，在很多医院和机构推行，为8个月以上的婴幼儿提供儿童汽车改装，让他们有机会独立地移动和探索环境，增加在家庭和社区参与娱乐及社交活动。加拿大一家公司专门为肢体残障人士（包括儿童）提供改装的滑雪车（如调整座位，增加更多的固定带）。

近年来，国内的儿童康复项目越来越重视儿童的游戏和娱乐，家长们也为儿童们提供更多的机会，如去游泳池、动物园、游乐场等；但社会上很少有专门针对有功能障碍儿童的游戏娱乐项目，针对设施的改变和调整也很少，极大地限制了部分障碍程度较重儿童的主动参与。

（三）无障碍交通服务

很多有特殊需求儿童的家长对于无障碍交通的需求似乎不大，尤其是儿童年幼的时候，因为他们可以抱着幼儿乘坐普通交通工具。但是随着儿童长大,他们没法抱其上车下车,并同时搬动轮椅等工具。目前,越来越多的公共交通如公共汽车和地铁都实现了部分无障碍乘坐,但对于公共交通不能到达的地方,如上学、去医院看病、去社交和娱乐场所等,都存在着对专门的无障碍交通服务的需求。

中国香港复康会在香港地区提供无障碍交通服务,有大小不同的车型,有到医院、学校等的固定线路,也有根据客户要求线路和地点的定制服务。由于政府提供部分经费支持,价格比普通出租车便宜。很多家长都认为无障碍交通是保障儿童上学很重要的因素之一。

目前,社区还很少有专门提供无障碍交通服务的机构,有些地区的残疾人联合会康复中心已经开始探索无障碍交通服务,如四川省德阳市残疾人联合会在四川扬康残疾人社区康复培训指导中心的支持下,为康复中心配备了一部方便轮椅直接上下车的无障碍面包车,为有需求的残疾儿童提供服务,目前正在积累更多的服务和运营经验。随着儿童参与学校和社区的机会增多,对无障碍交通服务的需求会越来越多。

(四)社区志愿者服务

社区志愿者服务的范围很广,目前常见的包括:

1. 儿童及青少年小组活动,包括为普通和有特殊需求的儿童和青少年,提供参与和社交的机会。

2. 父母支持小组,为父母提供心理支持、短时托管儿童以舒缓父母压力、信息分享等。

3. 家庭关系咨询和支持。

4. 陪伴服务,包括学校陪读、陪同就医、陪同面试等。

(五)青少年职业训练及支持就业服务

对于年龄较大的儿童和青少年,职业准备和培训非常重要。目前,各地残联都提供残疾人职业训练,但通常开始得比较晚。部分青少年在特殊学校及康复机构,有机会接受职业康复和训练,但社会上提供培训和支持就业的服务非常缺乏,需要投入更多的关注。

三、妇女的社会服务内容

1. 维护妇女权益,关爱弱势妇女群体 围绕社会民生,关爱、关注妇女儿童和家庭等,组织资源,整合社会各界力量,推动妇女工作的实事化、项目化。

2. 大力发展妇女职业技能 引导妇女发挥潜能,实现自我管理、自我发展,成为社会服务的重要参与者。为有需要的妇女提供就业技能培训、劳动就业政策咨询等,从而拓宽妇女的就业途径。

3. 妇女保健咨询与健康指导 妇女的健康状况不仅关乎其自身,而且与其子女的健康紧密相关。大力培育志愿者,深入社区,对妇女进行身心健康的指导。

4. 拓展妇女的社会支持网络 建立妇女互助组织,使她们能以自助助人的方式互助支持。组织志愿者与有需要的妇女建立联系,以便及时提供帮助。

5. 开展妇女的婚恋辅导服务 通过讲座、培训、咨询等服务方式,引导妇女树立文明、健康、理性的婚恋观。

四、与妇女相关的社会服务支持

从宏观、中观和微观3个维度为妇女建立社会服务支持体系。

(一)宏观系统:制度、文化等

1. 制度 国家通过实施各种社会保障措施,使包括广大妇女在内的社会成员享有社会保障的权利。妇女权益的实现与社会保障制度息息相关。《中华人民共和国妇女权益保障法》旨在促进妇女权益的实现,较全面、系统地规定实现妇女权益的社会保障措施。国家从制度方面把控,给予妇女充足的社会服务支持。

2. 文化 实行男女平等是我国的基本国策,保障妇女享有公共文化服务的权益,共享文化发展的成果。直接面向妇女开展社会文化的服务,加强有关妇女的政策、法规,以及妇女典型和各行各业妇女群众的宣传工作。

(二)中观系统:邻里社区、工作单位

1. 邻里社区 以社区为依托,落实与妇女相关的社会服务内容。积极动员引领广大妇女参与

各项主题活动,以达到邻里守望,关爱妇女的目的。同时大力发展妇女志愿者的队伍,发挥志愿者在妇女社会服务中的种子作用。

2. 工作单位　工作单位认真听取妇女的意见与建议,在业务技能上,注重提高妇女的政治、业务综合素质。切实保护妇女职工的合法权益,落实劳动保障措施,解决她们的后顾之忧,做到福利待遇男女平等,大力开展巾帼建功。

(三)微观系统:个人生理、心理

妇女需要了解自己各个阶段的生理、心理的特点,树立自尊、自信、自立、自强的精神,学习文化知识和实用技术,提高文化科技素质。

第四节
教育配套服务与政策提供

1994年联合国教科文组织在西班牙萨拉曼卡市"世界特殊教育大会"上颁布了《萨拉曼卡宣言》,明确提出了"全纳教育(inclusive education)"的思想。2006年联合国《残疾人权利公约》进一步阐述"全纳教育包括根据残障儿童的个体需求,提供合理的解决方案"。《中华人民共和国义务教育法》强调每个儿童接受义务教育的权利,在第19条中指出:"普通学校应当接收具有接受普通教育能力的残疾适龄儿童、少年随班就读,并为其学习、康复提供帮助。"同时也强调政府要根据需要设置特殊教育学校(班),保障残疾适龄儿童接受义务教育。

目前,国家政策保障每个适龄儿童接受义务教育的权利,为有特殊需求的儿童提供多种接受义务教育的途径,主要包括以下方面:

一、普通学校普通班

处于临界状态或轻度功能障碍的儿童,在学校和家庭提供一定辅导和支持的前提下,大部分都可以很好地适应学校生活。部分肢体功能有明显障碍,但认知水平正常的儿童,在家人的支持和帮助下,可以正常地完成学业。目前,部分学校的物理环境障碍有改善,为肢体残疾儿童接受普通教育提供了便利。

二、普通学校融合教育班

目前,在很多县级的小学,为功能障碍比较明显、存在比较明显困难的儿童设立了融合教育班。融合教育班的儿童根据能力,参与普通班级的部分课程,其他有困难的方面进行单独教学。他们的学习大纲可能和普通班级有一定区别,儿童会花一定的时间训练有障碍的功能部分,学校也会提供比较多的支持,如允许家人陪伴等。这种情况主要在小学阶段,中学阶段少有这样的服务,再加上距离学校较远,家人很难提供支持,导致部分儿童完成小学学习后无法继续中学学业,只能遗憾地回家或去特殊学校。如果中学可以提供比较多一点的支持,如生活老师帮助住校学生,可能会减少这种情况。

三、特殊学校

传统的特殊学校主要针对视力障碍、听力障碍和智力障碍的儿童,现在很多特殊学校开始招收肢体功能障碍的儿童,但出现了很多挑战。例如,有些特殊学校要求儿童能够基本完成生活自理才能入学、学校老师不知道如何处理儿童肢体功能障碍的问题、教育课程或教学方式无法适应认知水平较高的肢体功能障碍儿童等。

四、送教上门

近年来,对部分功能障碍程度较重的儿童,残联和教育部门一起进行送教上门服务,让每个儿童都有接受教育的机会。但是送教上门的师资队伍有时候不稳定,教学计划可能不系统,评估和考核机制也不太完善,对儿童的学业水平提升的效果还缺乏证据。

总之,国家对有特殊需求儿童的教育,从政策层面上已经有了安排和保障,但在操作层面上还存在很多挑战。例如,如何为普通学校老师提供有关特殊需求儿童的培训和技术支持、特殊教育和康复专业人员如何进入普通教育机构为学生提供常规支持、特殊学校如何扩大服务范围和能力(如接收肢体障碍儿童和行为障碍儿童)、学校的课程及教学设备如何适应更多有学习及沟通困难的儿童等。在这些领域,作业治疗师的作用非常重要,在学校环境的改善、适当教学工具的设计和使用、老师的培训、学生辅导等方面都有机会发挥专业的优势。

第五节
备孕与育儿过程中的社区作业治疗

一、备孕过程中的社区作业治疗

（一）备孕的重要性

近年来，出生缺陷率呈逐年上升趋势，每年有多达 80 万～120 万出生缺陷儿。预防出生缺陷特别有效，而且最经济、安全的办法就是进行孕期的产前筛查，早发现、早诊断、早治疗。当今社会工作压力大、生活节奏不断加快，人们的生活状态也发生了很大改变，作息时间越来越不规律，甚至出现熬夜、日夜颠倒的情况。很多女性都有不良的生活习惯。比如，挑食节食、睡眠不好或是饮食不规律等。这对于准备妊娠的女性来说非常不健康，甚至直接影响女性的顺利妊娠，并且妊娠之后还会影响胎儿的正常发育。

（二）备孕需准备多长时间

建议提前至少 3 个月备孕较合适，准备包括身体、心理、经济等多方面。原因如下：

1. 卵子 一个健康优质的卵子，需要 85 天生长周期。这个生长周期就需要 3 个月经周期的时间。因此，在这些卵泡生长竞争的过程中，备孕妇女就需要进行身体的全方位调整。

2. 精子 精子需要 72～90 天的生长周期，也就是说，当精子进入女性体内的时候，实际上是 90 天之前就开始发育的精子。所以，男性要提前 3 个月做好备孕的准备，并且要远离烟酒，加强运动。

3. 细胞代谢体内有害物质 3 个月时间是细胞代谢体内有害物质的一个周期。任何对生殖细胞有影响的药物、有毒物质、不良因素等，应待其在体内完全排除、消失后，在近 3 个月的时间后再受孕。例如，戒烟酒 3 个月后受孕等。

（三）备孕期间的社区作业治疗的干预措施

1. 生理方面

（1）适量运动：夫妻双方在计划怀孕前应进行适宜而有规律的体育锻炼与运动，有利于备孕妇女体内激素的平衡与精子的顺利着床，并且可以促进孕妇体内胎儿的发育和日后婴儿身体的灵活程度，更可以减轻孕妇分娩时的难度和痛苦。

（2）有氧运动：有氧运动能够改善备孕妇女的体质，提高其心肺功能，增强各个关节的柔韧性，且对日后妊娠、生产、照顾婴儿等在身心上能够游刃有余、更轻松地度过。例如，慢跑、散步、游泳、骑自行车和跳绳等的运动。

（3）核心肌群的训练：从备孕期就开始核心肌群的锻炼，其实是关注腹部和背部的肌群，能够减少孕期背痛的问题，分娩时也更有力气推挤胎儿，同时还会加速产后恢复。例如，普拉提、孕妇瑜伽、八段锦等。

（4）盆底肌训练：孕早期最好避免该项训练。从妊娠 28 周（妊娠 3 个月以后）就应该开始盆底肌训练。产后也尽快恢复锻炼。盆底肌训练可以增加膀胱控制力，减少孕期尿失禁的状况，增强骨盆底肌承担子宫重量的负载能力。通过锻炼的骨盆底肌，在分娩时良好的盆底肌弹性可以减轻孕妇的产痛，加快顺产产程。例如，凯格尔（Kegel）运动，阴道哑铃是较为专业的家庭盆底肌训练方式。

2. 心理方面 备孕妇女在备孕期需要调整好自己的情绪问题，保持愉快的心情，开心健康地妊娠，有助于胎儿的智力发育和健康。心情不好的情况下妊娠，对胎儿的健康可能存在影响。

3. 生活方面

（1）调整作息规律：备孕妇女应逐步养成规律的作息，保证晚上 10 时前睡觉；避免过度劳累、紧张。

（2）合理的膳食结构：遵循平衡膳食原则，常吃含铁丰富的食物，选用碘盐，孕前 3 个月开始补充叶酸；禁烟酒，保持健康生活方式。

（3）体重管理：孕前体重调整至适宜水平，尽量使体重指数达到 $18.5～23.9\ kg/m^2$ 的理想范围。合理的膳食，适量的有氧运动。

4. 工作方面 避免生活和工作环境中的危害，如工作环境中会接触到危害的物质（药厂、胶厂、化学、放射性物质等），则需要进行工作岗位的调整，或提前休半年假在家休养、备孕。

5. 社区支持网络资源的构建

（1）个人资源网络的构建：个人资源包括个人的自我功能和应对能力等。个人资源网络不是静态的人际关系，而是一种人际沟通的关系，只有互动和双方共同努力，才能更好地发挥社区支持网络的作用。对于备孕妇女而言，促进其学习某些技术和方法去解决妊娠的相关问题，以充分挖掘及发挥备孕妇女的自我功能，提升其应对相关事件的能力。

（2）社区资源网络的构建：人类的生存需要与他人共同合作，并依赖他人协助，所以单靠备孕妇女自身的力量，难以应对妊娠后的生活。社区资源网络构建包括构建家庭及人际关系网络和同辈支持网络。

1）构建家庭及人际关系支持网络：首先，协助备孕妇女辨识社区内潜在而有帮助的人际网络及服务资源。例如，家人、工作单位、个人社交关系网、社区组织等。其次，鼓励及激发备孕妇女人际网络发挥作用。再者，调动不同的可运用资源和支持网络去支持备孕妇女。

2）构建同辈支持网络：协助发展和设立一些互助或支持团体，以加强备孕妇女的互相支持和经验交流，促进其成长。

二、育儿过程中的社区作业治疗

（一）育儿过程中的问题

1. 父母心理压力大

（1）育儿压力的定义：父母在养育子女过程中感受到的由父母个人方面、子女方面及家庭情境方面等诸多因素所造成的压力，通常表现为因担心养育能力不足而焦虑、惶恐不安、自责，以致不能轻松快乐地生活。

（2）育儿压力的来源：包含正向和负向两部分。前者指父母和孩子相处时的愉快体验、为人父母的成就感，以及与孩子亲密互动时体验到的满足感；后者指父母要花费大量时间教育孩子，无法兼顾生活的其他方面；父母角色负担过重、担心自己的养育能力不足，不能愉快地胜任父母角色，亲子关系或子女的表现未达预期等方面。

2. 养育、教育经验不足　在过去，尤其是初次当父母，几乎所有人都缺乏教育经验，但由于物质

贫乏、教育观念淡薄、孩子众多等各种原因，以前父辈、祖辈们并不太看重教育问题。时代变了，如今的新一代父母普遍重视孩子的教育。他们一方面无法认同、传承父辈、祖辈们的育儿经；另一方面又无法依靠自己去形成一套科学的育儿理念。因此，指导思想的缺失，常常让他们无所适从。

3. 时间和精力不足　在父母群体中，在职父母还是占了绝大部分。人的精力是有限的，工作总是会受到生活的牵绊，如何平衡家庭、孩子和工作的关系，这成为多数在职父母，尤其是职场妈妈的必修课。

4. 育儿观念的差异　无论是夫妻间、两代人间的育儿观念和做法很不相同，不仅会影响孩子的性格，教育的失败，还会造成家庭矛盾和战争。

5. 家庭关系的矛盾　婚后的家庭关系不再像两人独处时那般简单，现实生活总会出现种种挑战，夫妻双方在为之付出牺牲和改变的过程中，内心感到痛苦而彷徨。生育子女后，由于夫妻之间、婆媳之间等育儿观念不一致，做不到统一的思想和行动，原本磨合中的家庭关系变得更加错综复杂。

6. 经济方面的压力　养育孩子的经济成本正在追随房价、医疗价格日日高涨，生儿育女进入高成本时代，主要的开销来源是生活、医疗、教育成本三大领域。

（二）育儿过程中的社区作业治疗干预措施

1. 在社区提供亲职教育服务

（1）亲职教育定义：也称家长教育，是指协助父母获得称职父母角色的经验，同时也包括协助那些打算成为父母的人士，使他们做好准备，能更有效地担当父母角色。

（2）服务方式：在社区内可以建立长期、固定的家庭交流互动场所或家长学习中心。设立亲职教育活动室，举行讲习班、座谈会、提供咨询及专业辅导等活动。治疗师还可以进行定期家访，帮助幼儿父母制订健康饮食、儿童体格发展、儿童语言发展等计划。

2. 父母效能训练

（1）父母效能训练的基本理念：英文简称 P. E. T.，就是 Parent Effectiveness Training，是美国著名心理学家托马斯·戈登博士（Dr. Thomas

Gordo)于1962年创建的。父母效能训练是一种高效的、基本的沟通技巧和解决冲突的方法。P. E. T. 主要包含四部分的内容：如何倾听、如何表达、如何应对冲突和如何度过无问题区。它强调父母是人而不是神，应该受到训练而非责备；认为父母可以通过努力改变自己来预防可能发生的各种冲突；鼓励父母接受挑战，学习新的家教技巧，以自己的成长和发展来影响孩子的成长和发展。

（2）服务方式：主要以团体训练的方式开展，其中使用角色扮演、分组讨论和经验分享等方法。

3. 社区支持网络资源的构建

（1）个人资源网络的构建：个人资源包括个人的自我功能和应对能力等。个人资源网络不是静态的人际关系，而是一种人际沟通的关系，只有互动和双方共同努力，才能更好地发挥社区支持网络的作用。对于初为人母的妇女而言，协助其改变对角色的转变，学习教育子女的技术和方法，以充分挖掘及发挥自我功能，提升其应对生活事件的能力。

（2）社区资源网络的构建：人类的生存需要与他人共同合作，并依赖他人协助，所以单靠母亲自身的力量，难以应对未来生活。社区资源网络构建包括构建家庭及人际关系网络和同辈支持网络。

1）构建家庭及人际关系支持网络：首先，协助初为人母的妇女辨识社区内潜在而有帮助的人际网络及服务资源。例如，家人、用人单位、个人社交关系网、社区组织等。其次，鼓励及激发这些人际网络发挥作用。再者，调动不同的可运用资源和支持网络去支持妇女。

2）构建同辈支持网络：协助发展和设立一些互助或支持团体，以加强初为人母的妇女互相支持，经验交流，促进其成长。

第六节
处理暴力伤害及伤害后自我管理的作业治疗

一、针对儿童的暴力伤害及伤害后自我管理的作业治疗

针对儿童的暴力伤害并不少见。有功能障碍的儿童，可能缺乏自我保护能力，受到暴力伤害的机会可能更多。在这方面，作业治疗师可以从以下3个方面进行干预：

1. 提供父母和照顾者支持，预防施暴发生。减轻照顾者压力，必要时进行照顾者压力评估，及时发现可能施暴的风险，必要时转介至其他专业人员以提供需要的相应服务。

2. 对年龄较大儿童和青少年，进行沟通方式训练和指导，支持其与父母、照顾者和同伴沟通，避免因为沟通不畅而产生与他人的矛盾，引发暴力伤害的发生。可以用小组活动等方式，帮助儿童学会识别不同情绪，识别暴力征兆。

3. 对遭受暴力伤害的儿童，尤其是反复遭受暴力的儿童，作业治疗师要帮助儿童脱离暴力状态或环境，必要时转介至专业心理及社会工作服务，合作处理儿童遭遇伤害后可能发生的心理、情绪、行为等问题。

二、针对妇女的暴力伤害及伤害后自我管理的作业治疗

2013年，由WHO发布的《针对女性暴力的全球及区域评估：伴侣暴力和非伴侣性暴力的现状及其健康影响》，这份报告由WHO和伦敦卫生与热带医学院及南非医学研究理事会合作完成。报告首次系统研究了女性遭受伴侣暴力和非伴侣性暴力的全球数据，并详述了暴力对女性身心健康造成的影响。此报告中显示：全世界约35%的女性经历过伴侣对其实施的身体或性暴力，或非伴侣实施的性暴力。伴侣暴力是女性遭受的最常见的暴力形式，其对女性健康的影响包括造成其死亡和受伤、抑郁、酗酒、性传播感染、意外妊娠和流产等。

家庭暴力是一个全球性的社会问题，在世界各国，家庭中虐待妻子的现象都十分常见。据世界银行调查统计，20世纪全世界有25%～50%的妇女曾受到过与其关系密切者的身体虐待。我国家庭暴力发生率为29.7%～35.7%，其中90%受害者为妇女。家庭暴力引起的后果是严重且是多方面的，家庭暴力极大地危害社会和谐、家庭稳定及妇女儿童的身心健康，对个人、家庭及社会生活等各方面造成不可挽回的损害。因为发生在家庭中而

得不到及时有效的制止和处理,很容易导致婚姻的破裂和家庭的离散,同时使加害人有恃无恐。且发生家庭暴力的家庭中的儿童通过耳濡目染、潜移默化,在他们成长后大大增加了使用暴力的可能性。

三、家庭暴力的内涵

(一)家庭暴力的定义

最新出台的《中华人民共和国反家庭暴力法》将家庭暴力定义为:"家庭暴力指家庭成员之间以殴打、捆绑、残害、限制人身自由以及经常性谩骂、恐吓等方式实施的身体、精神等侵害行为。"该法明确表明国家禁止任何形式的家庭暴力。国外学者对家庭暴力最常见的定义:家庭暴力是发生在家庭成员(如夫妻、同居伴侣等)之间的暴力行为,对其中一方生理或心理上造成的伤害。国内学者常常将家庭暴力扩展到所有家庭成员之间,对家庭暴力的定义也更加宽泛。通常认为家庭暴力是指发生在家庭成员之间的暴力行为,从暴力的受害者来看,大致可分为配偶暴力或婚姻暴力、儿童暴力、老年人暴力、手足暴力。

本节所提及的家庭暴力是指发生在夫妻之间的暴力行为,主要是丈夫以殴打、残害、捆绑、限制人身自由以及经常性谩骂、恐吓、威胁等方式对妻子实施的身体、精神和性方面的侵害行为。家庭暴力直接作用于受害者身体,使受害者身体上或精神上感到痛苦,损害其身体健康和人格尊严。

(二)家庭暴力的形式

家庭暴力的发生率依次是精神暴力、身体暴力、性暴力及经济控制。在存在暴力行为的家庭中,男性更多地采取精神暴力和身体暴力的方式处理夫妻冲突。

(三)家庭暴力的特点

1. 普遍性和严重性 1/4的家庭存在家庭暴力,平均每7.4 s就有一位妇女遭丈夫殴打,有20%～30%的女人遭受现任或前任男友的肉体上的虐待。美国家暴受害妇女超过强奸、抢劫及车祸受害妇女的总和。家庭暴力是妇女遭受严重损伤的最常见的原因,约占女性他杀死因的40%。

2. 反复性发作 家暴的发生一般呈循环性,其过程为:

(1)紧张状态阶段:双方出现言语攻击和敌对状态的同时,伴随对女性自信心的彻底打击。虐待者通过控制女性接近家人、朋友、钱、散步闲逛等方式孤立、隔离受害者。

(2)暴力阶段:紧张、压抑状态爆发为对女性攻击、袭击,随着紧张的缓解,施暴者可能表现出对女性的歉意、温柔。

(3)亲密阶段:反复攻击的施暴者常表现出深深的良心谴责、悔恨和不再有类似行为发生的誓言,女性常满怀希望,认为施暴者会改变,但是绝大多数情况是,这一循环再次简单的重复。

3. 形式多样 肉体损伤(占21%～34%),性攻击(占34%～59%),精神情感上的折磨(如伤害的威胁,恫吓威胁,使之极度嫉妒,对其剥夺占有,对其进行躯体上或社会上的隔离、孤立等)。对受害者来说,多种暴力形式常合并出现,且反复发生,越演越重。施虐者对女性进行肉体上的攻击可表现为:用武器袭击或打击,殴打,用拳或物击打,用拳猛击,打烂,踢,烧,掌掴,用武器(刀、枪)威胁等,合并出现,且反复发生,越演越重。

4. 暴力发生隐蔽 暴力发生隐蔽,难以防备妇女处于危险环境中的时间较长,暴力的发生常常不为人所知,暴力发生时妇女常处于无防备状态。

5. 反复受伤 检查受害者,可发现不同恢复期的损伤。受害者的临床损伤特点中典型的损伤包括:挫擦伤,小的撕裂创,主要集中在头面部、颈部、躯干部,与其他致伤原因、类型比,乳房、胸部、腹部损伤较为常见。

四、暴力伤害后的干预措施

结合国内外的家庭暴力干预的模式及方法,开展的多机构合作或多部门联动形式的干预方法是较为行之有效的。多机构合作或多部门联动,联结公安、司法、医院、妇联、中介组织及其他部门,建立起多层次多机构的社会支持体系,基于社区本身的服务需求,推动反家庭暴力工作深入社区的行动过程。以社区为依托,多机构的合作来干预家庭暴力事件的发生及其引发的伤害。以社区为基地,可以将包括警察在内的司法、医疗、街道居委会等社会支持系统联合起来,形成一个防治家庭暴力的工作网络。因此,将对家庭暴力的干预工作是基于社区的综合性的、整体性的干预方法视作社区综合干预模式。下面将立足社区,从社区作业治疗的视角,总结归纳相关的干预措施。

（一）加强医护人员的社会性别及干预理念的培训

通过滚动式的培训对医护人员进行知识培训,帮助医护人员识别求医妇女中受到暴力对待的人,让医护人员为受暴妇女提供心理关怀,帮助其联系社会资源,建立支持,终止家庭暴力。这样建立起了医院与社区的合作网络,共同干预家庭暴力。

（二）链接相关的社区资源

整合资源的职责,帮助家暴妇女寻求政府、妇联、法律援助、公共机构多方面的援助,建设一个医院链接外部资源的网络,让医院接收的家暴妇女能够获得除医疗以外的有效帮助。

（三）予以充足的情绪支持

妇女遭受到暴力伤害后,都会有强烈的情绪反应:悲伤、恐惧、失望、愤怒、焦虑等,这种情况下,治疗师需要给予相当多的情绪支持,协助受害者平复情绪,面对问题。治疗师要以服务者、协助者的姿态温暖、关怀接纳的妇女,以自然、坦诚、真实、开放的行为分享自我。

（四）激发妇女自身的潜能和力量

1. 治疗师与家暴妇女建立信任关系。信任关系的建立可减少她们的焦虑与防卫,进而激发其本身的力量去解决自己面临的困难和问题。

2. 治疗师的介入方式系统化、多元化。以利于协助妇女处理自己的问题和给予情感上的关怀,如给予支持鼓励、情绪疏导、调整心态、转变观念、改变行为,治疗师作为妇女的同行者,应当帮助其争取环境的改变。

3. 治疗师要善于发现和肯定妇女的能力、特长及优势,激发其改变的动机,促使其保持持续改变的动力。

（五）家庭关系的处理

1. 在家庭内部建立良好的沟通机制 治疗师教授妇女如何沟通,对于预防和制止家庭暴力,建设和谐家庭是十分重要的。创造轻松愉悦的家庭氛围、主动和对方聊天、在家庭内部定期举行小型茶话会、不定期地给家庭成员创造惊喜或浪漫都是非常好的沟通方式。但有时要家庭成员之间主动沟通是十分困难的,针对这种情况,治疗师可以在社区内开展一些有利于促进夫妻交流或者家庭成员共同参加的活动。例如,社区运动会、夫妻角色互换游戏、社区座谈会、社区茶话会、社区联欢晚会,鼓励并组织家庭成员共同参加。

2. 转介服务 治疗师应转介给其他的专业人士,由心理咨询师或者社区内的社工提供家庭关系的辅导。

（六）拓展社会支持网络

治疗师组织妇女小组活动,通过兴趣类、成长类、教育类等的小组形式,搭建互助的平台,营造安全可靠的氛围,妇女可在小组中分享心事,学习新技能,提升社交能力等。

（七）治疗师善于发动社区的力量

向全社会宣传,调动更多的资源,形成全社会反对家庭暴力的良好氛围环境。

1. 加强宣传,进行反家庭暴力的社会倡导应加强法律法规的宣传,充分利用社区布告栏、宣传板,登载一些有关反家庭暴力的内容;加强社区邻里关系,形成邻里守望的防护网;印发宣传小册子,分发到社区的每一户家庭,举办社区反家暴宣传话剧;开展社区家庭座谈会,了解社区内的情况,宣传反家暴知识。

2. 发展志愿团体,发挥邻里的监督作用 提升社区居民的公众意识和参与意识,特别是动员广大社区的志愿者、积极分子和人民调解员,共同参与制止和预防家庭暴力。社区的志愿者、积极分子是社区反家暴义务宣传员;是家暴受害人的援助者,目的是帮助她们走出困境;也可以成为施暴人的帮教员,为制止暴力促其转变起到重要的作用。

第七节
重新融入社会的作业干预及社会支持

一、针对较大年龄儿童和青少年重返社会的作业干预及社会支持

有功能障碍的儿童,大部分从出生及年幼时就

经历了与社会的隔离,融入社会是儿童作业治疗服务伴随儿童成长和发育过程中都必须进行的工作。但是,部分后天获得性功能障碍,如脑外伤的儿童,以及因为长期疾病或损伤产生并发症的儿童,需要在医院或者机构停留相当长的一段时间,这时可能需要一些特别的干预以帮助他们重返社会,回到之前的生活状态。本节重点讨论已经上学的儿童由于医疗或其他特别训练的需要,必须离开学校一段时间,作业治疗师应如何帮助儿童返回学校。

1. 了解即将发生的医疗或训练活动,如需要的时间、对儿童现有功能有什么影响、实施的环境等,可能的话,与即将参与的专业团队建立联系,进行直接沟通和交流。

2. 将了解到的情况与学校老师沟通,探索延续教学计划的可能性。

3. 儿童即将回到学校之前,可以提前评估儿童的功能状况,做好帮助其返回学校的准备和训练计划,可能包括以下3个方面。

(1)根据需要调整之前使用的或提供新的辅助用具、座椅、设备等安排,帮助儿童尽快回到学校,适应学校生活。

(2)重新进行日常生活自理能力和功能独立性训练,帮助儿童恢复或提升独立能力。

(3)部分儿童可能需要比较多的心理和社交支持才能重新融入之前的同学关系中。

二、针对伤残妇女重返社会的作业干预及社会支持

伤残人士作为社会主义大家庭中的一员,由于其先天性的缺陷或后天性的伤害造成了其自身条件的不足。有些伤残人士无法接受自己的身体条件局限,产生自卑、自暴自弃等现象,不愿与人接触。而现代社会,女性相对于男性而言是弱势群体。就此而言,对于伤残妇女来说,由于身体条件和社会环境的限制,决定了她们在日常生活和工作中会付出更多的努力,受到更多的不平等待遇,社会融入对于伤残妇女来说存在更多困难。

三、社会融入的概念

我国学者刘建娥从社会排斥和参与的角度对社会融入进行了定义。社会融入是指特定社会中的个人与群体,通过结构调整与主体自我适应,能够享有就业、民主选举、政策决策、社会服务、城市文化生活等基本的经济、政治权利与广泛的社会权利,在平等参与的过程中逐步融入主流社会。

四、影响伤残妇女社会融入的原因

(一)社会保障制度的缺失

1. 社会组织欠缺 中国残疾人联合会(简称中国残联)、中华全国妇女联合会(简称全国妇联)、中国红十字会等政府组织和社会组织不完善,公用的残疾人设施配备不齐或完全空置并不投入使用,可用资金匮乏。

2. 法律法规不完善 我国对于残疾人法律保障体系不全。现行的《中华人民共和国残疾人保障法》的社会责任不明确,其保障范围和力度也不够大。针对伤残妇女的政策条例更是少之又少。

(二)就业机会不平等

伤残人士的就业客观存在着就业率低、就业层次低和就业不稳定等问题,妇女的就业形势也是相当严峻,双重身份的伤残妇女在就业方面更是困难重重。因此,多数伤残妇女选择隔离式就业,即福利企业或个体灵活就业。在相对隔离的环境中就业并不能有效改善伤残妇女的社会地位和促进她们充分参与社会生活,无法使她们很好地融入社会。

1. 就业政策不完善 我国立法还不健全,一些反对歧视的法律规范只在如《中华人民共和国宪法》《中华人民共和国妇女权益保障法》《中华人民共和国残疾人保障法》中出现,还没有专门的反排斥残疾妇女的防治法。

2. 身体残障不被认可 在同等条件下,企业或者公司都会先聘用健全的人参与工作。有一部分伤残人士被允许参与工作,但是他们的工资水平要比健全人低很多。伤残妇女在劳动力市场上可能面临性别和伤残的双重歧视。这些都会给她们造成巨大的心理负担,严重阻碍了她们融入社会。

(三)无障碍配套设施不足

1. 无障碍设施设置不合理 不同伤残的类型对物理环境无障碍的要求各有不同,往往由于物质

环境的诸多障碍,她们会选择在家里,很少出门,造成生活上与社会的隔离。农村地区的无障碍设施更是匮乏,虽然城市的无障碍设施日趋完善,但仍然影响了伤残妇女的日常出行,阻碍了她们融入社会、参与社会的步伐。

2. 公共沟通设施不完善　对于听力和言语伤残妇女来说,在正常的生产、生活活动中,如买票、去医院、购物都会因为沟通障碍影响她们的社会融入进程。她们的社会生活大多依赖亲人,自己与社会仍然处于疏离状态。

3. 求助投诉系统不完备　对于伤残妇女的帮扶和救助是非常有限的,各种场所伤残人士用于求助的设备、专业人员、场地等没有明确,社会保障支持体系仍然存在漏洞。用于家庭照顾的设备也不成体系,也没有恰当的应用,使她们被隔离在社会之外。

(四)自身条件导致心理缺失

1. 生活满意度低　伤残妇女由于身体条件的缺陷性,让她们无法与健全人很好地融合在一起。她们在生活上缺乏自理能力、在工作上不能受到平等的待遇、在婚姻上不能组建完整的家庭等,这些面临的社会问题都让她们感觉越来越缺乏自信,甚至失去对生活的自信心。

2. 社交范围小　伤残妇女是我国社会弱势群体的一部分,处于社会的边缘。因为自身条件的不足,她们很少甚至无法与常人交往,导致他们的生活空间比较狭窄。在日常生活中除跟家人和同伴(病友)进行交流外,很少与他人沟通,生活圈受到极大的限制。

五、重新融入社会干预措施

协助伤残妇女重新融入社会,需要尽早地进行社会适应能力训练,以团体辅导、家庭关系辅导、个别辅导的方式开展。训练中考虑伤残妇女的需要,同时配合现有资源,可在模拟环境下,也可在社区真实的环境里进行。通过分享、参与、协助伤残妇女适应与再适应的过程,设法减少由于伤残引起的限制或减少残疾程度,同时培养和训练他们具有代偿性的生活与工作技能,使伤残妇女能够充分发挥其剩余能力,使其工作与生活得到重新安置,能较

好地扮演在家庭、社会、社区的角色,提高他们适应社会的能力,提高其社会角色水平和生活质量。

1. 强化伤残妇女的技能培训　以伤残妇女基本素质和生存发展能力为重点,制订手工技能培训计划,结合区域发展实际和伤残妇女就业特点,科学地设置课程内容,提高她们的市场竞争力。

2. 沟通技巧训练　伤残妇女大都存在社交退缩,沟通意愿和能力下降。通过沟通技巧的模拟训练,使用角色扮演、观察、认知重构、家庭作业、分享讨论的方法,提高其实际生活中的沟通能力。例如,在超市购物任务小组中,治疗师安排伤残妇女练习如何接受别人眼中的自己、回应他人的目光、与他人形成关系的技巧,从模拟的场景到实际的场所渐进式地协助他们习得人际交往技巧。同时,以小组的形式进行人际交往技能训练,有利于她们获得团体生活的经验,习得与他人互动的技巧。

3. 获得社会资讯并使用资源的训练　后天发生伤残的妇女,在受伤后或发病后面对的困境与之前有所差别。资源拓展训练协助她们提高使用资源的能力,能有效地描述自己所存在的问题和症状,并恰当地提出问题和要求,习得求助的技能,在需要时能找到相关的资源及帮助;拓展获得资源帮助的途径,提升资源使用的能力。通过案例分析,分享过来人的经验,使伤残妇女得到相关资讯。

4. 社区生活技能的训练　在院内进行社区生活技能训练,有利于伤残妇女体验在社区生活的可行性,从而减少对医疗无障碍环境的依赖。同时也能使他们学习使用无障碍设施、在缺少无障碍设施情况下如何解决出行、自我照料问题,如安排脊髓损伤患者进行超越障碍训练,体验在尽量少的协助下进行必要的社区生活,如出入商场、购物、在外就餐、乘坐公共交通工具(地铁、出租车、公交车)、自我照料、休闲娱乐等。

5. 融入工作场所的心理社会适应训练　有的伤残妇女需要重回职场后,无论是到公开就业市场重新再就业,还是返回原单位工作,大都会担心重返职场后的人际适应不良。因此,心理社会适应训练可以为她们提供进入职场前的心理调整及具体技能的训练。例如,职场人际沟通技巧、面试技巧分享等。通过模拟的方式协助伤残妇女进入工作

者的角色,提升其重返工作岗位的信心。

六、妇女社会支持

妇女社会支持网络是指以个体为中心的社会关系的总和,关于社会支持的类型,国内外学者存在着一定的差异。中国台湾地区学者周月清认为社会支持包括正式支持和非正式支持两种形式。非正式支持是指来自个人家属成员、朋友、邻居、亲戚、宗教和社团的支持,而正式支持指的是来自社会机构或人员,如法制系统、医疗及社会服务的支持。

(一)伤残妇女的社会支持

对妇女群体而言,在遭遇风险导致残疾后,自身的社会支持系统内容结构发生极大的变化,原来的非正式社会支持和正式社会的支持力度经历从急剧下降,到重新恢复、内容结构发生变化的过程。所获得的支持在具体内容上差异性比较显著,多集中于情感支持、经济支持。

1. 伤残妇女的正式支持 伤残妇女的正式社会支持系统所提供的社会总量"严重"不足,并呈现严重的"阶层差异"。大多数伤残妇女没有获得过正式社会支持的服务,个别对象因为自身原因申请资助只是偶尔能够获得个别的帮助,获得工青妇等群团、非政府组织、专业的社会机构等正式的社会支持并不多。在得到的正式支持的数量上还带有就业特征的差异性。一些有工作单位的伤残妇女,如公务员、公司职员,一般都能获得一定的正式社会支持,如住房、医疗、培训等,而没有工作的伤残妇女则很难获得这些社会支持。正式社会支持的总量不足,但支持的形式相对多样,主要有伤残人士社会保障,伤残人士专项福利、残疾人法律救助、专门为伤残人士提供的志愿服务、技能培训等。

2. 伤残妇女的非正式支持 非正式社会支持为她们的家庭成员、亲戚、邻居、朋友、同事及其他相识的人所组成的非正式社会支持系统。在具体支持内容上,伤残妇女实际获得的非正式社会支持主要集中在情感支持和实际协助方面,经济支持较少,而社会交往、指导或建议等支持又因为身体缺陷而比较难实现,基本上趋于消失。情感支持、实际协助基本上是来自伤残妇女所属家庭成员。对

于已婚对象,爱人和孩子的情感支持最大,而未婚的伤残妇女从父母、兄弟、姐妹获得的情感支持较多。

(二)受暴妇女的社会支持

对于受暴妇女的社会支持,主要从正式和非正式两大方面进行分析。正式支持来自政府,社会正式组织的各种制度性支持,指派出所、法院、医院、社会及专业服务机构等;非正式主要来自家庭、亲友、非正式组织的支持。结合众多研究,徐慧认为,非正式社会支持系统是指受暴妇女个人之互动网络,包括家人、亲戚、朋友、同事或宗教团体。

1. 正式的社会支持 对于受暴妇女的支持和保护,政府有关部门也做出了相应的回应,如《中华人民共和国反家庭暴力法》的出台,将家庭暴力问题列入到法律层面,将《中华人民共和国反家庭暴力法》落实到全国各省市。而这里正式的社会支持主要指妇联组织、派出所、医院、居委会/村委会等的支持。

(1)派出所给予的支持:在家暴问题中,受暴妇女常常是满身伤痕,遭受到严重的肢体损害,有很明显的伤痕,寻求警察的帮助显得更加有效。派出所是除非正式支持外,最被受暴妇女所接受的救助机构。派出所是与居民社交较为密切的部门,与居民的生活更加贴近,且常常相互关联。

(2)妇联、医院等其他组织:在家暴中,家庭、医院、社区和受暴妇女的社会紧密相连,这些正式支持主体对受暴妇女的支持更加具有效益性。尤其是医院,对于长期忍受家暴的妇女来说,大多数都是满身伤痕,身心受到重创。在严重的情况下,如暴力行为危及生命的情况,医疗机构变得非常的重要。加上医疗机构进行暴力证据的储存,一方面可以发挥医院的监督作用,另外也可监督受暴妇女的身体状况。其他类似的机构,也具有自己独特的作用。

2. 非正式的社会支持

(1)家人的支持:在家暴发生后,大部分的受暴妇女较为集中地寻求家人的帮助。家人的非正式支持是受暴妇女的首要支持力量和首要选择,在社会支持上占有不可忽视的地位,即使是作用并没有正确或者合理地发挥,但仍具有可塑造性。

（2）朋友的支持:朋友包括受家暴妇女亲近的知心朋友及社区内部的邻居等。朋友虽然不像家人那样的具有血缘亲情,但是,在受暴妇女的生活中,他们也是相互影响的,是彼此互动中的关键群体。由于家暴自身的隐蔽性,社区的邻居在一定程度上是不可能知道的,而社交的朋友也是很难第一时间知道的。受暴妇女长期在家暴的煎熬中,情绪异常的消极,很多时候会做出错误的行为,如自杀或者杀夫;在这段煎熬的过渡期,她们需要朋友的支持,一部分人会选择告诉自己的知心朋友,希望她们能够帮助自己摆脱这样的生活。

（三）妇女社区支持网络资源的构建

1. 个人资源网络的构建 个人资源包括个人的自我功能和应对能力等。个人资源网络不是静态的人际关系,而是一种人际沟通的关系,只有互动和双方共同努力,才能更好地发挥社区支持网络的作用。对于妇女而言,协助其改变对伤残的态度或学习某些技术和方法去解决问题,以充分挖掘及发挥妇女的自我功能,提升其应对相关事件的能力。

2. 社区资源网络的构建 人类的生存需要与他人共同合作,并依赖他人协助。社区资源网络构建包括构建家庭及人际关系网络和同辈支持网络。

（1）构建家庭及人际关系支持网络:首先,协助妇女辨识社区内潜在而有帮助的人际网络及服务资源。例如,家人、用人单位、个人社交关系网、社区组织等。其次,鼓励及激发这些人际网络发挥作用。再者,调动不同的可运用资源和支持网络去支持妇女。

（2）构建同辈支持网络:协助发展和设立一些互助或支持团体,以加强妇女互相支持和经验的交流,促进其成长。

（黄卫平 杨晓姗）

参考文献

[1] SHEILA PURVES,黄晓琳,郭建勋,等. 社区康复指南[M]. 中文版. 中国:世界卫生组织,2011.

[2] 陈成文,孙嘉悦. 社会融入:一个概念的社会学意义[J]. 湖南师范大学社会科学学报,2012,41(6):66-71.

[3] 高圆圆. 我国残疾妇女社会支持网的解构与重构[J]. 残疾人研究,2011(3):46-50.

[4] 黄燕. 受暴妇女的社会支持状况研究[D]. 北京:中国青年政治学院,2017.

[5] 李杏,沈彤,文建国,等. 如厕训练发展历史与现状及其对儿童排泄功能的影响[J]. 中华儿科杂志,2018,56(7):555-557.

[6] 聂旭刚,徐继红,陈平. 备孕妇女社会支持状况及影响因素分析[J]. 中国计划生育学杂志,2017,25(12):838-842.

[7] 徐丹. 残疾人社会融入问题研究[D]. 长春:吉林农业大学,2015.

[8] 杨洁容. 育龄女性孕前管理系统的构建与应用[D]. 广州:广州中医药大学,2016.

[9] 张亚丽,杜鹃. 常用家庭照顾者负担评估工具[J]. 继续医学教育,2011,25(5):11-13,22.

[10] BEDELL, GARY. The Child and Adolescent Scale of Participation (CASP)[J]. Journal of Head Trauma Rehabilitation, 2008, 23(5):341.

[11] BOWER P, CAHILL S M. Cahill. Pediatric Occupational Therapy Handbook: A Guide to Diagnoses and Evidence-Based Interventions[M]. Mosby, Elsevier, 2009.

[12] BRETT J, STANISZEWSKA S, NEWBURN M, et al. A systematic mapping review of effective interventions for communicating with, supporting and providing information to parents of preterm infants[J]. BMJ Open, 2011,1(1):e000023.

[13] CHRISTIANSEN C, BAUM C M. Occupational Therapy: Overcoming human performance deficits [M]. Thorofare: Slack, 1991.

[14] CHRISTIANSEN C, BAUM C M. Occupational Therapy-Performance, Participation, and Well-being[M]. 3rd ed. Thorofare: Slack, 2005.

[15] COSTER W J, MANCINI M C, LUNDLOW L H. Factor Structure of the School Function Assessment[J]. Educational and Psychological Measurement, 1999, 59(4):665-677.

[16] HALEY S M, COSTER W J, DUMAS H M, et al. Accuracy and Precision of the Pediatric Evaluation of Disability Inventory Computer-Adaptive

Tests（PEDI-CAT）[J]. Developmental Medicine & Child Neurology, 2011, 53(12):1100-1106.

[17] HALEY S M, COSTER W I, KAO Y C, et al. Lessons from Use of the Pediatric Evaluation of Disability Inventory: Where Do We Go From Here [J]. Pediatrics Physical Therapy, 2010, 22(1):69-75.

[18] HOGG T, BLAU M. Secrets of the Baby Whisperer: How to Calm, Connect, and Communicate with Your Baby[M]. New York: Ballantine Books, 2006.

[19] HUEBNER R A, EMERY L J, SHORDIKE A. The Adolescent Role Assessment: Psychometric properties and theoretical usefulness[J]. American Journal of Occupational Therapy, 2002, 56(2):202-209.

[20] HWANG J-L, NOCHAJSKI S M, LINN R T, et al. The development of the School Function Assessment-Chinese version for cross-cultural use in Taiwan[J]. Occupational Therapy International, 2004, 11(1):26-39.

[21] KHANNA R, MADHAVAN S S, SMITH M J, et al. Psychometric Properties of the Caregiver Strain Questionnaire (CGSQ) among Caregivers of Children with Autism[J]. Autism, 2012, 16(2):179-199.

[22] LI X L, DONG VA Q, FONG K N K, et al. Reliability and Validity of School Function Assessment for Children with Cerebral Palsy in Guangzhou, China[J]. Hong Kong Journal of Occupational Therapy, 2015, 26(C):43-50.

[23] LOMELI H A. Sleep evaluation scales and questionnaires: a review [J]. Actas Esp Psiquiatr, 2008, 36(1):50-59.

[24] PACE C C, SPITTLE A J, MOLESWORTH CM-L, et al. Evolution of depression and anxiety symptoms in mothers and fathers of very preterm infants during the newborn period-a longitudinal study[J]. JAMA Pediatrics, 2016, 170(9):863-870.

[25] POPPERT K M, PATTON S R, BORNER K B, et al. Systematic Review: Mealtime Behavior Measures Used in Pediatric Chronic Illness Populations[J]. Journal of Pediatric Psychology, 2015, 40(5):475-486.

[26] RAMSAY M, MARTEL C, PORPORINO M, et al. The Montreal Children's Hospital Feeding Scale: A brief bilingual screening tool for identifying feeding problems [J]. Paediatrics Child Health, 2011, 16(3):147-151.

[27] SPENCER-SMITH M M, SPITTLE A J, DOYLE L W, et al. Long-term Benefits of Home-based Preventive Care for Preterm Infants: A Randomized Trial[J]. Pediatrics, 2012, 130(6):1094-1101.

[28] TUNTL H, AASLUND M K, LANGEL E, et al. Psychometric properties of the Canadian Occupational Performance Measure in home-dwelling older adults[J]. Journal of Multidisciplinary Healthcare, 2016(9):411-423.

[29] Uniform Data System for Medical Rehabilitation. The FIM© Instrument: Its Background, Structure and Usefulness[M]. Buffalo: UDS^{MR}. 2012.

[30] WONG V, WONG S, CHAN K, et al. Functional Independence Measure (WeeFIM) for Chinese children: Hong Kong Cohort[J]. Pediatrics, 2002, 109(2):E36.

[31] WORLD HEALTH ORGANIZATION. International Classification of Functioning, Disability and Health[M]. Geneva: World Health Organization, 2008.

[32] WORLD HEALTH ORGANIZATION. Infant and Young Child Feeding Counselling: An Integrated Course, Participant's Manual[M]. Geneva: World Health Organization, 2006.

[33] YOUNG N L, WILLIAMS J I, YOSHIDA K K, et al. Measurement properties of the Activities Scale for Kids[J]. Journal of Clinical Epidemiology, 2000, 53(2):125-137.

第六章

成年伤残人士社区作业干预

成年伤残人士社区作业评估与实施

伤残是指由于疾病和/或创伤而造成心理生理或解剖结构或功能上的缺失和异常。各种疾病(包括先天性和后天性)和各类创伤(意外伤害、交通肇事、自然灾害、战争、工伤)、职业病、地方病等原因均可造成伤残,伤残经医疗、康复、护理后可以好转,以致恢复正常,也可以趋于严重,造成残疾。本节主要介绍针对成年伤残人士开展的社区作业评估与实施。

一、社区作业治疗的基础理论

个人、环境、作业活动模式强调个人范畴、环境范畴和作业活动范畴之间的互动关系,这些范畴与作业活动表现、健康及心灵安康之间的相互作用。

1. **个人范畴** 包括年龄、性别、角色、社会阶层、自我效能感、技能成分。

2. **环境范畴** 包括物理环境、社交环境、文化环境、制度环境。

3. **作业活动范畴**

(1)伤残人士日常所参与的作业活动:自我照顾等作业活动是维持生命及身体健康的活动,通过悉心打扮、衣着款式、装饰配衬,这些活动可以表达个人风格,增添自信;余暇作业活动如打篮球,不但是三五知己的休闲活动,亦是锻炼肌肉,增强心肺功能的活动。

(2)伤残人士往往因为自己的身体及功能问题,减少参与作业活动,使作业活动表现下降,影响健康及心灵安康。

二、社区作业治疗的组织形式

在中国还很少有经过社区作业治疗正规培训的作业治疗师及基层社区康复网络,目前中国残疾人联合会等一些机构组织在为伤残人士服务。组织形式包括省/县/区康复中心,乡/镇街道的社区康复站,居委会康复点,福利企业、特教机构的康复站,大型企业和伤残人士较多的单位设立的康复站,社区工疗站,残疾人家庭病床。

三、社区作业治疗的评估内容

(一)个人情况评估

1. **身体机能情况评估** 包括体能、感觉、认知、心理及社交情况。初步了解病伤残人士的能力。

2. **信心评估**

(1)伤残人士照顾自己的信心:若伤残人士能力足够但自信过低,会使他们减少参与作业活动;而能力不足但自信过高,则会增加他们参与作业活动时的危险。能力和自信心的适当配合有助于伤残人士,也有助于治疗师研讨及制订切实可行且切合伤残人士生活需要的治疗目标及方法,增加治疗效果。

患者日常生活自我照顾信心调查(self efficacy scale)是一个问卷调查,包括4个项目,患者及伤残人士需要对穿脱上衣、如厕、洗澡、到就近地方购物时的信心进行评分,1分代表完全没信心,10分代表充满信心。治疗师可以个别比较他们在进行每个项目时的能力和信心,亦可以用4个问题的总分作为不同时段的比较。例如,比较出院前的信心及完成社区作业治疗后患者日常生活自我照顾的信心调查,可以让治疗师了解患者在参与日常生活自我照顾活动时的信心转变。

(2)照顾者的信心评估:照顾者照顾伤残人士时的信心及压力同样影响治疗成效及伤残人士的作业活动表现,因此应给予相应的评估。作业治疗师可以采用照顾者照顾伤残人士日常生活信心调查(caregiver efficacy scale)及照顾者压力指数(caregiver strain index)来进行评估。照顾者照顾患病伤残人士日常生活信心调查和伤残人士日常生活自我照顾信心调查的内容、测试方法及应用相同,只不过照顾者照顾伤残人士日常生活信心调查的评估对象是伤残人士及其照顾者。照顾者压力指数描述照顾伤残人士过程中的 13 个处境,查问照顾者在照顾伤残人士时是否遇到困难。一个困难处境计 1 分,总分最高 13 分,最低 0 分,分数越高,压力越大。

(二)活动能力评估

治疗师应详细查问伤残人士的日常活动内容及活动时间表,了解他们在进行这些活动时所面对的困难及所需要的帮助等。除此之外,应实地评估伤残人士的自我照顾方法、自我照顾能力、家居安全情况、社区活动范围及社区活动能力等。

1. 自我照顾能力、日常生活能力评估 采用 Barthel 指数和职业能力评分均可评估自我照顾能力和日常生活能力。

2. 家居安全评估 加拿大作业治疗协会(Canada Occupational Therapy Association, COTA)出版的《康复工具的功能与环境的安全评估》(Safety Assessment of Function and the Environment for Rehabilitation tool, SAFER)介绍了测试工具,根据这些工具可以进行家居安全评估。

SAFER 是根据人类-环境-作业活动模式(PEO)概念研究发展出来的,共有 97 个项目。检测 14 个项目,包括生活情况(living situation),行动能力(mobility),厨房(kitchen),火灾(fire hazards),进食(eating),家庭事务(household),穿衣(dressing),梳洗(grooming),浴室(bathroom),药物(medication),沟通(communication),流浪徘徊(wandering),记忆辅助器具(memory aids)及一般问题(general issues)。除了要评估他们在这些项

目中的能力和家居环境的配合之外,也需要观察照顾者在对患者进行这些项目时所扮演的角色,如监护者(supervisor)、环境准备者(environmental setup)及协助者(assistant)等,了解他们照顾伤残人士的能力及方法,才能确认他们的家居安全问题及困难。

(三)环境评估

环境评估是社区作业治疗的重点,社区作业治疗师可以根据临床经验、伤残人士的类型及其处所环境的类型,设计适用的环境评估清单,评估伤残人士的家居环境,记录可以影响伤残人士作业活动表现及安全的数据,如座椅高度、座厕高度、床高、门宽、通道宽度、门槛高度及斜坡斜度等。建议社区作业治疗师在伤残人士许可的情况下拍摄环境情况,方便日后制订环境改造方案。

在进行环境评定时,通常使用的方法有观察评定法、询问评定法、实践评定法。

1. 观察评定法 通过对实际环境及周围环境的观察,然后对所观察的环境进行综合分析,发现环境是否对伤残人士的作业活动存在具体限制或产生障碍,尽可能制订合理的环境改造方案。此法具有真实、具体、有针对性的优点,但缺点是时间和人力方面投入较大。

2. 询问评定法 主要对伤残人士及家属进行调查,通过问卷形式进行调查,对调查数据进行全面综合的分析,以发现家庭和社区环境对伤残人士存在哪些障碍因素,更好地了解实际情况及可能遇到的问题,从而提出具体合理的建议和改造方案,帮助伤残人士更好地融入社区环境,提高自理能力。此法具有简单、直接,针对性强的优点,但缺点是不能全面反映伤残人士在实际生活中的作业活动情况。

3. 实践评定法 在环境评定过程中,让伤残人士在所要评定的实际环境中进行具体的作业活动,以便实地考察伤残人士与环境的关系,消除环境对伤残人士作业活动的限制因素。这种评定的结果较为客观和实际,具有现实指导意义,评定结果更加全面。

在实际工作中,作业治疗师应综合运用以上三种方法,充分对伤残人士所处的环境进行考察,以

求真实、客观地对所搜集的资料进行全面分析,找出各种不利于伤残人士的环境因素,从而提出具体的合理性建议和改造方案,最大限度地消除环境因素对伤残人士的不利影响。

四、社区作业治疗的实施

(一)训练的内容

1. **家居训练**　作业治疗师协助伤残人士制订日常生活活动,为他们提供自我照顾活动训练、家务训练、其他日常生活技能训练,以发挥他们的潜能。

2. **社区训练**　社区作业治疗师将购物训练、使用交通工具的训练、使用公用设施训练等放到真实的社会环境中进行训练。

3. **家居环境设计及住所改造**　根据伤残人士的个人情况、自我照顾能力及生活所需,治疗师通过问卷调查结合居住地现场评估,分别从居住环境、工作环境、社区环境三个不同的角度进行评估,通过评估初步发现限制伤残人士回归家庭与社区、社会生活可能存在的问题,更有针对性地结合实地考察和测量,观察他们在实际环境中的生活活动,精确和全面地为伤残人士提供环境改造的解决方案,减少环境及家居危险,提高家居安全及自我照顾能力。

4. **照顾者培训**　治疗师应教授照顾者照顾的技巧、护理的技巧、辅助器具的安全使用、健康饮食管理、与伤残人士相处的技巧、自我压力管理等。

5. **转介伤残人士予以适当的服务**　作业治疗的理念是全面性的,因此治疗师除提供作业治疗服务外,也会按伤残人士的个别需要适当地转介伤残人士予以其他适当的服务。例如,治疗师会转介独居而缺乏他人照顾的长者、伤残人士或长期患病人士,并为他们提供综合家居照顾服务,治疗师也会转介伤残人士到长者日间护理中心。

6. **提供更多支持性服务**　治疗师在提供专业评估和治疗的同时,要敏锐地观察伤残人士及家人的需要,灵活配套及转介他们并提供合适的社区资源,支持他们在社区的生活。例如,教授伤残人士及家人使用社区资源,以支持他们要认识社区资源

的种类及其服务内容。

(二)社区作业治疗过程

1. **出院前准备**

(1)评估内容:伤残人士的病情、身体机能、活动能力和自我照顾能力、家庭情况、社会资源等,社区作业治疗师与伤残人士、照顾者、医师、护士及其他专职医疗团队进行讨论研究,共同制订出院计划。

(2)训练内容:社区作业治疗师根据伤残人士及家属的需要提供训练,包括教授照顾者照顾的技巧和方法,建议使用适当的辅助器具,家庭关系处理的技巧等。对于有条件的地区,可以转介伤残人士到当地的家庭综合服务中心、托养机构等,以便选择合适的服务(家居照顾服务、送饭服务、家务助理及日托服务等)。

(3)训练方式:在常规治疗之外,社区治疗师可以选择团体辅导的训练方法,建立同辈支持。还可在出院前居家探访,评估家居环境及提出家居改造的建议,为伤残人士准备一个安全且适用的家居环境,促进其更好地回归家庭,重返社区。

2. **出院后的服务**

(1)出院后跟进的目的:社区作业治疗是一种延伸性服务,在此过程中评估出院计划的成效。修改训练计划及强化照顾者照顾技巧,评估伤残人士使用辅助器具的需要及方法,确保他们安全、正确地使用辅助器具,减少照顾者的负担及提高伤残人士的自我照顾能力。重新评估家居及社区环境和伤残人士之间的互动情况,及时修订家居改建建议和社区训练,使伤残人士更好地克服环境困难,融入社会。

(2)出院后服务的形式:持续性的电话随访,家居及社区的探访,以及恰当的转介服务。

3. **社区长期随访**　确保伤残人士能在家中及熟识的社区中得到持续性的治疗服务,从而使他们能健康、安全、持续地在家中及社区生活,有效降低他们的再入院率。慢性病患者或伤残人士能维持身体、心理、社交3个方面的健康,并能重新融入社区生活。

第二节

长期慢性病管理与社区作业干预

随着经济、社会的迅速发展,慢性非传染性疾病(chronic non-infectious diseases,NCD)(简称慢性病)总体呈现出发病率、病死率、致残率高,但知晓率、治疗率、控制率低的"三高三低"现象。据统计,2012年全球死亡5 600万人,其中慢性病患者比例高达68%,约3 600万人,主要包括心血管疾病、癌症及慢性呼吸系统疾病患者,预计2030年慢性病患者的死亡人数将会高达5 200万人,占总死亡人数的60%,已是传染性疾病的2倍,其造成的经济损失占全球疾病负担的50%,慢性病已经成为严重威胁人类健康的公共卫生问题,降低慢性病死率及疾病负担是卫生策略的主要目标。

慢性病是一种终身性疾病,是影响社会经济发展的重大公共卫生问题,已经成为全世界范围内最主要的疾病负担。我国在短短几十年内,随着经济、社会的发展,人口老龄化的加快,居民经济收入、饮食习惯、生活方式的改变,流行病学模式完成了从传染性疾病向慢性病的转变,且速度极大地超越了很多国家,现有确诊的慢性病患者共计2.6亿人,死亡患者占总死亡人数的85%,其导致的疾病负担比例高达70%,其所产生的医疗费用的增长速度已经极大地超过我国居民的承受能力,开展有效的慢性病管理工作迫在眉睫。

一、慢性病、慢性病管理的概念

慢性病不是特指某种疾病,而是对一类起病隐匿、病程长且病情迁延不愈,缺乏确切的传染性生物病因证据,病因复杂,且有些尚未完全被确认的疾病的概括性总称。慢性病主要指以心脑血管疾病(高血压、冠心病、脑卒中等)、糖尿病、恶性肿瘤、慢性阻塞性肺部疾病(慢性气管炎、肺气肿等)、精神异常和精神病等为代表的一组疾病,具有病程长、病因复杂、健康损害和社会危害严重等特点。

慢性病管理是将健康管理理念应用到慢性病预防和控制中的一种综合的、一体化的保健体系,是指组织与慢性病相关的医护人员,向慢性病患者提供全面、主动、连续的管理,以达到促进健康、延缓慢性病病程、预防慢性病并发症、降低病残率、降低病死率、提高生活质量并降低医疗费用的科学管理模式。其特点是以人群为基础,以生物-心理-社会医学模式为出发点,把消除危险因素作为管理的首要任务,同时重视疾病的临床治疗、康复锻炼、并发症的预防及治疗,全面评估患者存在的健康问题,全方位、多视角地为慢性病患者提供卫生服务。

二、慢性病管理的对象

1. 疾病预防健康促进的首要和有效手段 是现代医学为人们提供的健康保障,包括以下4个方面。

(1)一级预防(病因预防):针对疾病发生的社会、心理、行为等因素提出综合性预防措施,对存在致病因素的健康人进行指导、预防,避免疾病发生,消除危险因素,防止危险因素造成的危害。

(2)二级预防(症候前期):在临床前期早期发现,并对慢性病做出及时诊断,采取治疗;早期发现、早期诊断、早期治疗。它是在疾病初期采取的预防措施。

(3)三级预防(临床预防):通过有效、及时的治疗,延缓病情发展,预防并发症及后遗症,力求病而不残,残而不废,促进康复。

(4)零级预防(病源预防):预防工作的关口前移,从源头上防治或减少致病因子的发生。

2. 慢性病管理的对象 单纯对慢性病患者的管理并不能达到慢性病管理的目标,慢性病管理应当延伸到慢性病高危人群的管理,甚至应扩展到慢性病患者心理变化的管理。另外,人是社会环境的产物,其饮食习惯、行为方式、心理等均与所处的社会环境有关,改变人的行为方式也需要社会环境的支持,因此慢性病管理工作中不能忽视社会环境对慢性病患者及高危人群的影响。慢性病管理的对象分为以下3个方面:

(1)慢性病患者及慢性病高危人群的疾病危险因素、病程、合并症、并发症等。

(2)慢性病患者对其自身疾病的认识程度,以及在患病后的心理变化及生活、行为方式。

(3)慢性病患者所处社会环境:生活环境、工作环境、群体环境、社区卫生服务中心环境、所处的社会地位。

对于社区作业治疗,重点干预对象集中在三级预防,以及慢性病管理对象中的第二方面和第三方面。

三、社区作业治疗对于慢性病管理的干预策略

建立慢性病一体化防治体系,实施长期计划性治疗方案。由于综合性医院人满为患及条件限制,对于许多慢性病患者,医院往往只能提供间断的治疗,没有有效跟踪随访,缺乏长期治疗计划和方案。因此,患者病情常常得不到有效的控制,仍处于缓慢进展状态。传统的疾病防治体系对慢性病防治缺乏效果,必须建立新的一体化综合防治体系,实现医院、社区、患者及家庭的一体化,以及预防、治疗、随访和监控的一体化。医护人员对慢性病患者从治疗、药物、日常饮食、运动计划、心理状态、家庭环境、社交关系、社会适应等方面进行全方位的管理,提供明确的长期诊疗方案,实施家庭康复计划,社区作业治疗师更是应积极地参与其中,成为方案和计划的实施者,以增强治疗效果,提高长期患病者的生活质量。

根据我国的国情,大力发展以社区为主导的社区慢性病健康管理模式,即立足社区,通过"社区定向"管理进行慢性病干预。社区作业治疗师应以"全人"的视角,以个人为中心的理念,在身-心-社健康模式的基础上,为慢性病患者及其家庭提供初级、连续、综合、整体的医疗服务。从预防、康复、心理、健康教育等方面为患者提供更全面的指导和帮助。

(一)系统性的健康教育

1. 建立健康教育档案　社区作业治疗师针对不同病种建立患者健康档案,详细记录患者的基本信息及病情资料,开展患者健康评估,为患者提供改进健康、促进疾病康复的个性化康复建议。

2. 定期举办健康知识讲座　内容包括高血压、糖尿病、冠心病等慢性病的临床表现、诱发因素、危险因素、防治知识、用药知识、可能出现的并发症、相关注意事项、疾病预后及转归等,提高患者

对疾病知识的认知度,同时向患者讲解自身情绪因素对疾病的影响,使患者保持好心态,积极配合医师完成治疗,并指导患者根据自身状况调整饮食及运动形成良好的生活行为习惯。

3. 持续性的出院随访服务　根据患者的具体病情、病程及知识需求程度选择随访方式,将患者进行分层,优先安排病程长、生活习惯不规律的患者,以电话或微信等形式,动态地进行跟进,实时解决患者遇到的问题,通过一对一的指导完成病情监测、饮食、用药、运动等方面的干预,培养患者的自我管理能力,进而保证治疗效果。社区作业治疗师进行家居探访、社区探访,协助患者解决家庭生活、社区生活中遇到的困难。

4. 社区健康教育　治疗师通过与治疗团队的合作,多渠道组织开展面向社区的健康讲座、健康咨询、义诊、健康生活方式倡导等健康活动。

(二)慢性病患者的自我管理

慢性病患者的自我管理是指用自我管理的方法来控制慢性病。社区作业治疗师通过健康教育课程教给慢性病患者自我管理所需的知识、技能、信心及与医务人员交流的技巧,帮助慢性病患者依靠自己的能力,解决慢性病给日常生活带来的各种躯体和情绪方面的问题。在这个过程中,慢性病患者自身占据主导作用。

慢性病自我管理不仅包含改善健康状况、控制并降低疾病风险的管理,也应包含社会、心理方面的管理。以社区作业治疗师为实施者,通过包括医师、护士、社工、心理咨询师的专业团队合作,从各自专业出发,为处于不同阶段的慢性病患者提供个性化的服务。作业治疗师在服务实施的过程中,应特别给予患者心理上安慰、同理、鼓励,也可通过小组治疗的方式,搭建互助平台,构建社会支持系统,使患者彼此间获得认同感,产生共鸣,并彼此鼓励。

1. 运用生活重整概念促进健康生活方式的转变　治疗师在尊重文化差异的前提下提供改变行为的指导,改变不良饮食和锻炼习惯,植根社区,发挥家庭的积极作用,通过改变家庭饮食和活动模式,帮助和支持患者改变不良习惯。

2. 增强患者自我保健知识和技能　慢性病自我保健知识的宣传与普及,需要各方人士的共同努

力。在回归到社区后,社区作业治疗师对慢性病患者的状况进行跟踪监测,提供个性化的健康指导,动态跟进居家生活的情况。通过社区慢性病知识宣讲、慢性病互助小组为他们提供支持。

3. 缓解心理、社会压力　在提供服务的过程中,不仅要关注慢性病患者的健康状况,同时要关注慢性病患者的情绪状况。及时转介治疗团队的其他成员,由社工、心理咨询师提供关于压力管理和放松技巧的教学与经验,学习有效和健康的应对方式,教授患者放松技术,如进行肌肉放松、深呼吸等。

4. 同路人的分享会　治疗师组织开展同路人的分享会,邀请有类似患病经历的患者现身说法,同辈支持更有说服力。

第三节
社区中的技能发展与就业服务

一、技能的类型

技能分为三种类型:专业知识技能、自我管理技能(也被称为适应性技能)和可迁移技能(或称通用技能)。专业知识技能是指那些需要通过教育或者培训才能获得的特别的知识或能力,也就是个人所学习的、所懂得的知识。自我管理技能经常被看作个性品质而非技能,因为它们被用来描述或说明人体具有的某些特征。它涉及个体在不同的环境下如何管理自己。可迁移技能就是一个人会做的事。可迁移技能的特征是它们可以从生活中的方方面面,特别是在工作之外得到发展,却可以迁移应用于不同的工作之中。例如,组织、说服、帮助、计算、分析、搜索、决策、维修等。

二、技能发展的方式

获得技能发展的方式各有不同,专业知识技能可通过业余辅导、自学相关课程、资格认证考试培训、岗前培训、业余爱好、社团活动等途径获得。自我管理技能可通过同路人的榜样力量,自我认知的提高,意志力的培养,丰富的精神生活,业余爱好、

娱乐休闲、社团活动、家庭职责等途径获得。可迁移技能可通过参与实践、归纳总结、观察学习、模仿体会、专业训练、实习培训、业余爱好、娱乐休闲、社团活动、家庭职责等途径获得。

针对伤残人士的技能发展,通过兴趣类、教育类的团体辅导形式,培训的重点是心理素质的疏导与培养,良好的沟通能力,拓展技能兴趣等;同时将培训的技能,通过实际操作体现。根据伤残人士的伤残情况,结合其本人的就业意愿及工作岗位需求,侧重实用技能的培养。或针对其创业意愿和条件,结合创业项目的要求开展自主创业计划的指引与培训。

三、伤残人士的就业服务

(一)伤残人士就业的界定

《中华人民共和国劳动法》将就业定义为在法定年龄内有劳动能力且有劳动愿望的人们所从事的为获取报酬或经营收入进行的活动。伤残人士享有同等的就业权,因此对就业的界定同样适用于伤残人士。

(二)伤残人士就业的理论

1. 马斯洛需求层次理论　马斯洛需求层次理论将人类需求分为温饱、小康、富裕3个阶段。①温饱阶段以生存为目的,包括生理需求和安全需求。生理需求是指保障个人生理功能正常运行的需求,一旦缺少水、食物等,人的身体就会出现状况,只有满足生理需求这一最基本的需求后,其他需求才能被激励。安全需求就是保护自己免受身体、精神上的伤害。②小康阶段是一个寻找归属的阶段,包括社会需要和尊重需要,是在满足生理、安全需求基础上的新阶段。在小康阶段,需要融入到社会中,满足情感和归属的需要,进而得到自我和社会的认可。③富裕阶段指的是自我实现的需要,也是最高层次的需求。通过不断发挥自己的潜能,成为一个自己内心希望成为的人,实现自己的个人价值和社会价值,因此富裕阶段是一个成长的阶段。

伤残人士由于自身条件的限制,对食物和安全的需求最多。随着经济的发展,人们的物质文化需要日益增长,伤残人士的需求也上升到了社会需求

和尊重需求，他们希望融入到社会，得到社会的认可。但伤残人士由于自身的种种限制，就业机会少，他们通常无法找到一份满意的工作，很难完全融入社会。伤残人士就业的实现是他们融入社会的关键，对伤残人士社会需求、尊重需求乃至自我实现需求有着至关重要的作用，是重塑伤残人士自信心的最佳途径。

2. **供求理论** 劳动力作为一种商品，在劳动力市场上可以买卖，因此劳动力市场上的供求关系对伤残人士就业至关重要。劳动力市场的供给、需求受多方面的影响。企业对伤残人士提供就业机会的数量直接决定伤残人士劳动力需求，伤残人士的就业能力、就业意愿决定伤残人士劳动力供给。

伤残人士劳动力需求的影响因素主要包括企业偏好、雇佣伤残人士的成本、伤残人士就业扶持政策。第一，有的企业偏好使用伤残人士，致力于帮助伤残人士就业，当这种偏好增强时，对伤残人士劳动力的需求就会增加。第二，伤残人士的工资水平一般情况下低于健全人士的工资水平，企业雇佣伤残人士能节约成本。第三，国家为了促进伤残人士就业，要求企业至少要安置一定比例的伤残人士，对达到一定比例的企业进行税收优惠、税收减免，否则需要缴纳伤残人士就业保障金，促使企业对伤残人士劳动力的需求增加。

伤残人士劳动力供给的影响因素包括社会福利政策、伤残人士工资待遇、伤残人士自身因素等。改革开放以来，我国社会福利政策不断完善，越来越多的伤残人士接受过社会救助和享受过社会的福利，但伤残人士对社会福利政策的依赖性不断增强，部分伤残人士不再愿意进入就业市场。伤残人士工资待遇直接影响伤残人士劳动力供给，工资待遇高时，伤残人士劳动力供给增加；工资待遇低时，伤残人士劳动力供给减少。伤残人士就业受到自身的教育程度、身体功能、性格特征等诸多因素的限制，他们往往难以找到满意的工作，因而不愿意进入劳动力市场。

3. **劳动力市场分割理论** 劳动力市场根据社会、制度性因素被分为主要劳动力市场和次要劳动力市场，这两个市场之间往往不能正常流动。主要劳动力市场的收入水平较高，工作稳定，工作环境

比较好，具有较好的职业发展路径；次要劳动力市场却恰恰相反。教育程度、职业培训对主要劳动力市场有着正向的作用，对次要劳动力市场的影响不明显。健全人士劳动力市场与伤残人士劳动力市场的分割是由伤残人士自身缺陷、社会伤残人士就业歧视所造成的，伤残人士就业与健全人士就业存在巨大差距。集中就业、按比例就业是伤残人士实现就业的主要形式，他们很难完全按照健全人士的就业形式就业，难以进入主要劳动力市场，社会上普遍存在伤残人士就业歧视。

我国城乡二元制依然存在，伤残人士就业形式在城镇、农村有着明显的区别，城乡之间存在主要和次要劳动力市场，城乡劳动力市场不能正常流动。农村已就业的伤残人士中有80％从事种植、养殖业，此类行业对伤残人士文化水平、就业技能掌握情况要求不高。因此，提高伤残人士文化水平，增加就业技能培训对提高城镇伤残人士就业率有着显著的效果，而对解决农村伤残人士就业问题效果不明显。

（三）伤残人士就业服务政策

我国政府对伤残人士的就业支持政策是伴随着中国市场经济的发展与社会主义和谐社会建设的推进而完善的。从对伤残人士的扶持为主到对其自主创造能力的强调，伤残人士的就业政策趋于全面和深化。为了确保伤残人士就业，我国制定了一系列的法律法规，形成了以《中华人民共和国宪法》为核心，《中华人民共和国劳动法》和《中华人民共和国就业促进法》等为基础，《中华人民共和国残疾人保障法》与《残疾人就业条例》为主体，国务院、人力资源和社会保障部以及中国残疾人联合会相关条例和规章为补充的伤残人士就业政策体系。我国伤残人士就业政策支持体系的进一步发展需要政府、企业和教育机构等各方面的配合。

伤残人士就业服务工作近年来在我国取得了较大的发展，各级伤残人士就业服务机构数量和就业服务人员数量不断增加，综合服务设施建设不断加强，对伤残人士就业服务日益完善。截至2005年底，全国已建各级伤残人士就业服务机构3 048个，伤残人士就业服务机构工作人员总数达30 983人。残联组织体系进一步完善，残联工作者

综合素质普遍提高。"十五"期间信息技术的广泛应用，为"十一五"期间更好地服务于广大伤残人士和伤残人士事业奠定了良好的工作基础。

国家计委、劳动部、民政部、中国残联于1992年颁布的《关于在部分城市开展残疾人劳动就业服务和按比例就业试点工作的通知》，这是对伤残人士就业服务机构建设方面明确提出要求的第一个文件。之后伤残人士就业服务机构的建设逐步完善，并在原有基础上逐渐扩展到了农村。1998年颁布的《关于建立和完善残疾人服务社并进行企业法人登记注册的通知》中提到，在《伤残人士就业"九五"实施方案》实施之后，已初步形成了伤残人士就业服务网络，在推动城镇伤残人士就业方面做了大量工作，取得了很大成绩，但是难以为农村伤残人士参加生产劳动提供有效服务，因此其中提到要"在已有伤残人士就业服务所的基础上，进一步建立和完善面向农村的伤残人士服务体系"。1999年《国务院办公厅转发劳动保障部等部门关于进一步做好残疾人劳动就业工作若干意见的通知》中提到，要采取积极的扶持和保护措施，规范伤残人士就业服务体系，并完善农村伤残人士服务社会职能，与农村社会化服务体系密切结合。其中还对服务人员的培养提出要求，指出要"逐步建立伤残人士就业服务机构工作人员岗位业务培训和职业指导人员资格培训、鉴定制度"。《残疾人就业条例》第四章第22条规定：中国残疾人联合会及其地方组织所属的残疾人就业服务机构应当免费为残疾人就业服务，且鼓励其他就业服务机构为残疾人就业提供免费服务。《中国残疾人事业"十一五"发展纲要》指出要进一步加强残疾人就业信息化建设。

（四）伤残人士就业服务的措施

伤残人士就业服务主要依托各级政府部门与残联组织体系运作，已基本建成了覆盖城乡的伤残人士就业服务组织体系。伤残人士就业服务机构也配备了专职与兼职工作人员，各地积极探索建立伤残人士就业服务与社会公共服务体系的协调机制，初步形成了以"政府为主导、社区为平台、企事业单位协同参与"的伤残人士就业服务联动系统。

就扶持保护具体措施而言，我国伤残人士就业服务的提供方式主要有三种：集中就业、按比例就业及灵活就业（即自谋职业和个体就业），灵活就业也可以根据具体就业形式合并列入集中就业或按比例就业，这些就业形式在促进伤残人士融入主流社会、实现伤残人士平等就业权利方面起到积极作用。国家为就业的伤残人士提供了税收优惠、优先采购、低息信贷等扶持性服务。伤残人士公益性岗位和辅助性就业具有公益性、庇护性及非营利性等特点，更加符合伤残人士就业的社会价值。一方面，伤残人士就业是改善其生活状况和融入主流社会的基础，也是实现其人生价值和权利的关键；另一方面，伤残人士就业有利于经济繁荣，社会和谐。通过发挥伤残人士主观能动性，推动残疾人高质量就业。

（五）伤残人士就业服务的模式

1. 岗位就业模式　岗位就业主要是以企事业单位直接聘用、集中就业或按比例就业等途径，雇用掌握一定信息技术的伤残人士实现就业。这种模式对伤残员工的教育程度和技能要求较高，也需要企事业单位对与其相关的人力资源管理、无障碍环境和服务等有一定的投入。这种模式是最为广泛和通用的就业方式，也是较少标签化的就业途径。但是，这种就业途径也使得伤残求职者需要在劳动力市场上与一般人群进行竞争，由于伤残人士在竞争力方面处于劣势，因此这种主流的就业通道对于伤残人士来说便面临很大阻碍。

2. 外包岗位就业模式　主要是通过残联、民政等政府或类政府部门与企业建立合作关系，以业务外包的方式创造信息化就业岗位，促进伤残人士实现灵活就业。这种模式需要政府或各级残联与企业建立较为稳定和互信的合作关系，并且推动伤残人士的职业培训、上岗及工作可持续性跟踪等。现实中一些企业即使有意愿雇佣伤残人士，但与伤残求职者之间存在信息不对称，缺乏对伤残人士需求的了解。因此，政府或相关机构对于企业和伤残人士之间的链接显得尤为重要。一方面，政府相关部门要与企业建立稳定的、可信任的合作关系，充分了解掌握企业的需求；另一方面，还需要努力提升伤残人士的知识技术能力，对伤残人士进行相应的培训，这其中协助企业进行培训是比较适合的方式。

3. **自主创业模式** 主要指伤残人士通过创办经济实体、社会组织等形式实现就业。其包括在工商行政管理部门依法登记成立个体工商户、各类企业、农民专业合作社等生产经营主体；在民政部门登记成立各类社会团体、民办非企业单位等社会组织；经人力资源和社会保障部门认定的其他自主创业。自主创业模式具有自主性、灵活性等特点，比较适合较为广泛的非正式残疾就业人群或者较为重度的残疾人群。

四、作业治疗师在伤残人士就业服务中的干预策略

1. **治疗师对伤残人士进行与就业相关的评估** 了解伤残人士的功能障碍、就业相关障碍和就业环境。

2. **帮助伤残人士确定就业模式与目标** 个体的就业模式与目标很大程度上取决于个体的功能情况和职业能力。轻中度伤残人士一般可以从事简单重复且安全性较高的工作，通过构建包容性就业环境和积极推进支持性就业，实现其融合就业；重度、极重度伤残人士可借助日间照料中心或相关公益机构实现庇护性就业，从而逐渐融入常规社区环境中。根据对伤残人士个体与岗位的匹配结果，拟定和执行个别化的就业服务计划。经过工作匹配，在雇主的支持下实现就业安置，然后在真实工作场所进行，由用人单位向伤残人士提供培训和相关辅助。

3. **确定就业模式与目标** 可通过功能训练、职业技能训练等方式弥补个体职业能力与其目标岗位要求之间的差距，或通过工作环境改造降低工作难度。同时，治疗师还需要面试指导、职业指导、适应性就业训练、在岗的支持性服务等。

4. **职业跟进服务** 提高伤残人士工作的适应性。跟进服务是在就业安置之后，了解伤残人士和用人单位双方的意见，对伤残人士的工作适应性做出评价，并协助他们解决就业中可能存在的问题。

第四节
工伤复工安排和职业回归

2006年，国家发布《职工工伤与职业病致残程度鉴定标准》（GB/T 16180—2006），这是工伤鉴定的国家标准，标准共分10级。符合标准一级至四级为丧失全部劳动能力，五级至六级为丧失大部分劳动能力，七级至十级为丧失部分劳动能力。本标准规定了职工工伤与职业病致残程度鉴定原则和分级标准。其适用于职工在职业活动中因工负伤和因职业病致残程度的鉴定。鉴于不同伤残程度的工伤职工的情况，医务人员需要制订不同的复工计划。

一、不同伤残程度工伤职工的特点

（一）一级至四级的工伤职工

鉴定为一级至四级的工伤职工，丧失了全部劳动的能力，应当退出劳动岗位，保留劳动关系，享受伤残津贴待遇。这一劳动关系的持续是由于法律的特别规定而确定的。在这一劳动关系下，工伤职工无须提供劳动，原单位无须为其安排工作。如果原单位出于照顾工伤职工的考虑，给其安排一份"工作"，支付相应的报酬，法律并未全然禁止。即便是鉴定为一级至四级的工伤职工中，仍有部分的工伤职工具有为社会做贡献的能力和意愿。鉴于他们每月领取伤残津贴，可以维持日常生活，部分工伤职工为了维持家庭协作模式，抑或是为了下一代读书储备资金，他们倾向于在家属协助下寻找可持续生计的机会。一级至四级工伤职工的职业转归方式包括全职、兼职和自主创业，其中兼职和自主创业占了较大的比例。

有就业意愿的工伤职工中可能存在生活自理能力障碍，在自主创业或再就业的过程中，需要家属的配合和付出，在制订复工计划时重视工伤职工和家属的主观意愿，发掘他们的潜能和动力，维持可持续性的生计，制订合理的财政计划等。需要综合考虑工伤职工的生活自理能力、身体功能水平、性格特点、价值观和态度、工作动机与意愿、工作经历、特殊技能、职业资质、职业的方向、家庭和社会

支持系统等。

（二）五级至六级的工伤职工

五级至六级伤残的工伤职工丧失大部分劳动能力，保留与用人单位的劳动关系，由用人单位安排适当工作。难以安排工作的，由用人单位按月发放伤残津贴。经工伤职工本人提出，该职工可以与用人单位解除或者终止劳动关系，选择一次性地领取伤残赔偿金返回家乡生活，寻找创业的机会，或者接受技能培训后重新在开放的劳动力市场再就业。对于能够在残联部门获得残疾证的工伤职工，可通过残联部门，运用残疾证的优惠政策谋得更多的工作机会。由此可见，五级至六级的工伤职工的职业转归为原单位、不同单位、自主创业等方式。

1. 选择保留与用人单位劳动关系的工伤职工　如功能受限并未影响原岗位的工作要求，经过职业模拟训练、强化训练、渐进式的复工训练等，返回原岗位的概率较大；如果工伤造成的功能限制对原岗位工作任务的影响性较大，则需要由用人单位安排其他工作任务较轻的工作岗位，但工伤职工可能面临因岗位调整而造成工资薪酬降低的问题。另外，工伤发生后，工伤职工和原单位之间难免会产生劳资争议等，这增加了工伤职工返回原用人单位工作的难度。对于选择继续留在原单位的工伤职工，工作人员积极地与原单位联系，提供"重返工作的建议书"，协助工伤职工返回适宜的工作岗位。

2. 选择由原单位按月领取伤残津贴　如果单位不能准时发放伤残津贴或者工厂倒闭，工伤职工将面临着一定的风险。

3. 选择与用人单位解除或者终止劳动关系，一次性领取伤残津贴的工伤职工　此类工伤职工大都基于以下方面的考虑：一是为了规避上面提及的风险；二是担心日后无法获得赔偿；三是因为用人单位强行要求解除劳动合同。

（1）有创业计划的工伤职工：大都将一次性领取的伤残津贴作为创业基金进行自主创业。医务人员需要提醒工伤职工自主创业是有风险的，除创业投资外，需要为将来的生活预留好储备金，为工伤职工及家人提供长远保障。在此过程中财政计划显得尤为重要，另外，工伤职工个人或家人有无创业的经验，家庭及社会网络支持的情况都是成功

与否的重要因素。对于选择"自主创业"的工伤职工，通过"创业的小组"分享伤残人士创业的优惠政策，并分享有创业经验的工伤职工的经验。

（2）谋求新的工作机会：通过开放的劳动力市场或残联部门组织的伤残人士招聘会都是他们谋求新工作的途径。医务人员可以提供相关的就业政策及就业信息，学习使用残联招聘会的平台，教授他们学习寻找招聘信息、面试技巧等技能。

（3）学习新的技能：此类工伤职工为了增强自己的市场竞争力，在谋求新工作时变得相对容易。但是需要提醒的是，五级至六级的工伤职工一旦选择与单位解除劳动合同，领取了一次性工伤医疗补助金后，那么他们将不再享受工伤保险规定的医疗待遇。在协助再就业工作中，推动且保持他们的就业信心是相当重要的，医务人员可以在就业的实际需要、成功就业实例、创业的收益等方面加强推动。

（三）七级至十级的工伤职工

鉴于七级至十级伤残的工伤职工仍具有大部分劳动能力，劳动合同期满终止，或者工伤职工本人提出解除劳动合同的，由用人单位支付一次性工伤补助金。七级至十级工伤职工可以通过劳动自食其力，可以选择继续留在原单位，根据工伤程度及与工作的匹配性选择从事原岗位或不同岗位；部分工伤职工也会选择寻找新的工作机会。

对于选择继续留在原单位的工伤职工，医务人员积极地与用人单位联系，提供"重返工作的建议书"，协助工伤职工返回合适的工作岗位。对于选择寻找新工作机会的工伤职工，医务人员可以教授其寻找工作的途径，也可直接提供相关的招聘信息，教授其面试的技巧等。

二、工伤职工复工转归的分类

（一）原用人单位

就目前国内的情况，工伤职工选择较多的仍是返回原来的用人单位，根据康复情况的不同，他们的职业转归如下：

1. 原单位原岗位。

2. 原单位原岗位，调整部分工作任务。调整部分工作任务的工伤职工，随着功能逐渐恢复，自行申请或者单位安排返回原岗位。

3. 原单位不同岗位。转换其他工作岗位的工伤职工，可能因为工资薪酬、工作兴趣、领导关系、同事关系等因素，继续保持新岗位，或者待身体功能恢复后申请调整回原岗位工作。

（二）不同工作单位

工伤事故发生后，部分工伤职工由于工伤处理、工伤待遇、康复治疗等问题与原单位产生摩擦，雇佣双方对工伤后的安排欠缺理解及沟通，使得工伤职工与用人单位的沟通不顺畅，最终导致双方关系恶化，可能会申请劳动仲裁，甚至提出法律诉讼。如此，工伤职工很难继续在原单位工作，大都会选择离职再就业。这部分工伤职工的转归如下：

1. 不同单位原岗位。

2. 不同单位不同岗位。选择求职于新单位的工伤职工，对于工作经历较为单一，工作时间较长，或者在某一领域拥有丰富的工作经验，或是持有较高的职称资质的工伤职工，更愿意寻找与原来工作内容一致或相似的岗位，成功率较高，尤其是技术类岗位。

年龄较轻、工作经验不足、文化程度较低的工伤职工可能不会局限于原岗位，他们会出于增加人生阅历、改善工作环境、提高薪酬待遇等原因谋求合适的工作岗位。

（三）自主创业

工伤职工通过专业培训机构学习新技能，以获得更加高能的市场竞争力。而对于部分有自主创业经验或者对自主创业有浓厚兴趣的工伤职工，会选择自主创业的途径。

三、不同转归工伤职工的复工计划

（一）返回原单位的复工计划

1. 复工计划的内涵　复工计划指协助工伤职工重返工作岗位的职业康复方案，包括评估、训练计划、工作调整及渐进式复工。方案由医务人员与工伤职工、用人单位三方共同商讨制订，由提供职业康复的治疗师推动复工计划的实施。

治疗师通过现场工作评估、岗位试工（现场工作强化训练），为工伤职工的复工提出职务调整及工作改良的建议，并推动渐进式复工计划的实施。复工计划的目标是协助工伤职工返回原单位工作，使他们能够适应工作岗位要求并获得持续的薪酬。在国内，该计划目前适用于保留部分和大部分劳动能力的工伤职工，或者劳动能力鉴定为五级至十级伤残的工伤职工，以及有就业意向且需要职业康复协助的工伤职工。

2. 复工计划的特点

（1）强调原单位在工伤职工复工过程中的重要性：医务人员在工伤职工住院期间尽早地与用人单位联系，重视与用人单位信任关系的建立，定期向用人单位反馈康复进展，适时召开联合用人单位、工伤职工、医务人员的雇主会议，共同商讨出院后工作岗位的安排，鼓励原单位愿意继续雇佣工伤职工。

（2）强调工作现场分析评估的重要性：工作现场分析评估能帮助治疗师最直观地评估工作涉及的基本功能、身体能力、心理社会因素、认知因素、使用的工具和设备、用人单位的期望等，相关评估结果能作为制订个性化训练方案的基线资料。现场分析评估能够及时根据评估结果调整训练方案，必要时给予工作职务重整、工作环境改良等建议，科学而有针对性地提高工伤职工的职业能力，有助于提高工伤职工的复工率。

（3）推动岗位试工方案：根据工伤职工工作内容的不同，选择在真实的工作环境中安排工伤职工进行工作强化训练。治疗师将选出工作流程中关键性的工作任务，或者职工身体能力尚未能完全符合其要求的工序，通过安全筛选后安排给工伤职工进行训练，训练内容包括体力操作处理、设备使用、工作姿势及方法、操作耐力和同事协作等，训练强度需要遵循渐进式增加的原则，强调注意职工的训练反馈。通过真实的工作环境及工作任务训练，提高工伤职工实际操作能力，更有利于他们重新适应工作。现场强化训练要求参与的职工遵守单位的正常考勤及作息制度，治疗时间通常建议安排为全日或半日的工作训练。工伤职工的现场治疗期因个体差异有不同，但每个训练疗程建议至少持续1周以上。

工伤职工长时间地脱离工作岗位，工作习惯、工作内容、人际关系均需要时间重新适应，岗位试工能够促进工伤职工缩短脱离工作岗位的时间，同时能够及时地实施干预措施,动态跟进岗位试工计划,记录观察手记,促使工伤职工能够安全重返工作岗位。

(4)重返工作建议书:结合在院内或者现场评估的情况,以书面的形式向用人单位提供岗位复工的具体建议和指引。

(5)推动渐进式复工方案:循序渐进的安排工伤职工复工,工作时间可从半天工作制发展到全日工作制,工作任务从轻体力的工作任务逐渐增多到较重的任务等,使得工伤职工逐渐适应工作的内容。

3. 复工计划的实施　工伤职工入院初期进行工作意向和职业能力等方面的评估,在整个住院过程中,治疗师均会围绕复工的问题多次与工伤职工面谈,以促进工伤职工的复工信心和动力,且在工伤职工身体功能允许的情况下及早进行职业能力相关性的训练,都会有利于工伤职工复工。在工伤职工出院前,根据治疗师的职业能力评估报告,由主管医师将重返工作的建议体现在出院记录中。现阶段已经合适返回单位工作的工伤职工,治疗师将会给予工伤职工重返工作岗位的建议书,通过面谈、电话、现场探访的形式向工伤职工所在工作单位的经办人提出重返工作岗位的建议,重返工作岗位的建议书将会作为工伤职工返回原单位后重新进行工作岗位安排的重要依据之一。

在重返工作岗位的建议书中,治疗师会给予符合工伤职工当前职业能力情况的相关建议,方便用人单位能够重新安排合适的工作,也会根据工伤职工的实际工作情况给出具体的复工注意事项。

4. 复工计划的工作方式　整个复工计划过程中运用"个案管理"的工作模式,利用团队合作的力量推动工伤职工的再就业。强调工作团队的紧密结合,强调医院内康复治疗和医院外实践活动的无缝链接。

5. 复工计划的流程

(1)治疗师得到工伤职工、单位经办人同意后,安排现场探访服务。

(2)与单位经办人面谈,让用人单位了解工伤职工的身体康复情况,同时可以通过岗位试工方式了解工伤职工当前的工作能力。

(3)经现场工作评估后,与工伤职工、单位经办人一起探讨工作岗位的安排,找出工作风险因素及提出改良建议,治疗师提出渐进式复工方案及时间表。

(4)治疗师制订并执行工作强化训练方案。

(5)与单位经办人保持联系。若遇上难题,可以促进工伤职工、单位经办人双方共同协商恰当的解决方法,并根据实际情况及时调整复工计划。

(6)出院前的职业能力评估,治疗师提出重返工作建议。

(7)用人单位向工伤职工的同部门其他同事知会有关职工的复工安排,以便取得同事配合并建立融洽的工作氛围。

(8)安排工伤职工渐进式复工。

(9)持续性的动态跟进,根据实际情况给予适当介入,如工作压力处理、同事关系处理、自我疼痛处理等。

(10)如果工伤职工可以适应当前工作,持续跟进3~6个月后予以结案。

(二)返回不同单位的复工计划

返回不同工作单位称为再就业计划,是指协助工伤职工获得合适职业的一种描述。由治疗师提供的再就业服务主要有职业调查、职业设置及职业培训。

1. 职业调查

(1)职业调查的方式:进行工伤职工职业调查主要有两种方式:一种是面谈方式;另一种是量表调查方式。在实际操作过程中,因为工伤职工职业调查是治疗师与工伤职工第一次面对面进行职业能力评价的步骤,因此,非常强调建立良好的医患关系。如果在第一次的面对面评估中,治疗师已经与工伤职工建立较好的相互信任关系,今后一系列的评估项目就可以顺利进行,而且也能较好地得到工伤职工全面且真实的资料。一般的做法可以先设定好半结构化的职业调查问卷,然后通过技巧性的面谈方式获得工伤职工各方面资料。治疗师在进行职业能力评估前,必须与工伤职工约定面谈的时间,以方便收集以下的资料:①一般个人资料,包括姓名、性别、年龄、教育程度、联系地址、所住楼层;②家庭背景,婚姻状况、家庭成员、年龄及其工作情况、是否是家庭经济支柱；③工作经历，以前所从事的工作及工作任务、工作期限、离职原因；④医疗史，过往是否有其他疾病，如心脏病或高血压等；⑤赔偿情况，与用人单位的关系，是否购买工伤保险。

（2）职业调查适用范围：对于没有具体职业目标的工伤职工，职业调查可帮助其确定职业潜力和可能的职位。为确定个体的职业潜力，治疗师可考虑下列因素：①工作经历、特殊的和一般的工作技巧和能力、培训潜力。②体力、工作承受力及康复潜力。③资质和才能、个性和脾气、价值和态度、动机和需要。④社会技巧和工作习惯、职业适应力和胜任情况。⑤为了确认竞争性职业可能的合适程度，治疗师也可对其进行职业匹配，确定特定职业主要涉及的身体要求与个体能力的匹配程度。

（3）工伤职工职业调查中的注意事项：①必须以建立良好的医患关系为首要目的，其次为获得资料及完成资料收集工作。②面谈地点避免在公众的、较嘈杂的环境下进行，因为在面谈中涉及较多的工伤职工的个人隐私，工伤职工有可能因为环境的原因而变得保护自己，面谈起来也显得比较局促。③职业康复治疗师必须熟悉半结构化量表的内容，通过该量表指导面谈进行。④如果第一次面谈中工伤职工不愿提及涉及个人的隐私，如工资水平、家庭背景等，可以先不进行这方面的资料收集，因为这时如果治疗师坚持询问下去，可能会破坏双方已经开始建立的关系。⑤职业调查相关信息有可能不会在一次的面谈中全部收集完成，因此可以相约下一次时间再继续进行。⑥一般来说，一次的职业调查资料收集时间在 45 min 左右。

2. 职业设置　根据工伤职工目前和将来可能的发展潜力，可有不同的职业设置情况，包括保护性职业、扶持性职业和竞争性职业。保护性职业是指安排工伤职工在带有保护性质和没有竞争性的职业，如庇护场所工作；扶持性职业是指介于保护性职业与竞争性职业之间的职业，工伤职工虽然可以独立工作，但是需要某些特殊的支持。而竞争性职业是指在公开的劳动力市场所谋取的职业。由治疗师提供的职业设置服务是把工伤职工放置在被确认的工作职位的一个过程。

虽然处理不同的职业设置可能不同，但是职业设置通常会包括相关的技能训练和治疗性支持服务。一般来说，职业设置的过程可以被分为职位获取、职位维持及职务调整 3 个过程。

（1）职位获取：主要包括为工伤职工寻找可能的工作岗位。例如，与可能的雇主联络，联系劳动局或相关就业机构；或为他们提供有用的就业信息和技能培训，如就业市场信息、工伤职工的职位获取技巧培训等。

（2）职位维持：主要是对于重返工作岗位后的工伤职工，可获得治疗师的支持和帮助，通常包括处理在工作岗位中身体或心理的压力。支持方案一般包括与职业相关的社会技能培训、压力处理和疼痛处理等，这些方案可根据个体或群体情况而设计。

（3）职务调整：职务调整或设备环境改进的目的是提高职工的工作成绩和工作承受力。通过重新设计工作流程、工作场所或者使用的机械/工具，在工伤职工和工作岗位之间获得较好的人体功效匹配。同时，可减少他们所承受的躯体或心理压力，从而提高工作效率。

3. 职业培训　职业培训的目的是为了提高工伤职工对特定工作的熟练程度，包括职业技能培训和/或理论培训，可由作业治疗师完成这样的计划。若有必要可推荐工伤职工到其他相应的职业培训部门。因为治疗师不可能提供全程完整的服务，应通过合适的渠道推荐工伤职工到其他相应的社会、政府或残联系统职业培训机构，这样可以弥补医院内职业康复服务不足的方面。

（三）自主创业的计划

1. 自主创业的思路　应避免因盲目创业而导致的创业风险；治疗师需要与其明确创业目标，端正创业心态；学会制订计划、常用的财务知识、纳税技巧；拓宽创业思路和人际关系。

（1）多方面、多途径、全方位地了解创业行业的现状：治疗师需要协助工伤职工多渠道地了解创业行业的现状，理性地看待创业。治疗师邀请具有企业管理专业背景和创业实践经验的企业家、专家教授及熟悉经济发展和创业政策的政府部门工作人员，提供个性化的咨询、指导和服务。或到当地公共就业服务机构、伤残人士就业服务机构，或者参加各地举办的就业指导专业咨询服务活动。

（2）教授工伤职工享受国家相应的扶持政策和就业指导服务：获取政府投资、鼓励多方投资等方式，成功落实相关税费减免优惠政策。

（3）制订合理的方案：在认真调查、掌握足够信息资料的基础上，对创业项目进行系统分析和实施。

2. 自主创业可利用的资源　治疗师教授工伤职工善用资源。对于伤势情况较重的工伤职工，可到残联申请办理残疾证，在获取残疾证后，创业时可享受优惠政策。

（1）资金补贴：创业基金、创业一次性补贴、创业社会保险补贴。①伤残人士贷款优惠政策：国家设立伤残人士创业专项扶持资金，伤残人士个人创业可申请5万元以内的小额扶持贷款。对年销售收入不满10万元或新开办的伤残人士企业，3年内每年按实际所交税额给予定额补贴。②在就业保障金有结余的地区，可以用就业保障金对城镇贫困伤残人士个体户缴纳基本养老保险费给予适当补贴。

（2）税收优惠：①国家鼓励扶持伤残人士自主择业、自主创业。对伤残人士从事个体经营的，应当依法给予税收优惠。伤残人士个人为社会提供的劳务免征营业税，对个人提供的加工、修理修配劳务免征增值税，对伤残人士个人劳动所得按照省级政府的规定减征个人所得税。伤残人士创业若是雇佣了其他伤残人士，按照雇佣伤残人士的比例分别可以享受企业所得税或营业税、增值税的退税优惠。②行政事业性收费减免：国家对从事个体经营的伤残人士，免除行政事业性收费。更加扩大了免除收费的范围，不限于管理类、登记类和证件类三类。③伤残人士个人提供的劳务，免征营业税。④伤残人士租赁或承包耕地、山地进行开发生产或租赁承包经济林，农产品生产、加工基地，乡镇、村在租赁费和承包费上给予优惠。对申请从事个体工商业的伤残人士，工商、环保、卫生等部门在规定时限内优先给予核发有关营业证照，并减免50%的登记费、培训费和办证费；对经营困难或亏损的伤残人士个体工商户，经个人申请，工商部门

核实，准予减免个体工商管理费、市场管理费及其他有关费用。乡镇、街道和相关单位对从事个体经营的伤残人士在场地、摊点、摊位等方面给予方便。伤残人士从事经营活动，符合国家、省、市减免税法律、法规、政策的，经个人申请，税务部门批准，全额或部分减免相关税费。租用房管部门直管公房搞个体经营的伤残人士，免缴50%的营业房租。

（3）场地照顾：优先保障、无偿拨付。政府允许创业者将家庭住所、租借房、临时商业用房等作为创业经营场地，尽可能让创业者在创业过程中降低成本。各级政府及国土、规划、城管等有关部门统筹安排劳动者创业所需的生产经营场地，搞好基础设施及配套建设，优先保障创业场地。

第五节

重新融入社会作业干预及社会支持

一、影响伤残人士社会融入的原因

1. 无法摆脱"病人"角色，融入社会动机不足　部分伤残人士认为自己有特权，给自己去除正常的社会责任，"不参与正常的社交活动是被允许的"、"我的家人或医务人员应为我完成必要的活动"。简言之，伤残造成的行动力的限制，导致他们融入社会生活的动机不强或是逃避融入社会。

2. 伤残人士社交退缩　除某种功能障碍以外，往往伴随着肢体的残缺或畸形、外表或行为表现与普通人不一样，这些个人形象上的改变，导致伤残人士在人际交往方面发生障碍。产生社会适应问题的根源在于社会对于伤残人士的不理解，以及伤残人士自己未能完全接受自我形象的改变，担心他人的眼光或看法，不能如受伤前一样对人际互动给予良好回应。

3. 对于脱离医疗环境存在焦虑　社会政策配套不完善，伤残人士在离开医疗环境后无法得到适当的医疗照顾，这一客观原因导致他们在主观上缺乏安全感，对于资源的应用感到无助。

4. 家庭角色转换的困惑　对于后天发生伤残的人士，需要面对及重新适应家庭角色的转换。如

果伤残人士受伤前是家庭经济支柱,是家里的顶梁柱。受伤后配偶担当起经济支柱的角色,伤残人士在家里照顾小孩。伤残人士需要从心理上接受角色的转换,并习得新角色所要求的技能。

5. 物理环境的障碍　长期以来,社会环境的很多方面对于伤残人士存在限制,如城市的道路、交通及市政建设,公共建筑及居住建筑的使用设施,从规划到设计,基本上是按照健全人士的标准和需求考虑。这种社会环境障碍使伤残人士丧失或减少了与其他人发生密切联系的机会,给他们的生活和交流造成了诸多不便,剥夺了他们平等参与社会生活的权利。无障碍设施不健全,造成伤残人士出行少,行动力大大降低。同时,仅有的一些无障碍设施使用率低,健全人士因为没有或者较少机会接触伤残人士,对伤残人士的无障碍设施认识不足,也缺乏帮助的技巧。

6. 其他　伤残人士回归社区后缺少互助团体的支持,缺乏参加团队活动的机会。

二、重新融入社会干预措施

协助伤残人士重新融入社会,需要尽早地进行社会适应能力训练,以团体辅导、家庭关系辅导、个别辅导的方式开展。训练中考虑伤残人士的需要,同时配合现有资源,可在模拟环境下,也可在社区真实的环境里进行。通过分享、参与协助伤残人士适应与再适应的过程,设法减少由于伤残引起的限制或减少残疾程度,同时培养和训练他们具有代偿性的生活与工作技能,使伤残人士能够充分发挥其剩余能力,使其工作与生活得到重新安置,能较好地扮演在家庭、社会、社区的角色,提高其适应社会的能力,提高其社会角色水平和生活质量。

(一)团体辅导

1. 沟通技巧训练　伤残人士大都存在社交退缩,沟通意愿和能力下降。通过沟通技巧的模拟训练,如角色扮演、观察、认知重构、家庭作业、分享讨论的方法,交谈时的目光对视、体态、姿势动作、面部表情、语调变化、声音大小等,引导有社交障碍的伤残人士进行必要的模拟训练。同时,通过任务小组的治疗方式,配合实际的操作,安排伤残人士进行实地人际交往技能训练。例如,超市购物任务小组中,治疗师安排伤残人士练习如何接受别人眼中的自己,回应他人的目光,与他人形成关系的技巧,从模拟的场景到实际的场所渐进式地协助他们习得人际交往技巧。同时,以小组的形式进行人际交往技能训练,有利于伤残人士获得在团体生活中的经验,习得与他人互动的技巧。

2. 获得社会资讯并使用资源的训练　后天发生伤残的人士,在受伤后或发病后面对的困境与之前有所差别。资源拓展训练协助他们提高使用资源的能力,能有效地描述自己所存在的问题和症状,并恰当地提出问题和要求、习得求助的技能,在需要时能找到相关的资源及时帮助;拓展获得资源帮助的途径,提升资源使用的能力。通过案例分析,分享过来人的经验,使伤残人士得到相关资讯。如伤残人士创业计划小组,通过邀请过来人分享创业的经验和获得创业政策优惠的途径。

3. 社区生活技能的训练　对于重残人士,由于伤残导致行动力下降,外出的机会减少,外出的动力不足。在院内进行社区生活技能训练有利于伤残人士体验社区生活的可行性,从而减少对医疗无障碍环境的依赖。同时,也能使其学习使用无障碍设施,以及在缺少无障碍设施情况下如何解决出行、自我照料问题。例如,安排脊髓损伤人员进行超越障碍训练,体验在尽量少的协助下进行必要的社区生活,如出入商场、购物、在外就餐、乘坐公共交通工具(地铁、出租车、公交车)、自我照料、休闲娱乐等。在整个训练中使伤残人士了解困难所在,并促进伤残人士以正面的心态解决困难,引导他们提高社区生活的信心和动力。

4. 融入工作场所的心理社会适应训练　有的伤残人士需要重回职场,无论是重新再就业还是返回原单位工作,到公开就业市场重新就业,大都会担心重返职场后的人际适应不良,在心理社会适应训练中,为其提供进入职场前的心理调整及具体技能的训练。如职场人际沟通技巧、面试技巧分享等。通过模拟的方式协助伤残人士进入工作者的角色,提升重返工作岗位的信心。

(二)家庭关系处理技巧训练

伤残的发生除了使患者发生变化,也给家庭关系带来负面影响。家庭成员与患者同样需要承受经济压力、无助痛苦,周围环境的排斥或歧视,甚至是隔离。通过家庭辅导,鼓励患者与家庭成员分享各自情绪、情感、沟通模式及正确的应对方式,重建家庭成员之间的信任、关怀与支持。在团体辅导中,通过角色扮演、场景模拟、观察、朋辈分享等技术,提升患者自我知觉能力,学习和改善与家人相处的态度、技巧和行为。

(三)个别辅导

个别辅导穿插在整个服务当中,对于患者及其家庭成员的情绪给予理解和接纳,表达正面的关怀,温和地陪伴,清晰地辨别现实表达背后的忧虑及恐惧,不急于提供建议,而是予以积极而恰当的引导。

三、伤残人士的社会支持

社会支持是人类最基本的沟通方式,在人际网络提供的各类社会支持下,经历人生大小事宜,多数学者认为,良好的社会支持有益身心健康。社会支持一方面对应激状态下的个体提供保护作用,另一方面更好地维持良好的情绪体验。

(一)社会支持的概述

社会支持的研究源于 20 世纪 60 年代,是在人们探求生活压力对身心健康影响的背景下产生的(Homes & Rach,1967)。但是直到 20 世纪 70 年代,社会支持才首次被作为专业概念由 Cassel 和 Cobb(1976)在精神病学文献中提出,之后,很多著名学者将其作为一门科学进行了广泛深入的探讨和研究。

从心理学意义上说,Caplan 认为社会支持是个体与个体之间、个体与团体之间的依存关系,该依存关系能改善应付短期挑战、应激和社会关系剥夺的能力。李强认为,社会支持应界定为一个人通过社会联系所获得的能减轻心理应激反应、缓解精神紧张状态、提高社会适应能力的影响。

从社会学意义上说,Tilden 和 Weinert 指出,社会支持是个人与网络之间的一种互惠的关系,藉由社会网络可以提供心理、社会及实质的帮助。陈成文认为,社会支持就是一定的社会网络运用一定的物质和精神手段对社会弱者进行无偿帮助的一种选择型社会行为。

(二)社会支持的来源

个体获得社会支持的两个渠道:正式的制度化社会支持和非正式的社会支持,前者包括政府支持、社会中间支持、基层社区支持,后者包括以血缘、地缘、业缘为基础的个人支持。社会学者侧重于正式的制度化社会支持,政府支持是社会弱者最主要的支持因素,体现在国家社会保障制度和政策的制定及社会工作的具体推行。心理学者侧重于非正式的社会支持,即来自家庭、朋友的支持。

(三)社会支持的分类

社会支持从性质上可以分为两类:一类为客观的、可见的或实际的支持,包括物质上的直接援助和社会网络、团体关系的存在和参与,后者是指稳定的关系(如家庭、婚姻、朋友、同事等)或不稳定的社会联系,如非正式团体、暂时性的社会交际等的大小和可获得程度,这类支持独立于个体的感受,是客观存在的现实;另一类是主观的、体验到的情感上的支持,指的是个体在社会中受尊重、被支持、理解的情感体验和满意程度,与个体的主观感受密切相关。有学者将其分别命名为社会支持的可利用度和自我感觉到的社会关系的适合程度,在进行心理学的科学评定时用以评定其社会支持的大小。

个人在自己的社会关系网络中所能获得的、来自他人的物质和精神上的帮助与支援。一个完备的支持系统包括亲人、朋友、同学、同事、邻里、老师、上下级、合作伙伴等,当然还应当包括由陌生人组成的各种社会服务机构。

(四)伤残人士社会支持网络的内涵

伤残人士社会支持网络的定义指伤残人士从家庭、亲朋好友、社区、社会非营利性组织及政府等支持者那里获得情感、物质、信息及陪伴等各种资源支持的社会网络。

伤残人士社会支持网络的目标:一般而言,根据伤残人士基本的生存需要和社会性需要,伤残人士社会支持网络的大致目标包括以下方面:促进生理功能康复;消除从前的失败主义依赖心态,树立自主意识;解决问题的能力;表达及应对的能力;自理日常生活及帮助少许家务;职业能力;参与社会事务,担当公民责任;发掘自身潜能,实现自我等。

（五）伤残人士社会支持网络的构成

在伤残人士社会支持网络中存在着不同性质的支持主体,一般而言,这些主体包括家庭、亲朋好友、社区、社会非营利性组织、政府以及专业的社会工作者和志愿者等,根据不同社会支持网络理论,不同性质的社会关系与具体的社会支持网络所提供的社会支持是不同的,家庭给伤残人士提供的支持和政府所提供的支持在具体内容上具有不同功能。具体的构成包括家庭、亲友与邻里、民间非营利性组织、社区服务、政府、社会工作者、志愿者、扶助的政策与法规。

1. **家庭** 对伤残人士来说,家庭成员及亲属所提供的社会支持是最基础和最重要的保障机制。家庭是指由婚姻关系、血缘关系或收养关系,或共同经济为纽带结合成的亲属团体。家庭是社会的基础细胞,家庭生活是社会生活的基础。在我国目前社会的保障水平比较低的情况下,家庭成员之间和亲属之间相互扶养的权利义务是保障伤残人士等弱势群体生活的最重要的社会支持。作为最基本的自然网络,家庭在伤残人士社会支持系统中的作用更是无可替代。家庭成员向伤残人士提供了情感性支持、物质性支持、工具性支持和抚育性支持。同时,家庭是伤残人士日常生活的重要场所,伤残问题与家庭密切相关主要是由于家庭在健康和康复中的重要角色,以及伤残对家庭成员及其身心功能的影响。在众多的社会支持资源中,家人或亲密伴侣这些"重要他人"的支持是最原生、最靠近个人及最主要的支持。特别对于新受伤的工伤职工,家人的支持能协助他们减少贯穿在工伤处理、医疗处理过程中的负面情绪,进一步接受伤残的事实,提高应对压力的信心和技巧。

2. **用人单位** 单位的支持对工伤职工来说非常重要。职工因工受伤,不论工伤的发生是谁的过错,单位也有着不可推卸的责任。对于新工伤来说,医疗费用、工伤赔偿、复工安排等都无法脱离单位的支持与配合。若单位在工伤处理上表现积极与合作,如委派工伤经办人就职工关心的问题与工伤职工及家属进行友好磋商,为工伤职工转换适合工伤职工工作能力的岗位等,这些配合能减轻工伤职工及其家庭的心理及经济负担;反之,职工及其家庭若无法与单位进行良好的沟通与对话,对未来感到迷茫,情绪上表现焦虑和浮躁,影响工伤工友治疗和康复的进展。

3. **政府** 对伤残人士提供社会支持的形式是基于社会保障制度,以各级残联为中介,保障他们的基本生活权利。政府组织如社区居委会、村民委员会、残联和妇联等部门,他们的功能更多地是针对物质上贫困的群体提供社会保障与社会福利。各级残联是伤残人士社会支持的特别重要的主体,政府在整个社会支持系统中始终发挥着主导性、决定性作用。政府对伤残人士的支持包括康复救助、社会保障、就业培训、扶持残疾学生和残疾家庭子女就学、扶贫等。

4. **个人社交关系** 包括邻里、亲戚朋友等。参与正常的社交活动是伤残人士融入社会的一个重要元素。亲朋好友主动表达关心或伸出援助之手,对于伤残人士来说无疑是雪中送炭。亲朋好友鼓励和带动伤残人士融入社会,参与以健全人士为主的社交活动,使伤残人士感到集体归属感,明确其在集体的定位;可以维持或引发伤残人士社区回归、与他人互动的兴趣和动机。它是一种非正式的社会支持,是解决个人及社区问题的"第一防线";这种社会支持网络是补足正规社会服务的一种有效支持模式。

（1）邻里支持:这种支持建立在地缘关系的基础之上。"远亲不如近邻"就是建立在以地缘关系为基础之上的互动功能的真实写照。邻里关系有很多功能,如提供服务、结交朋友、获取社会资讯、建立恰当的社会角色地位等。尽管在现代社会邻里作用日渐式微,但对于生活圈子较窄、行动不便的伤残人士来说,邻里作用便得以发挥。特别是行动不便的工伤职工,他们较长时间生活在邻舍活动中,凭借邻舍网络,他们可从中得到社区活动的资讯,得到参与社会及集体生活的体验。更重要的是,伤残人士在此环境下能认识到自己处于网络的哪一环,多了存在感,少了孤独感。

（2）亲戚朋友支持:伤残人士在朋友支持这一方面会因个体社交范围的广泛程度存在差异,社交范围广泛的伤残人士在朋友支持方面可能会得到更多物质和情感支持、忠告和指导。情感支持、忠告和指导的作用更为突出,因为作为局外人提出指导与忠告,会更加理性而有效。物质支持方面相较家庭成员来讲比较局限。在情感支持方面,亲戚这个群体,提供同感和安全感方面的作用非常大,他们会感觉自己是被支持的,在家庭需要大的帮助时,一般会请亲属朋友们过来帮助。

（3）社区组织:是伤残人士参与外界事务的一个良好中介,在伤残人士这一特殊群体中发挥着一定作用,为他们提供法律援助、正当权益的维护、精神方面的支持、工作介绍等。社区内部资源对伤残人士也非常重要,在这些组织之中,既有专职的社会工作者,也有兼职的志愿服务者,他们掌握了一定的志愿服务技巧和专业理论,他们是连接伤残人士与社会沟通的纽带,可以改善伤残人士的生活,减轻他们的家庭负担,是一种资源占用少、效率高、可持续发展的良性社会支持网络结构。

综上所述的社会支持网络,每一个方面都非独立运作,各方面相辅相成,合理地整合和利用伤残人士的社会支持网络,可协助伤残人士克服伤残带来的心理和身体功能的限制,尽快融入受伤前及受伤后形成的社会网络中。

（杨晓姗）

参考文献

[1] 顾志森.健康教育在慢性病管理中的应用价值[J].中外女性健康研究,2020,(12):170,195.

[2] 刘长荣.浅谈伤残医学[J].中国伤残医学,2017,25(13):1-2.

第七章

老龄化人群社区作业干预

第一节
老龄人群的社区作业界定与需求评估

一、概述

我国进入老龄化社会后，高龄老年人迅速增加，对于老年人在日常生活、医疗方面都需要其他人来照顾。参照全国老龄办、民政部、财政部三部门联合发布的第四次中国城乡老年人生活状况抽样调查成果，医疗保健、生活照料、康复、心理和健康教育等是老龄人迫切需求的服务。在社区开展作业治疗，主要依靠社区作业治疗师、患者的照顾者。

老龄人群的社区作业治疗核心是功能障碍者或残疾者，包括离院回家继续接受康复治疗的患者、慢性病患者、亚健康人群。协助其在家庭或社区建立康复训练计划，改善和维持基本功能，丰富日常生活内容，以最大程度促进独立生活能力，乐享晚年生活。社区作业治疗的目的是减轻后遗症状，协助出院患者妥善家居安置及照顾，促进功能恢复，重建生活能力及健康的生活方式。

二、老龄人群的社区作业界定

老年人通常是指 65 岁及以上人群，但这是一个异质性的人群。重要的是要了解这个群体的成员在老龄化方面有不同的经历。有些人有严重的财务和健康问题，而有些人则在冬天滑雪和夏天爬山。有些人在有薪工作岗位上一直工作到死亡，而一些人则有很多闲暇时间从事志愿工作、照顾孩子或体弱多病的老年人，或从事其他个人满意的活动。还有的老年人则感到无聊或沮丧。简而言之，

老年人和其他年龄段的人一样，在需求、能力和资源方面都是混杂的。作业治疗从业者（作业治疗师）提供的服务，以促进这一异质群体的老年人在参与作业活动中跨越功能从脆弱到良好的连续。

在中国 65 岁及以上的老年人中，只有 4%～5%的人在任何时候都住在养老院。大多数人仍留在社区，接受家庭成员和其他重要人士的援助。这些人将根据需要寻求医疗保健和康复服务。越来越多的 65 岁及以上的人对连续不断的保健服务的所有方面提出要求。65 岁及以上的老年人活动受限的比例为 42%。然而，大多数老年人继续住在他们的家里。

健康因素在很大程度上影响一个人如何经历老年。一些老年学家区分年轻的老年人（65～74岁）和年老的老年人（75 岁及以上）。年轻的老年人往往比年老的老年人更有活力，健康问题也更少。老年人往往是医疗服务的最大消费者。

然而，衰老是一个不可避免的复杂过程，从一个人被孕育出来开始。健康和疾病决定了一个人成熟后的生活质量。衰老本身并不一定会导致疾病的增加。相反，与年龄有关的各种器官的变化和与年龄有关的疾病使人们相信，老年意味着疾病、依赖和痴呆。

把疾病与能力下降分开来看是很重要的。疾病不应与正常的衰老混为一谈。一般来说，正常年龄的变化会导致正常功能的减缓，而疾病和疾病的变化可能会导致暂时或永久的功能限制。

我们很多人都认识一些人，他们在八九十岁时都非常健康、富有成效，还有一些人在 65 岁或更年轻时完全依赖他人。尽管参与生活角色的能力范围很广，但正常的衰老仍然与生理和功能变化有

关。有研究者质疑"许多常见的衰老特征是由生活方式造成的……"理解老年并不等同于疾病是重要的,因为它阐明了健康生活方式的重要性。营养、运动、休息、与他人的良好关系,以及通过作业活动参与生活是健康老龄化的基础。

Lewis描述了老年的4个阶段。第一阶段,从50岁至65岁,是退休前的年龄,当一个人开始计划利用闲暇时间,可能开始承担新的角色,如祖父母或照顾年迈的父母。第二阶段,从65岁至74岁,个人可能开始遇到越来越多的健康问题,并可能经历悲伤,因为配偶、朋友和/或兄弟姐妹死亡。第三阶段,从75岁至84岁,可能是独立生活受到威胁的时候。这个人可能开始在生活任务中需要帮助。在85岁及以上的第四阶段,个体可能会越来越依赖他人。可能需要做出机构内的生活安排,或者个人可能需要与家庭成员住在一起。

三、老龄人群社区作业治疗需求

人口老龄化社会中老年人的需求是多方面的,其最基本的需求是生存和健康、归宿和认同。老龄人群的需求评估从理解老年服务需要开始。社区康复的任务是与医疗卫生部门紧密合作,确保老龄人及其家人在健康促进、预防、医疗保健、康复和辅助器具方面的需求得到满足。

(一)健康服务需求

人们对健康和疾病的认识,直接引领保健行为。根据WHO的定义,健康是一种躯体、精神和社会的完美的状态,而不仅仅是没有疾病或不适。健康是一种珍贵的资源,使人们能在个体层面、社会层面和经济层面过上有意义的生活,为他们提供自由地就业、学习和主动投入到家庭与社区生活。

一个人的健康状态受个人、经济、社会和环境等多种因素的影响,如基因、个人行为和生活方式、收入和社会状态、就业和工作状况、教育、社会支持网络、文化、性别、物理环境、医疗保健服务等。有些因素是可以调控的,如一个人可以选择健康和/或不健康的行为,但其他的因素(如基因),则是不可调控的。

老年期是人生最后一个发展阶段,集生老病死多种体验于一身。随着社会的发展,老年人对于健康服务的需求也将越来越多元化,从之前单一的医疗服务需求逐步向保健、医疗服务、健康管理、心理健康等多元化发展,从而引发包括保健品、医疗机构、老年人健康护理机构、老年人体检、老年人旅游等一系列养老产业的发展。

另外,老年健康服务内容将随各式各样的需求进一步细分,高龄老人、单身老人、空巢老人、居家的病残老人等规模不断增大的各种特殊老年人群体,将会对社会提出更多的老年健康服务需求。

(二)疾病预防

预防需要许多不同资源的投入。医疗保健中预防的重点是阻止疾病的发生(初级预防)。然而,预防也包括早期发现和治疗,以阻止疾病的发展(二级预防),同时对现存的疾病进行管理以减轻其造成的后果(三级预防)。社区康复的任务是确保社区和相关的部门把重点放在为残疾人和非残疾人而设的预防活动上。社区康复项目为残疾人及其家属提供支持,以确保他们得到为提高他们的健康水平和预防一般疾病及其伴发疾病(并发症)的服务。

(三)医疗保健

衰老是一种自然的过程,是人体机能变缓的直接表现。随着年龄增加,机体逐渐出现退行性变化。衰老的普遍性、内因性、进行性及有害性作为衰老的标准被普遍接受。

我国是世界上老年人口最多的国家。慢性非传染性疾病(简称慢性病)是老年人比较高发的疾病,发病隐匿、潜伏期长、不能自愈或很难自愈的疾病,与生活方式有着密切关系,具有"一因多果、一果多因、多因多果、互为因果"的特点,预防和治疗难以分割,需要长期管理。据报道,在全世界范围内,慢性病是除最贫穷发展中国家外其他国家的主要疾病负担,是死亡和致残的主要原因。据国家卫健委、科技部、国家统计局资料统计,每年我国有600万~700万人死于慢性病,占总死亡率的80%以上,治疗费用约占所有医疗费用的68%左右。慢性病已成为消耗医疗资源的"黑洞",是终生性疾病,发病隐匿、具有个体化特点,并发症发病率高、致残率高、死亡率高,单纯用药物治疗效果不佳。因此,社区医疗保健服务需求较高。

按照国际疾病系统分类法标准将慢性病分为：①精神行为障碍，如老年痴呆、精神分裂症、神经症（焦虑、抑郁、强迫等）；②呼吸系统疾病，如慢性支气管炎、肺气肿、慢性阻塞性肺病；③循环系统疾病，如高血压、冠心病、脑血管疾病、心肌梗死、肺心病等；④消化系统疾病，如慢性胃炎、消化性溃疡、胰腺炎、胆石症、胆囊炎、脂肪肝、肝硬化；⑤内分泌、营养代谢疾病，如血脂异常、糖尿病、痛风、肥胖、营养缺乏；⑥肌肉骨骼系统和结缔组织疾病，如骨关节病、骨质疏松症等；⑦恶性肿瘤，如肺癌、肝癌、胃癌、食管癌、结肠癌、子宫癌、前列腺癌、白血病等。

预防与健康促进和医疗保健是密切相关的，社区康复可在社区中开展相关工作以确保老年人，尤其是这部分慢性病人群能够获得包容的、适当的和及时的个体需要的医疗保健服务。

（杨　琼　吴丽君）

第二节
养老照护的转介与社区作业干预

一、作业治疗转介

受经济发展阶段及传统观念和家庭结构的影响，中国目前的长期照护服务主要以居家照护为主要类型。目前，机构照护已初具规模，社区照护的建设则刚刚起步（表7-1）。同时，相较于发达国家活跃的老年人福利法律体系而言，我国只在1996年颁布了《中华人民共和国老年人权益保障法》，并且在2018年做了修正，可以说法律法规层面也存在较大空白。结合对国外长期照护理论与方法的研究，对我国的长期照护服务体系构建具有以下启示。

表 7-1　中国长期照护模式发展现状

项目	居家照护	社区照护	机构照护
使用的普遍性	主要类型	起步阶段	具有一定的规模
照护软件主体	成年子女（尤其是女性）就业压力增加，照护时间减少；服务队伍素质有待提高，需专业护理人员	服务内容与人员结构缺乏多元性；服务队伍专业化、职业化程度弱，服务水平低下	养老机构专业服务人员严重短缺；服务人员录用、考核等专业标准缺乏
照护硬件主体	老年人居住方式空巢化；覆盖面有限，提供服务的数量不足	资源动员与整合能力差，资源利用效率低下；与医疗设施与服务的连接性差	机构数量不足；设施设备质量不齐、因陋就简，养老机构服务质量不合格
资金压力	经费筹集的渠道较单一，限制发展	缺乏市场培育机制，融资渠道单一	老年人支付能力有限，无法独立承担机构长期照护费用
发展问题	需建立长期社会与家庭合作照护机制；城乡差异较大，农村面临更大的供需矛盾	社区基础设施薄弱，服务经费投入不足；民间组织发育缓慢，缺乏社会力量的参与	城乡差异、区域差异显著；长期照护服务机构存在结构性矛盾

资料来源：邬沧萍（2012）整理所得。

从中央到地方，政府部门已经出台了一系列养老服务政策，对养老事业的发展给予了一定程度的保障。但是，迄今为止仍鲜有关于养老转介服务的制度规范和政策支持。

养老转介服务作为一项社会公共服务，虽然在我国尚未普遍开展，但已经具备一定的资源性基础。养老转介服务是一种以健康评估为前提和基础的养老服务项目，而健康评估和养老转介服务的实施都需要整合医疗、康复、心理服务、网络技术、行政管理、志愿服务方面的人力、物力和信息等多种资源。

中央和地方政府的养老事业管理部门可从以下方面对养老转介服务给予制度性保障和政策支持。

1. 建立健康评估、转介服务的标准及工作规范。

2. 成立多功能的评估转介一站式服务机构。

3. 构建政府主导、多元主体共同参与的服务供给体系。

4. 保障机构基础设施建设的资金投入。

养老服务是我国老龄工作中的一项重要工作。养老转介服务又是养老服务中的现实需要和新兴服务内容,需要政府、市场和社会多方参与,需要规范化和制度化,更需要从财政上给予政策支持,其建设与管理问题也需要展开更广泛深入的研究。

二、社区作业治疗干预

(一)不同预防等级中的作业治疗

近 55 年前,Leavell 和 Clark 提出了一种预防医学的流行病学模型,它涵盖了整个连续的医疗保健,非常适合目前关于强调健康促进服务的思想。表 7-2 基于 Leavell 和 Clark 的模型,描述了作业治疗在整个连续照护的健康促进活动中的作用。为了配合与年龄有关的疾病、残疾、发病率和死亡率的预测,作业治疗师可以修改他们的临床推理过程和他们提供服务的方向。这些可以扩展到"专业推理"和促进健康的方向,两者都适合所有类型的环境,无论是临床的还是基于社区的。

表 7-2　整个连续照护过程中的健康促进

老年作业治疗服务机会				
未发现任何疾病或状况		已诊断的疾病或状况		
健康促进干预措施	特殊保护,及时处理	早期诊断,及时治疗	残疾限制	康复
一级预防		二级预防		三级预防
公共卫生实践		初级医疗保健	二级医疗保健	长期照护和临终关怀
社区定位		个人及社区定位		双重强调

1. 以社区为基础的初级预防中的作业治疗　在全球,大多数作业治疗师还没有参与初级保健类型的服务。至少 20 年的时间里,在美国,一些作业治疗师在他们的私人执业中从事促进健康和保护健康的干预工作,这些工作满足了个人和社区在整个生命周期中的需要。由于作业治疗领域一直具有内在的整体性,因此能够解决老龄化人口促进健康的主要需求。

2. 二级预防中的作业治疗　作业治疗在社区项目中扮演着重要的角色,为世界各地的关节炎基金会提供二级预防服务,至少已有 40 年的历史。这些课程的主要内容是教育患有关节炎的团体和个人,让他们知道如何在患病过程中管理自己的生活。作业治疗师们组织的课程教授和推广关节保护技术,协助组织活动促进节能,推广与关节炎相关的运动和游泳项目,并指导制订策略,规划老年人的日常生活,包括有意义的作业平衡。此外,作业治疗师还在开发早期干预项目方面发挥了重要作用,这些项目针对的是患有轻度认知障碍的老年人,这些老年人后来演变成不同形式的痴呆症,包括阿尔茨海默病(Alzheimer's disease)。在多年的组织发展中,作业治疗师与国家和地方阿尔茨海默病协会办公室合作,计划和实施了许多项目。这些项目针对痴呆症患者及其家人和照护人员的独特与多样的需求,以支持所有相关人员的整体功能和生活质量。作业治疗师服务于规划委员会,并为其他组织提供服务,为痴呆症患者及其家人和其他支持网络提供更具体的需求。它们帮助确定和调整这一人群的环境和其他认知支持,包括他们的照顾者。

3. 三级预防中的作业治疗　康复、长期照护和临终关怀领域的三级预防是针对个人、家庭和/或其他支持的具体需要而量身定制的。从历史上看,在为这一人群实施服务方面,该行业通常将这方面的照护视为医疗。然而,根据利维尔和克拉克的预防医学流行病学模型,还应考虑三级保健以促进健康干预。自开发以来的这些年里,随着对生活质量支持和成本控制思考的不断发展,这个模型经受住了时间的考验,因此代表了对卫生保健的伦理、经济和生活质量方法的"契合度"。我们面临的挑战是将所有级别的保健视为促进健康的机会,而作业治疗师尤其能够很好地应对这一挑战。因此,无论是为髋部或 Colles 骨折、脑血管意外或脊髓损伤的老年人提供服务,还是为获得临终关怀认证的人提供服务,促进健康的方法都是最佳的。通过与服务对象和其他重要人士合作的整体方法,作业治疗师努力为每一个被服务的个体创造解决问题和有意义的目标。

(二)社区老年人作业治疗实践过程

1. 与老年人及其照顾者沟通　由于交流可影响老年人疾病的数量和严重程度,因此交流尤其重要。作业治疗师经常与他们的服务对象和服务对象的重要相关人员进行口头和非口头的沟通。

作业治疗师的沟通模式可以通过向服务对象、家人和其他照顾者提供有关干预预期结果的信息，以及在无威胁的环境中讨论问题来加强干预过程。通过解释方法、建议替代方案和促进服务对象/作业治疗师合作，我们授权老年服务对象、家人和照顾者参与治疗过程。

2. 与家人和重要相关人员交流　对许多老年人来说，家庭成员和其他重要相关人员是他们生活中最值得信赖的人。这种信任建立在共同的历史基础上。作业治疗师可以通过这些受信任的个体来鼓励服务对象参与治疗过程，并监控后续工作。文献还显示，在提出环境改造和辅助设备建议时，支持与服务对象和照顾者合作。

当与家庭成员和其他重要相关人员交流时，从业者应该用简单的语言来解释。术语尤其是医学术语应尽量减少，并解释清楚。治疗师必须记住，与家人沟通的目的是加强干预过程。

作业治疗师还必须了解服务对象的功能限制对家人的潜在影响（如家人角色的改变）。根据《作业治疗实践框架：领域与过程》（第3版）指出，照顾是一种共同的作业，包括照顾者和照顾接受者的积极参与。照顾者的负担已被确认为有明显功能限制的老年人（即居住在社区的老年人）的家人和其他重要人员的主要关切事项。通过在干预和目标制订过程中与家人和其他重要成员的有效沟通和包容，作业治疗师可以显著减轻照顾者的负担。

3. 制订适当的作业治疗目标　制定的目标必须反映服务对象的目标和价值。作业治疗师必须精通各种干预方法（包括健康促进、恢复、维护、补偿和残疾预防），这些干预方法必须建立在理论基础上，并有可靠的研究和证据作为基础。当作业治疗师、服务对象及其照顾者在计划上合作时，干预是最好的。根据《作业治疗实践框架：领域与过程》（第3版），这一过程是动态的和互动的。服务框架提供流程包括：①评估（收集作业概况和分析服务对象作业表现）；②干预（干预计划、干预实施、干预回顾）；③结果（确定是否成功达成目标服务对象的结果，并为未来规划评估服务对象项目）。该框架鼓励服务对象-从业者在评估、干预和结果评估过程中进行互动，以促进服务对象对作业的参与。成

功的干预使服务对象参与作业，以支持参与。

在作业治疗中，作业治疗师负责决定何时进行评估，还负责执行特定程序。作业治疗师可以按照结构化的格式进行作业领域、表现技能、表现模式和服务对象因素来评估。

与老年人合作的挑战之一是制订一项干预计划，解决伴随多种病理和/或慢性疾病的正常老龄化问题。

正如本章前面所指出的，为多重诊断患者制订干预计划的作业治疗师必须了解一种诊断将如何影响另一种诊断，以及一种药物可能如何影响或引起影响功能的症状。例如，从脑卒中疾病中恢复过来的人也可能诊断为冠状动脉粥样硬化、充血性心力衰竭和糖尿病。如果这个人要做清淡的烹饪或准备饭菜，干预计划可能需要对糖尿病患者进行膳食规划教育，并为感官损失提供补偿策略。休息时间和节能技术是必要的，以尽量减少与心力衰竭有关的呼吸短促。必须教育患者认识其他不良症状，如足部肿胀。此外，由于糖尿病，一个简单的伤口可能需要更长的时间来愈合，从而增加感染的风险。

（三）提供服务的不同环境

为了应对日益增长的老年人口，作业治疗实践社区开发了一些项目来解决他们不同的职业、角色和兴趣。老年人可以在多种环境中看到，包括家庭、康复中心、扩展照护机构、日托中心、老年中心、养老院、辅助生活社区，以及各种健康和促进运动的项目。这些项目被认为是连续照顾的一部分。

长期照护是指长期为患有慢性疾病或需要长期医疗及康复管理的人士提供的服务。这些人经常需要自理方面的帮助，如吃饭、洗澡、穿衣和运动相关的日常活动。长期照护可以在家庭（如由一名访问护士）、社区（如成人日托）或机构（如养老院）中提供。

长期服务和支持范围广泛，包括协助自理、家居和社区生活活动，促进家庭、工作、学校和休闲活动的全面运作。长期服务还可能包括熟练的治疗照护和慢性病的治疗与管理。

作业治疗师还可以协调服务或提供案例管理，以帮助服务对象提供长期服务和支持。作业治疗

师有资格提供专业服务,如辅助技术的培训和咨询,以及房屋和其他环境的改造。

在作业治疗师进行以服务对象为中心的评估并建立了一个协作干预计划之后,提供干预活动,以提高在确定领域的作业活动能力、表现技能和身体功能;最终的目标是让个人在最合适的环境中回到最佳的功能。

1.日托中心 成人日托是指在远离家的集体环境中,对功能下降的成年人进行的一项日间照护计划。这些老年人经常受到身体、精神或社会问题的影响,有时需要医疗和康复服务,而普通人群无法在老年中心获得这些服务。

2.家庭健康照护 功能残疾老年人的家庭和社区照顾一般定义为向 65 岁或以上的经济上符合条件的人提供的照顾,这些人在执行特定的自理活动时需要大量的人力协助。家庭照顾和社区照顾包括家务、家庭健康照护、家庭琐事和个人照护服务;由护士提供或在护士监督下提供的照护服务、康复服务、临时看护;训练家庭成员管理个人;成人日托;对于慢性精神疾病,提供半住院式的日间治疗,心理社会康复服务和临床服务。

(四)与其他专业人士沟通

作业治疗师将与医院内的其他专业人员进行交流,包括医师、护士、社会工作者、物理治疗师和语言病理学家。可能还包括收集关于服务对象如何管理特定活动的信息,了解个人的资金来源或参与干预计划会议。

(五)环境安全

预防跌倒,跌倒是老年人因受伤而死亡的主要原因。每年大约有 30% 的 65 岁以上的社区居民和 50% 的 80 岁以上的社区居民会跌倒。在跌倒住院的老年人中,只有 50% 的人能在一年后存活。通常,跌倒的老年人会产生对跌倒的恐惧,为了避免跌倒而避免活动。与没有跌倒的老年人相比,跌倒的老年人在日常生活能力和社交活动方面更容易出现功能性衰退。跌倒已被证明是养老院安置的一个强有力的预测因子。

老年人非常容易跌倒,因为健康问题,如关节炎,视力和听力差,身体虚弱,平衡和协调能力差,衰老,痴呆,以及药物引起的虚弱或头晕。最近的

文献质疑精力充沛的老年人从事体育活动、繁重的家务等高风险行为是否会增加他们跌倒的风险或降低跌倒的风险。然而,参加体育活动、锻炼和家庭活动也被发现可以增强骨密度、肌肉力量、平衡感和耐力。

Brungardt 和其他研究人员描述了以下增加老年人跌倒风险的因素:①精神状态因素,包括迷失方向、抑郁和痴呆;②医学因素,包括多种疾病、急性疾病或直立性低血压、药物治疗;③感觉因素,包括视觉、前庭、本体感觉功能障碍的改变;④肌肉骨骼因素,包括活动增加、活动能力下降、足部疾病和颈椎间盘疾病;⑤神经因素,包括步态变化和周围神经病变;⑥环境因素,包括楼梯、不易区分的台阶、光滑的表面、光线不足和意想不到的障碍;⑦其他因素,包括行动被约束、跌倒史和不合脚的鞋子。

作业治疗师通过评估处于该环境中的个人来提供环境安全干预和跌倒预防(表 7-3)。干预包括弥补缺陷,补偿性技术指导,提供适合的设备,如长柄拾物器、穿袜器或运载重物的手推车,以及与团队就合适的移动设备进行合作。

作业治疗师也评估和计划干预家居设计与改良。由于促进服务对象教育和合作的重要性,家居装修可能包括清除障碍,如扔掉地毯;重新安排橱柜,将较重的物品放在架子的底部而不是顶部;以及安装浴室辅助设备,如呼叫铃、浴缸座椅、扶手和凸起的马桶座圈。

表 7-3 跌倒工作表的示例

患者:	年龄:	家居:

引发的问题:

评估目标:①确保对有跌倒病史的患者制订治疗计划;②确定哪些患者有跌倒风险,但目前没有参加跌倒预防计划。
1. 以前有过跌倒的历史吗? 是_____ 不是_____
2. 跌倒是一个孤立的事件吗? 是_____ 不是_____
内在危险因素:

患者有无以下情况	是	不是
心血管异常		
心律失常		
低血压		
晕厥		
神经肌肉损伤		
脑血管意外(等于脑卒中)		

	（续表）
偏瘫	
不稳步态	
失禁	
癫痫	
帕金森病	
慢性/急性疾病导致的不稳定	
腿/手臂运动缺乏	
功能性状态下降	
骨科损伤	
关节炎	
骨质疏松症	
关节痛	
髋关节骨折	
感知异常	
听力受损	
头晕或眩晕	
精神或认知障碍	
阿尔兹海默病/痴呆	
认知技能下降	
谵妄	
躁狂抑郁症或其他情感障碍	
其他痴呆	

（杨　琼）

<h2>第三节</h2>

重建生活为本的养老模式

一、养老服务模式

（一）国内养老服务现状

养老服务机构的形式包括老年社会福利院、敬老院（养老院）、老年服务中心、老年公寓等。目前现有机构养老的功能主要是住房、膳食和基本的社群活动，具备医疗服务能力的养老机构还非常少。

随着老龄人口寿命的延长，失能、半失能老年人口比例的增长，更多老年人需要面对在生命后期中"带病养老"，面对年老与疾病双重问题。目前市场上的养老服务机构大部分没有成熟的医疗服务能力，主要针对相对健康的老年人。当面对需要较

复杂医疗护理的老年人，这些机构显得无能为力。

社区居家养老作为一种新型的养老方式，保留了传统在家养老的形式，利用个人、家庭、社区和社会的力量与资源，向老年人提供就近而又便利的服务，满足老年人养老的心理和物质需求，让老年人拥有稳定、良好的生活状态，减轻其子女的日常照料负担，弥补社会养老机构的不足，能较好地解决老年居民的实际问题，顺应了人口老龄化的客观要求。依托社区养老将是一个重要的趋势和渠道。

国家大力提倡"医、康、养"结合的养老服务模式，各公营、民营及学术机构都在探讨实施有效的运作模式。现有两种主要模式：一是"医＋康＋养"模式，是以医疗专业行为为主体，配以"养"的服务，是针对因疾病或年老能力下降比较严重、较大程度失去日常生活活动能力的人。二是"养＋医＋康"模式，是以养老专业行为为主体，在养老机构内提供专业的"医与康"服务，主要针对养老机构内因高龄导致的身心功能障碍或自理能力不足的老年人。

现在大多数养老机构内医疗服务都采用医师"处方式"功能评估和治疗方案，以治疗老年人的症状与疾病。这种"被动式"接受服务的模式不利于让医师掌握老年人内心深处真正的需求、面对的人际和生活环境障碍、家庭和社会各种角色的缺失、社区生活能力的下降等问题。

至于康复服务，现时医疗及养老机构提供的康复医疗及康复治疗服务主要协助因伤病引起功能障碍的患者控制症状及促进身体基本功能恢复，如肢体活动功能、言语及认知功能等。一般都忽略了长者生活能力的促进和提升，完全不能真正意义上回归家庭和融入社会生活。另外，康复人员一般要等到老年人有伤病情况才可提供服务，才有贡献的空间，角色比较被动。加上在养老机构中，有迫切伤病老年人的比例偏低，接受康复人数偏低。现时，康复仍然未能全面融入养老服务，不能真正协助广大养老机构里的老年人。因此，康复需重新定位，扩充服务内涵，这样才有可能做出较大的贡献。

（二）重建生活为本的养老服务

全世界发达地区的养老服务机构都提倡"老有所养、老有所属、老有所乐、老有所学、老有所为"的

服务目标,其中"老有所属"是最核心重要的策略。"老有所属"英文是"aging in place",即让老年人尽可能在原来熟悉的环境中,包括物理环境和人际环境继续过晚年生活。因此,以社区为本的养老服务必定是未来的主流。

对于退出工作岗位的老年人来说,他们依然希望为社会做一些力所能及的事情,以实现自我价值。如何帮助因年龄或疾病引起的功能障碍的老年人留在社区,真正实现"老有所乐""老有所学"和"老有所为",能活得成功愉快,已成为养老服务的一大挑战。

重建生活为本康复理念创始人梁国辉先生把"老有所养、老有所属、老有所乐、老有所学、老有所为"的服务目标融进重建生活为本康复理念,把养老服务的目标升华为让老年人过"健康、尊严与质量的生活"。即老年人能利用好一切自己拥有的能力、家庭的资源,以及社会提供的服务,维持身心健康,过着有尊严、有质量的晚年生活。这是非常关键的,把老年人从一个被动接受照顾的角色转变到主动掌控追求美好生活的角色。自主是尊严的基础,追求是质量的动力。

1. 尊严生活 在道德、伦理、文化、宗教、法律及政治领域中都有谈及有关尊严的课题。尊严概念有着丰富的意蕴,在不同的领域中呈现不同的内涵和功能。在养老领域中,尊严更多地体现在价值的认可及权利的尊重。价值的认可包含了老年人对自身价值的认可及被尊重的权利的捍卫,也包括别人对老年人价值的认同及对他们权利的尊重。自我认可及被他人认可有双向互动的关系,两者可起着良性互动的作用,可促进老年人自我形象及心理健康。相反,其中一方否定老年人的价值,也可产生不良互动,引发恶性循环,使老年人自我形象低落,否定自身价值,打击追求生活的动力和信心。

我们相信,人是天生具备求生存、求能力、求成长的本能,并有追求成功、愉快、幸福及有意义生活的欲望,换句话说,有追求尊严与质量生活的愿望和欲望的。

2. 质量生活 生活质量(quality of life,QOL)又称为生存质量、生命质量,它是在 WHO 提倡的健康新概念"人们在躯体上、精神上及社会生活中处于一种完好的状态,而不仅仅是没有患病和衰弱"的基础上构建的,是医学模式由单纯生物医学模式向生物-心理-社会综合医学模式转变的体现。关于生活质量的定义目前尚无定论,从医学角度来看,它是一个以健康概念为基础,但范围更广泛,包含生物医学和社会、心理等内容的集合概念,能够更全面地反映健康状况。推荐"生存质量"说法的学者提出,"质量"有两种理解,第一是有较好的生活机会,包括客观丰富的生活环境及较强的生活能力;第二是生活的结果,包括个人主观从生活经历中所感受到的质量,以及个人生活对外界带来的贡献与负担。质量生活是一个多维度的概念,取决于外在因素和主观指标,包括身体机能状态、社会满意度、健康感觉、医疗水平、生活能力、经济收入、所受教育水平、心理状态及对外的贡献和个人内在产生的效果。而主观指标质量主要取决于充实和愉快生活内容。

3. 健康生活 WHO 提出,所谓健康乃是一种在身体上、精神上的完满状态,以及良好的适应力,而不仅仅是没有疾病和衰弱状态。这里显示身体健康和心理健康同样是重要的,要同时关注、维持和促进的。

人生就是不断适应变化的过程,也就是失衡和平衡交替的过程,是动态、整体、个性化调适的过程。老年人健康意味着个体能适应老年期变化,充分发挥潜能,完成老年期发展任务,完善自我。近年来科学家对人脑有了新发现,延缓衰老就是延缓人脑老化,所以须要科学正确地、有意识地、不间断地强化锻炼大脑,勤奋用脑,这样可以延缓衰老并增进健康。

4. 幸福方程式 加利福尼亚大学心理学系教授 Sonja Lyubomirsky 及其研究团队发现,人的幸福感主要由 3 个因素决定:①天生的性格,占 50% 的影响,是生物和基因遗传造成的;②生活的环境,占 10%,是受到自然、社会和居住环境和形势的影响;③其余 40% 取决于个人的生活内容。生活内容是可以自主掌握和控制的,是否快乐取决于生活当中有多少可产生正面情绪及正面思想的活动(图7-1)。

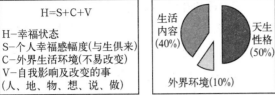

8. 爱出快乐	爱与被爱 亲情、友情、爱情、团队情 民族情：民族情、爱国情、乡土情、宗族情、省籍情
9. 干出快乐	工作、责任
10. 献出快乐	贡献、助人、行善、服务、照顾、养育（子女）
11. 导出快乐	教导、传授、教育
12. 学出快乐	学习、学问、求知、领会、体会
13. 创出快乐	创作、创造、创新、设计
14. 拜出快乐	敬拜、礼拜、崇拜
15. 修出快乐	修养、修身、品格、人格 仁、义、慈、爱、忠、孝、道、德、礼、属灵
16. 悟出快乐	思想、态度、心态、想法 接受、面对、放开、交托、宽恕、感恩、知足 积极、乐观、希望、意义
17. 忆出快乐	缅怀、回味、回忆、记忆、追忆、思忆、忆述
18. 活出快乐	意愿：追求快乐的态度 行为：活动、说话、表情、姿势、衣着等 习惯：行出及表现出快乐人的模样

A. 幸福方程式　　B. 幸福方案

图7-1　幸福方程式和方案

老年人退休后可能会造成心理失衡，单调的居家生活会带来孤独感和缺失感，影响了生活品质，所以按照他们的身心阅历、兴趣爱好和需求，在社区因地制宜地组织和开展贴近现实生活的各式活动，可以丰富他们的精神文化生活，充实思想和心灵，拓宽自身价值和贡献，真正实现"老有所学、老有所为、老有所乐"。

5. **幸福生活18法门**　重建生活为本康复理念创始人香港作业治疗专家梁国辉指出，幸福、愉快、有意义的生活方式是构建身心健康生活的重要条件。老年人如能够顺应生命规律，依照自己的需求，构建与行为能力、社会角色相匹配的生活方式，不但可以促进个体发挥潜能，提升生活质量，也可以延缓机能衰退，同样可以创造和谐的健康生活。

归根究底，促进身心健康的生活方式取决于生活的内容。究竟什么生活内容才可促进身心健康？各个学术领域都对这个课题做了多方面的研究，累积了很多成果，提供了大量有用的资料与信息。梁国辉经过收集、分析与整合，归纳出了18类能创造较强烈快乐情绪、正面思维、幸福感受、生活意义的生活活动。表7-4列出了每一类活动的例子。

表7-4　幸福生活18法门

1. 练出快乐	锻炼、练习
2. 动出快乐	运转、活动、行动、舞动、跳动 追求更高、快、强。超越高度、速度、力度
3. 尝出快乐	品尝美食：佳肴、美酒、茗茶、咖啡、甜品、糕点、汤水
4. 赏出快乐	欣赏、鉴赏、观看、观赏：视听艺术、美好美丽事物、大自然
5. 娱出快乐	娱：娱乐、消遣、嗜好 闲：消闲、休闲 趣：兴趣、爱好、业余爱好
6. 亲出快乐	亲密、亲热、亲昵、性爱
7. 伴出快乐	同伴、陪伴、结伴、交际、交往、聚会、集会、团队、社团

幸福生活取决于人们的生活内容，幸福生活18法门清楚列出了相应的生活内容。促进养老服务的质量，不单是只提供星级的居住环境、优质的照料服务和方便的医疗护理，更重要的是要促进老年人能天天参与带来幸福愉快感受的生活内容。这才是有高度、有境界、有质量的理想生活。

二、重建生活为本养老服务理念

（一）重建生活为本康复理念的产生

2015年3月"重建生活为本康复与作业治疗"一词由香港职业治疗学院梁国辉教授提出，此理念建立基于作业治疗原始精神，与"生物-心理-社会"现代医学模式完全吻合，近年来也成功引入养老康复有效运作模式，推动集体学习与实践。

（二）重建生活为本康复愿景、使命与信念

在重建生活为本康复理念指导下，康复治疗的最终目标是协助所有服务使用者重建成功、幸福、愉快及有意义的生活方式。

1. **信念**　我们相信，人天生具备求生存、求能力、求成长的本能，并有追求成功、愉快、幸福及有意义生活的欲望。患者（长者）即使是面对长期功能障碍，但维持幸福、愉快生活的本能欲望仍然存

在。这些本能欲望可能因(年龄)症状和病后失败的经历打击而受到压抑,但是可通过引导及成功的经历重新点燃,可通过学习新的生活技巧、调节个人期望及生活环境,以减轻功能障碍对生活的影响。

人即使有一些长期功能障碍,但仍然拥有一定程度的能力,可根据自己的家庭条件及发病前的爱好和生活方式,重新建立一套愉快的、能维持身心健康的生活方式。身心健康生活方式因人而异,但都有两个重要元素:第一,有比较充实的生活内容,有足够的活动,带来正面情绪、思想和感受;第二,有足够的机会,可以为家庭和社会做一些事情、做一些贡献。

2. 愿景　基于这些信念,重建生活为本康复愿景:所有服务对象都可以重建成功、幸福、愉快及有意义的生活方式。

3. 使命　一个团队的使命,说明团队具体采取什么行动以达到预定的目标。重建生活为本作业治疗的使命是引导长者(或家属)发掘自身长线、隐性、真实的需求,按照科学的预定路径,利用生活化的训练活动及场景,提升生活能力及生活意志,调节人际及生活环境,重建成功、幸福、愉快及有意义的生活方式,以维持身体及精神健康。

4. 重建生活为本的作业治疗　重建生活为本康复需要多专业团队协作才能全面落实理念的目标与愿景。在团队当中,作业治疗师担当最具体、最重要的工作与责任。作业治疗师采取三元合一的思维方式,同时关注患者或长者的生活能力、生活意志及生活方式。也有机结合作业治疗三种核心手段:访谈、作业活动及环境调适,促进生活重建(图7-2)。

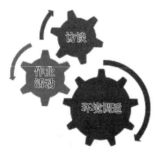

图7-2　作业治疗核心手段

(三)重建生活为本养老服务理念与架构

养老服务覆盖的长者人群广泛,包括健康老年人、亚健康状态老年人、有慢性疾病但能维持一贯生活方式者、轻度失能或失智且生活比较吃力者、中度失能或失智且不能维持一贯生活方式者、重度失能或失智且居家需全天照料者和老年人的家属及照顾者等。重建生活为本养老康复理念目标是要提供一个合理可行的理论框架,把养老、医疗和康复服务有机融合,相互协同,促使上述所有不同功能水平的老年人皆能达至最佳养老服务。

重建生活为本养老康复理念是一个多层次的服务模式。包含三层服务框架,第一层是重建生活为本个案支持管理;第二层是多维照顾及康复服务;第三层是社区推广及动员服务。服务范围全面覆盖院舍及社区服务对象,由单一促进功能恢复、发展到以丰富多彩的手段把功能转化为生活能力,根据老年人群的需求、能力及家庭条件,协助他们重建幸福快乐的生活,建立可以维持身体及心理健康的生活方式(图7-3)。

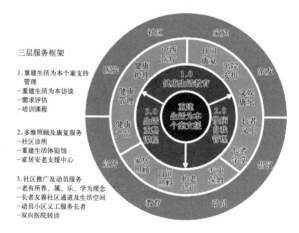

图7-3　重建生活为本社区养老康复模式

1. 重建生活为本个案支持及管理　重建生活为本养老康复理念采取了"一本、三层、多维"的服务框架。"一本"指要按老年人及其家庭的具体情况及需要为本,提供科学真实的知识及信息,引导老年人发掘自身真实长线的需求,自主选择能满足自身需要的服务,由被动接受转为积极主动选择服务的角色。这种接纳老年人独特个体身份的认同及尊重自主自决选择权利的服务态度,就是体现"尊严生活"的重要原则与手段。

针对不同功能水平及需求的长者人群,重建生活为本养老康复的起点皆是个案管理及教育、健康生活教育、慢病自我管理、生活重整培训课程。我们先要向长者提供重建生活为本养老及相关健康知识,培养长者及家人建立主动追求生活的态度,这是最核心的层次,可以透过三方面介入个案服务:重建生活为本访谈、需求评估、培训课程。①重建生活为本访谈,是重建生活为本康复治疗的一个标志性技巧与核心治疗手段之一。可以单独或小组访谈,透过访谈,建立个案支持互信关系;协助老年人及其家属明白老有所属、老有所乐、老有所学、老有所为的生活目标;改变被动接受处方式服务的态度,促进积极主动参与康复训练活动;培养追求建立成功、愉快、幸福、有意义的生活方式的生活意志;树立正确积极的养老观念,灌输重建生活为本理念,明白自己最需要的康复目标,主动透过利用重建生活体验馆的训练项目提升各种生活能力,增强追求晚年生活的信心,启动参与治疗训练的动力,以最终达至重建幸福、愉快、成功、有意义的生活方式。②初次需求评估,了解个案病史资料、基本功能、全面生活能力状况及短期的刚性需求。③初次服务建议,可提供医疗保健、康复、护理、照顾服务项目,协助个案积极主动地选择适合的课程,为下一步制订康复方案和训练计划做好基础。

重建生活为本社区养老与传统的机构养老服务模式的区别之一是服务对象角色的改变,由被动参与服务的角色,成为主动选择、积极参与的角色。重建生活为本康复计划的制订、阶段性目标的确定、训练计划的开展等全部康复服务都需要有服务对象、家属或照护者共同参与、达成共识,这样才能真正有针对性地做到"以服务对象为本、按需康复",也才能够调动他们的积极性,启动和发掘一切外在和内在的潜能与动力,使康复计划较理想地实施和执行。

2. 多维照顾及康复服务 重建生活为本养老康复理念主张把所有相关服务综合组织链接在一个服务体系,包含多个服务维度,即社区医疗中心、重建生活为本体验馆(康复中心)及家居安老支持中心。长者在个案服务主管引导下,在不同情势及阶段,可同时选取三类服务中的个别项目,以满足当时的需要。①社区医疗中心,可设立医疗保健(包括中西医诊室)、社康护理、健康管理(包括慢病管理、体检服务、健康档案)、健康产品(包括各种康复训练课程)等职能,为养老人群提供基本的医疗服务、健康体检和咨询服务、基本疾病诊治和护理服务、各式康复服务、转诊服务及临终关怀服务等,应满足养老人群的日常需求。②重建生活体验馆,包含日间康复、家居康复、出院后安置服务、多元文娱康乐活动、老年人义工训练及服务、老年学堂教育等,内设模拟家居训练、各式生活化作业活动训练、社区生活技巧训练、辅助器具使用训练等。社区康复目标是维持生活能力,透过重建生活体验馆可以促进老年人的独立生活能力,增强参与社区生活的能力。③家居安老支持中心,包含日间照料、短期托养、家居照顾、护老者培训、专业保姆培训等系列服务。另外,未来老年人及其家庭对老龄用品尤其是康复辅具的需求将不断增加和细化,社区也要提供辅助的适配服务。

要想使大多数养老人群享有全面的康复服务,必须使康复专业人员、服务对象本人、家属或照护者了解康复的作用、途径及方法。

3. 社区推广及动员服务 以社区为基础、家庭为依托,充分调动社区内部的力量,实现资源共享,形成社区康复训练服务网络,使养老服务做到社区组织、社区参与、社区支持,为服务对象提供及时有效的康复服务。加强宣传教育倡议,灌输老有所养、老有所为、老有所学、老有所乐、老有所属、老有所依的"重建生活为本"养老理念,创造老年人友善社区通道及生活空间,动员小区义工(包括邻里、爱心专业人士等)服务老年人,提供必要的帮助,营造帮助老年人重建新的生活方式的氛围,重享晚年的成功、幸福、愉快、有意义的社会生活。

通过因地制宜和经济有效的康复,尽可能维持和改善身体功能,使所有服务对象获得医疗、健康、教育、谋生及社会层面的机会,并促进精神和心理健康的发展,充分积极主动地参与晚年生活,以提升个人和家庭的生活质量。

三、重建生活为本养老康复内涵

（一）生活化训练活动

重建生活为本康复治疗使命强调了治疗的主要手段是"利用生活化的训练活动及场景，提升生活能力及生活意志，调节人际及生活环境……"要体现重建生活为本康复治疗服务，治疗师须有能力提供多元化、生活化及系统化的治疗训练项目。

生活化训练活动泛指人在日常生活中一贯的、熟悉的饮食起居、兴趣爱好、社交及工作等习惯的活动。

治疗师是以"重建生活为本"为主线，开展一系列的康复服务项目，在具体活动开展的过程中，应该带着不同的主题，灌输和传递各种符合老年人需求的知识，以体现老有所乐和老有所为的快乐。具体的训练活动可包括：①重建生活为本访谈；②重建生活为本宣教；③生活自理训练；④肢体活动功能训练；⑤体感游戏训练；⑥认知功能训练；⑦家居生活技巧训练；⑧社区生活技巧训练；⑨娱乐及社交技巧训练；⑩业余生活重建；⑪再就业培训指导；⑫社会融入活动。

多元的生活化作业训练活动，各有特定的作用。可以单一选择，也可以组合选择，根据服务对象的需求协助选择个性化的训练方案。治疗师的职责是加强服务对象主动参与的动机，即使在其功能障碍、能力局限的情况下，也可以协助他们透过这些活动学习新的适应性生活技巧，重新学习新的生活方式。

（二）生活化训练场景

梁国辉教授提出，生活化的作业活动配以生活化的训练场景可以启动大脑神经网络储存的"动作记忆"，促动人有意识或无意识的动作行为，帮助人尽量维持以往的生活方式，以帮助长者产生正面情绪、正面感受、正面思想、成功经验等；培养和促进生活意志；促进大脑神经网络重塑；维持和改善躯体功能；学习解难方法；提升自控感；促进独立生活能力；减少对陪护的依赖；促动自我选择权利；促进成长及获得尊严等。社会活动理论认为，老年人保持较高的活动水平，积极参与社会生活，对防止老年人大脑退化具有良好的作用。因此，生活化的作业活动和场景有着不可限量的作用。

我们作为专业康复人员，要引导服务对象采取合适的态度、选择能产生正面感受的训练活动、采用合适的方法、创造有利的人际环境、完成自觉重要的生活作业才可确保能产生正面情绪、缔造正面思想，累积成功经验和感受。这也是重建生活为本康复模式根深蒂固的精髓之一。

（三）健康、尊严和质量的生活方式

1. 培养护心护脑的饮食和运动生活习惯　人们对健康和疾病的认识，直接引领保健行为。老年人随着年龄增长，各种代谢水平降低，消化和心脑功能均有下降，掌握规律，营养饮食对维持身心脑健康起着很大的作用。尤其是针对有慢性疾病的老年人，我们应了解他们的进食时间、进食量和进食搭配，掌握促进饮食营养的方法，包括老年人的饮食习惯、良好的进食环境、选择恰当的进食餐具、正确的进餐姿势、对食物的要求、每日的进食量、饮水量及三餐搭配，协助促进食欲必要的训练，对有吞咽困难、视力或听力障碍的老年人采取的进食技巧和正确体位等。

适度的运动可以维持或促进老年人身体功能，促使机体摄氧能力更强，基础代谢更高，肌肉减少延缓，降低罹患心血管疾病、慢性病及癌症等多种疾病的风险，可以提高机体免疫力和抵抗力，也可增加人体愉悦感，使人精神放松，缓解压力，形成良好的健康心理状态，获得生理和心理满足感。

2. 建立活跃的生活方式　梁国辉教授提出，幸福生活很大程度是取决于人的生活内容，并不完全受限于客观身体状况及功能水平。人的身心健康很大程度是通过自己的生活方式来维持的。能维持身心健康的生活方式可因人而异，人会顺着自己求生、求能力、求成长、好动、爱作业和群体相依赖的天性，通过安排跟自身条件资源及环境机会相匹配的生活，安排合适足够的家庭、社交、娱乐、工作及宗教活动，创造成功经历，以产生正面思想情绪及意义，以满足天性的需求，维持身体及心理健康。鼓励和协助养老人群依据自己的身心状况和现有能力多参与各种生活化的康复训练活动，可以累积正面情绪及愉快感受，促进精神健康、生活意志，以及应付日常挑战的心理能量逐渐呈正性递增

趋势,促进建立平衡生活的良性循环。美国著名犹太裔人本主义心理学家 Abraham Maslow 提出了人类需求层次理论,高层次的需要比低层次的需要具有更大价值,热情是由高层次的需要激发,人的最高需要即自我实现以最有效和最完整的方式体现个人的潜力,唯此才能使人得到"心流"或"高峰"体验。

3. 建立密切的人际关系 人际及社交关系需求属于较高层次的需求。人是自然界最高级的群居动物,普通人没有人能够离开社会而作为一个单独的个体而存在,这也是人的社会性属性的一个表现。既然存在于这个社会,就离不开与他人的沟通交流和频繁的人际交往,包括家人之间、朋友之间、同事之间、邻里之间等。每一个人都渴望被关心和被照顾,情感上的需要比生理上的需要更细腻,这和个体的生理状况、经历、教育等都有关系。老年人离开工作岗位后产生一定的价值缺失感,使他们感受关怀及被关怀,不仅能够缓解其压力,还能够保持其心情愉悦及改变生活态度。我们需要培养和教会老年人具备自我关怀和被关怀的能力,这是对老年人一种包容性的关注,可以透过关怀建立和谐信任的关系,察觉到他们的需求,探索他们的兴趣,有助于引导他们学习新事物,改变生活态度,追求新的生活目标,建立新的生活方式。

重建生活为本养老价值观的宣教对于老年人非常重要,要鼓励他们发挥自己的经验与智慧,积极参加各种社会活动,培养优质的生活习惯,适应生活领域的各种角色,提升生活能力,达至成功愉快的生活目标。

四、针对认知障碍老年人的训练活动

老年痴呆症/失智症的发生概率会随着年龄增长而增大,尤其多见于 80 岁以上的高龄老年人,这是一个全球面临的挑战。目前研究证明,单纯的药物治疗效果是有限的,尚无一种药物可以改变认知障碍症的本身症状。

认知障碍症是一种退化性疾病,甚至医护人员面对这种疾病有时也比较消极及悲观,但在重建生活为本养老康复理念指导下,患者、家属及医护人员的目标不是要把疾病治愈,而是学习适应,维持

生活能力,特别是维持参与可带来愉快感受的活动能力。近年来,专家提出"认知储备"理念,建议有策略、有系统地加强训练大脑未受影响区域,加强认知储备,有助于改善认知功能、减慢脑部结构的萎缩、减慢记忆及认知功能之退步、减少行为混乱及其他症状、改善患者的生活质量、减轻照顾者的负担等。

多元的非药物训练活动包括认知功能训练及康复和认知刺激活动两大类。认知功能训练及康复是透过准确全面评估,制订个人化及生活化康复目标,利用多渠道训练资源,采用科学化、多元化的认知功能训练原理及方式,安排个人化生活环境调适。认知刺激活动包括现实时空导向、文康工艺娱乐活动、怀旧治疗、音乐治疗、园艺治疗、多感觉刺激治疗、气功八段锦、艺术治疗、香熏治疗等。

这些并非只是短期的治疗性训练,而是一种融入患者生活的中长期活动。总的来说,是要为患有老年认知障碍症长者建立一种有充足认知刺激、人际联系及肢体运动的生活方式。

越来越多的证据表明,我们的健康和一生中(不仅仅是老年时期)的生活方式会对晚年时期大脑的健康产生影响。接受的教育程度、参与训练活动的多少及心智的活跃程度都与脑神经回路的搭建和重建能力有直接的影响。生活中的认知活动也是认知储备的一个重要指标。认知障碍症患者仍有享受生活的能力。我们多了解他们病前的兴趣爱好和生活习惯,可以透过多元化愉快的生活活动和熟悉的生活场景,维持生活能力及习惯,不断学习新东西,能够激发其残存的脑力,加强认知储备,搭建新的脑神经回路,帮助他们享受尽可能高品质的生活,以促进精神满足感和愉悦感。

五、总结

在重建生活为本养老康复理念指导下,服务提供者要提供合适的"生活"空间,包括设计简单多元的生活环境、创造熟悉友善的人际环境、提供独立自主的环境要求、制订个体的训练计划、安排充实有序的生活内容、促进健康多动的生活方式。在个人方面,长者要养成合适的"生活"方式,包括培养个人化生活规律、设计个人化环境调适、利用个人

化生活辅具、追求愉快的生活内容、维持愉快的人际互动及维持生活能力及习惯。

真正的健康核心是和谐：自我和谐（个体行为与其心愿、能力及社会角色相匹配）、个体与自然和谐（个体顺应自然规律）、个体与社会和谐（个体遵循社会规范）。世间人尽其才、物尽其用，万物和谐共处、推陈出新是大势所趋。

（吴丽君　梁国辉）

第四节
社区视力低下老年作业治疗

82 岁的孙太太是一位寡妇，独自一人住在她和丈夫合住了 50 多年的两层楼的房子里。她去看过眼科医师，被告知她阅读邮件和报纸时视物模糊是由于干性黄斑变性引起的，而新的眼镜对她没有帮助。眼科医师告诉她无法治愈她的眼睛。

王女士近期进行了一次膝关节置换手术，现在正在亚急性康复中心接受治疗，作业治疗师团队遵医嘱跟进。她告诉他们她有点害怕一个人在家。她看不见她的电器控制装置和电话键盘。因新膝盖置换且视力下降，她不知道她是否能在家里上下楼梯。她对外出感到紧张，因为她很难看到路缘和路面的变化，尤其是在黄昏或雾天。她感到孤立和孤独。她的孩子们怀疑她是否能够回家。

你认为像孙太太这样有部分视力的人，能否独立行动？

如果你像王女士一样，无法阅读常规打印内容、街道标识或电器控制器，你会做什么？

视觉障碍在老年人中很常见。65 岁及以上的成年人中有 1/6 的有视力障碍，预计至 2030 年这一数字将翻一番。随着年龄的增长，视力受损的概率越来越大，75 岁或 75 岁以上的成年人中，有 1/4 的人有中度或重度视力受损的经历。

除眼疾导致的视力下降外，许多成年人还受到头部外伤、脑卒中或神经损伤造成的视力损害的影响。据估计，40%～75% 的头部外伤或脑卒中患者有视觉障碍，需要康复。根据《作业治疗实践框架：领域与过程》（第 3 版），视功能及相关功能在《患者因素表》中作为身体功能列入感觉功能与疼痛类别，视觉作为感知觉技能列入表现技能表。这些统计数字及将视力纳入作业治疗实践框架表明，有必要让眼科医师全面了解视力丧失的原因和适当的干预技术。无论在何种特定的环境下，任何从事老年人作业治疗的治疗师都有可能遇到许多有视觉障碍的患者。

本节提供有关视力丧失的社会心理影响，正常老化对视力的影响，导致老年人视力丧失的常见情况，以及神经损伤后的视觉功能障碍的信息。本节也讨论评估长者的作业表现和结果的程序，以及规划干预措施时用以协助长者达到其作业目标的一般原则。作业治疗师作为一个团队的一部分，包括医师、其他卫生保健提供者、家庭/护理人员和老年患者。本节讨论这些团队成员的角色和社区资源。

一、视觉障碍的社会心理影响

视觉障碍的成年人中有 25% 的人有抑郁症的症状，而没有视力障碍的人中只有 10% 的人有这种症状。失去视力是人们能想象到的最具破坏性的残疾之一。没有视力，人们就失去了进行许多日常活动的能力，而这些活动通常被认为是理所当然的。由于缺乏视力，人们失去了与社会联系的一种方式，因为他们再也无法进行眼神交流或阅读细微的面部表情，这限制了 16% 的视力丧失患者的社会参与。一想到失明，人们就会联想到可怕的黑暗世界。然而，尽管大多数人认为视力丧失是完全失明，但大多数有视觉障碍的人并不是完全失明。事实上，80% 的法定盲人都有一定程度的可用视力。对家庭成员、朋友和普通大众来说，要理解那些有部分视力的人的局限性和能力往往是困难的。当别人发现，有部分视力的人能够完成一项需要一定视力的任务，但却不能完成另一项任务时，他们被贴上"骗子"的标签并不罕见。与完全失明相比，这种对部分视力患者能力的混淆可能会产生更多的心理困扰。

除了与部分视力相关的模糊性外，由于视力状况的不确定性，患者往往很难适应视力丧失。对于许多人来说，很难知道他们的视力是会改善，保持不变,还是会变得更糟。内心常常挣扎着想要独立,却又想要被照顾。在某些情况下,长者可能需要帮助,但又觉得无法开口。Ball 和 Nicolle 注意到,对于一个有视力障碍的人来说,如果日常活动没有以正常的方式进行,那么这个人可能会回避,因为这个人不想被视为与众不同。此外,这种态度可能在许多方面表现出来,最常见的是拒绝使用助行器或其他有益的设备。

与视力丧失做斗争的老年人可能会经历情绪波动,可能会经历 Kubler-Ross 所讨论的一些悲伤阶段(否认、愤怒、讨价还价、抑郁和接受)。许多经历过视力丧失的人由于失去了独立性,往往存在患抑郁症的风险。根据 Casten 和 Rovner 的说法,如果抑郁症没有被发现和治疗,它会干扰患者的日常生活,影响康复过程。Tuttle 所确定的视力障碍的适应阶段囊括了创伤(身体或社会)、休克和否认、悲伤和退缩、屈服和抑郁、重新评估和再确认、应对和动员、自我接纳和自尊。

二、正常老化过程对视力的影响

由于特殊的眼部和神经病理学,老年人更容易出现视力障碍,他们也经历了许多与年龄有关的影响视觉功能的变化。在研究这一人群时,必须考虑到这些正常的变化。

视网膜是眼睛最内层的多层神经组织(图 7-4)。它接收视觉信息并通过视神经传递到大脑。视网膜的中心区域或黄斑,有视锥细胞的集中区域,使颜色视觉和精细的细节辨别成为可能。视杆细胞对光非常敏感,能提供周边视觉和夜视能力。随着视网膜的老化,它逐渐失去神经元。中央或外围视觉可能受到影响,这取决于哪个视网膜神经元死亡。视网膜退化和由此导致的视野丧失的速度因个体而异,但一般来说,老年人的外周视野会萎缩,并面临着光和暗适应的困难。长者需要更多的时间从近看物体转换到远看物体(调节),并从眩光中恢复过来。由于瞳孔大小和功能随着年龄的增长而减小,老年人需要更多的光照来完成精细的任务。许多老年人对光线的需求是一个人在 20 多岁或 30 多岁时需求的 3 倍。

随着年龄的增长,眼球晶状体也可能发生变化。晶状体负责将图像正确地聚焦在视网膜上。它通过根据被观察物体的距离改变形状来做到这一点。随着晶状体老化,它失去了一些弹性,使形状改变或调节变得更加困难。这种情况称为老花眼,影响近距离的聚焦能力,使阅读、打印或执行近景任务变得困难。最大的变化通常发生在 40～45 岁。这时通常会佩戴老花镜或双焦眼镜。除了失去弹性,随着年龄的增长,晶状体也会变黄。这种深黄色会影响辨别颜色和辨别对比度低的物体的能力。

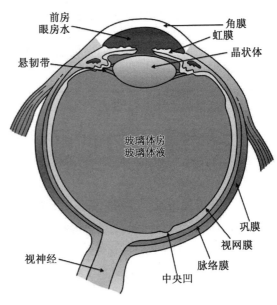

图 7-4　眼睛解剖

三、特定的眼部疾病

除自然衰老过程外,特定的病理性眼病对功能性视觉能力的影响更为深刻。影响老年人视力的四种主要疾病是白内障、老年性黄斑变性(潮湿或干燥)、青光眼、糖尿病视网膜病变。每一种情况单独发生时都可能导致视力受损,但它们通常同时发生在老年人身上,增加了保持功能独立的难度(表 7-5)。本节稍后将介绍更多关于任何眼部疾病的一般干预措施。

表 7-5　与年龄有关的视觉系统的变化

结构组件	年龄相关变化	功能的影响
角膜	滋润角膜的液体减少	干燥、刺激
	脂质积累	视物模糊,散光加重
虹膜	渗透率降低	可能导致青光眼

（续表）

结构组件	年龄相关变化	功能的影响
纤毛的肌肉	肌肉萎缩	晶状体移动性降低，导致肌肉效能下降
瞳孔	瞳孔变小	到达视网膜的光线减少；在昏暗的光线下看不见黑暗的物体
	乳头状反射减弱	黑暗适应和从眩光中恢复减弱
晶状体	晶状体的增长	调节的能力下降
	晶状体折射率下降	不均匀的再折射特性可能导致一只眼睛复视
	变黄	到达视网膜的光量减少，光成分的改变使眼的颜色视觉发生改变
玻璃体	萎缩	增加视网膜脱离或视网膜脱离的机会

（一）白内障

如果一位老年人在手术前患有白内障，或者他不适合做手术，控制眩光、增加光照和低放大率的干预措施可能会对其有帮助。

（二）黄斑变性或年龄相关性黄斑变性

患有黄斑变性的老年人所经历的常见问题包括难以辨别人脸、难以阅读标志或难以看到交通信号（远距离任务）。其他的问题是无法阅读普通的印刷品、写作和做针线活（近距离任务）。患有湿性黄斑变性的老年人经常会经历中央视野的扭曲，这可能使直线呈现波浪状（视物变形症）。这种扭曲会导致平衡和移动性问题。Charles Bonnet 综合征导致的视觉幻觉有时会发生在老年黄斑变性患者身上。这些幻觉的特征是，它们自发地发生和消失，没有已知的外部原因，它们被老年人认为是不真实的，没有威胁。这种视觉幻觉被描述为简单的，类似于网格状的分支结构，到更复杂的幻觉，包括人脸、动物或植物的图像。患有 Charles Bonnet 综合征的老年人可能不愿意谈论他们的视觉症状，担心被贴上精神不稳定或认知功能下降的标签。已发现 Charles Bonnet 综合征使黄斑变性老年人的双眼对比敏感度严重丧失。为黄斑变性老年人提供服务的作业治疗师应注意对这一诊断的具体干预措施。

黄斑变性老年患者通常会在视力丧失的早期经历细节和中心视力丧失的问题。即使是在更晚期的阶段，周围视觉通常也不会受到影响。

1. 照明　提供不同类型的任务照明培训：全光谱白炽灯、荧光灯、卤素灯、LED 灯，以及光源的位置，以让老年人可以识别并活动为首先选择。

2. 减少长者环境的眩光　方法是覆盖外露的灯泡以及高度抛光或反光的表面；使用光线漫射的遮光帘、百叶窗或窗帘以及注意家具的摆放。

3. 增加颜色和对比度　在老年人的环境中，使用颜色和对比度来区分物体与表面——颜色对比鲜明的毛巾，搭在椅子上，使它更容易被看到。

4. 增加目标尺寸　大号码电话、厨房定时器、医药记事本、大打印支票，使在中心或细节视觉减弱的情况下，更容易完成日常生活活动。

5. 减少杂物　包括视觉杂物——从一个房间到另一个房间，以及在家具、柜台和电器前方清理出通道。限制台面和桌子上的物品数量。限制使用夸张的图案，这会造成视觉混乱。

6. 放大　如有可能，老年人将需要被转介至低视力眼科医师或验光师，为近、中、远距离活动开出合适的放大设备处方。然而，有放大灯、配有低倍率放大镜的指甲钳，以及用于工艺和缝纫的廉价低倍率放大镜，就足够可能让老年人在视力下降的情况下完成活动。

7. 交通方式　培训老年人使用其他交通工具。许多社区为不能安全驾驶或不能使用传统公共交通工具的个人提供辅助交通系统。有些社区为视觉障碍人士提供减价出租车服务。

（三）青光眼

青光眼是一组严重的眼病，包括眼压过高。这种压力的增加是由于眼睛里积聚了过多的液体。眼压升高最终会对视神经或供应视神经的血管造成损害。这种视神经损伤的最初影响之一通常是周围视野丧失。这种周围视野的丧失通常在最初不会被个体注意到，而且这种疾病往往在被注意到之前就已经有了实质性的进展。如果不加以发现和治疗，这种损失可能导致完全失明。应鼓励老年人定期进行眼科检查，以便早期诊断青光眼。在早期诊断时，患者对药物治疗反应良好，如有必要，还可通过手术来改善眼内液体的平衡。为患有青光眼的老年人提供服务的作业治疗师应注意对这一诊断的具体干预措施。

1. 药物管理很重要,培训老年人使用非视觉技术。

2. 移动性问题。由于周边视力下降,通过使用对比,减少绊倒的危险,训练在环境中行走时对边界和边缘的意识来解决。有关长手杖(白手杖)和社区移动的无视力技术,可咨询定向和移动专家。

3. 对比度和眩光。使用黄色、琥珀色或淡紫色眼镜来增加对比度以减少眩光。减少反光表面(玻璃桌面、镜子、高度抛光的地板或柜台),覆盖外露的灯泡、窗户和倾斜任务光源以减少眩光。

4. 低倍率放大镜可用于小尺寸打印或对比度较差的材料。

5. 增加物体尺寸,便于识别。

6. 如果老年人的对比度敏感度降低,色彩鲜艳的物体会显得很突出。

7. 有组织的扫描模式。因视野减少,训练老年人在水平方向用从左到右、"之"字形、圆形模式扫描,定位障碍物、边缘和物体。

(四)糖尿病性视网膜病变

糖尿病性视网膜病变(如青光眼)的功能影响因早期诊断和病情严重程度而异。一些轻度视网膜病变的患者可能不需要在他们的表现模式中做出适应,而另一些患者可能需要学习适应技术来弥补视力损失,以继续安全地、独立地进行日常生活活动。许多患有晚期糖尿病视网膜病变的老年人的对比敏感度降低,夜视能力差,视力波动、模糊或斑点。一些老年人可能最终需要学习所有日常生活活动的非视力技术。为患有糖尿病视网膜病变的老年人提高服务的作业治疗师应注意对这一诊断的具体干预措施。

糖尿病视网膜病变常引起视物模糊、波动,有时可导致中枢或外周视野丧失。

1. 药物管理可能需要转诊给糖尿病教育者,考虑使用会说话的血糖仪、预灌装注射器、注射器放大镜、胰岛素"笔"、用于记录血糖读数的大尺寸打印日志、胰岛素剂量计数器和其他自适应设备。

2. 增加环境、印刷材料、书写材料和电脑屏幕的对比度。

3. 使用黄色、琥珀色或淡紫色眼镜控制眩光,设置照明位置,限制环境中的反射面。

4. 神经病变可导致四肢感觉丧失。在厨房和浴室活动中特别注意安全是培训中基本组成部分之一。适应厨房工作的设备包括刀护套,可以滑过拿着要切的东西的手和手指的刀口护具,烤箱手套,烤箱架护套,烤箱架拉手,长柄钳,可以产生光滑边缘的开罐器,防滑砧板。

5. 放大打印材料可能会使阅读、写作和其他近距离的工作变得更容易。

6. 视觉替代,如有声读物、磅秤、微波炉、血糖仪和其他设备为视力下降的患者去完成日常生活活动提供了多种选择。

(五)神经损伤后的视觉功能障碍

到目前为止,对老年人视力损害的讨论主要集中在由于眼部条件造成的损害上。然而,视觉系统并不仅仅由眼球组成。为了感知视觉信息,数据必须经过一个复杂的神经系统,并且必须由适当的大脑中枢处理。此外,对眼球运动的有效控制依赖于来自大脑的适当脉冲。这包括来自监测身体、头部位置和运动的区域反馈。因此,要通过视觉成功地适应环境,就需要眼睛和神经系统各部分的适当功能。

对于作业治疗师来说,有必要尽可能完整地了解患有神经视觉障碍的老年人的视觉、认知和身体缺陷,因为它们将影响干预措施和功能结果。

1. 向老年人和家庭/护理人员培训视野丧失对安全和日常生活能力的影响,确保他们了解老年人可能看不到或意识不到的环境。

2. 对于左侧视野丧失,训练老年人在开始任何活动或整个活动过程中更频繁地将头和眼睛转向"缺失的"一侧或区域。

3. 训练老年人增强视觉搜索组织和扫描模式从水平的由左到右、由右到左,从垂直的由上到下和圆形模式开始。

4. 使用能够拓宽视觉搜索边界的活动,并鼓励在各种环境中使用适当的搜索策略:搜索墙上的物体/标识,或者使用从左到右的垂直搜索。

5. 左右水平方向的干预技术,如多米诺骨牌、卡片搜索、清扫、擦柜台、寻找架子上的物品。

6. 从左到右垂直模式的干预技术,如阅读体育成绩或财务页面的专栏,阅读食谱中的配料,以及写一份购物清单。

7. 圆形图案的干预技术,如拼图、行走搜索、下跳棋、硬币分类、纽扣分类、洗衣、冰箱寻找物品、杂货店广告宣传。

8. 在视觉缺陷一侧,用鲜艳的彩色胶带勾勒出门、家具边缘和壁橱的轮廓,以便为扫描提供视觉提示。

脑损伤的原因包括创伤、癌症、多发性硬化症和脑血管意外或脑卒中。视觉系统很容易受到脑卒中和其他脑损伤的影响。许多视觉障碍可由脑损伤引起,包括视野障碍、视力下降、对比度敏感度降低、立体视觉问题(深度知觉)、难以适应光线条件的变化、视觉空间障碍和动眼神经功能障碍。

四、阐述视觉功能障碍的 Warren 层次结构

由于视觉系统的复杂性,一个评估和干预视觉损伤的框架,无论是在本质上还是在神经系统上,都可能是有用的。Warren 提出了一个发展模型,该模型将视觉能力概念化为一个层次结构(图7-5)。底部的能力构成了每一层次的基础。较高水平的能力依赖于较低水平能力的完全集成来发展。

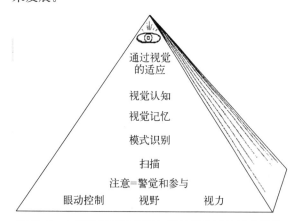

图7-5 中枢神经系统视觉知觉技能发展的层次结构

这个模型中最高的视觉能力是视觉认知。视觉认知是一种心理上操纵视觉信息,并将其与其他感官信息结合起来解决问题、写作和数学问题的能力。

在 Warren 的模型中,视觉记忆是径直低于视觉认知的能力。视觉认知依赖于视觉记忆,因为对视觉刺激的心理操纵需要保持一幅精神画面的能力。

要存储视觉图像,个人必须能够模式识别。模式识别是下一个能力层次,包括识别物体的显著特征。一个人不仅必须能够识别一个物体的整体方面,如它的形状和轮廓,而且还必须能够识别物体的具体特征,如它的颜色细节、阴影和纹理。

扫描环境的能力对于有效的模式识别是必要的。因此,扫描是模式识别的基本能力。眼睛必须系统地记录一个场景的所有细节,并遵循有组织的扫描路径。

扫描的下一个能力层次是视觉注意力。正确的扫描需要视觉注意力的参与。如果个体没有注意到特定空间中的视觉刺激,他们就不会开始扫描该区域。一个典型的例子是伴有左侧半身不遂的脑卒中后老年患者,需要不断地提示他向左扫描,以避免与物体相撞。

视觉注意力和所有高级能力都依赖于构成所有视觉功能基础的三种主要视觉能力:眼动控制、视野和视力。眼动控制使眼睛的运动更加高效和共轭,确保完成精确的扫描路径和双眼视觉的"组合"。视野是一个人在每只眼睛前面的视野范围。视力描述视觉的锐度或清晰度。

作业领域的表现技能,视觉引导的作业活动调查/简介如下:由于视力丧失而造成的困难包括设备拨号、清洗、烹饪、使用电脑、切割/切片、手工艺、穿衣、驾驶、吃、梳洗、数钱、键/电源插座、理财、药物、识别人脸、缝纫和刺绣、购物、社交活动、精神上的参与、运动/健身、看时间、使用电话、看电视、行走(户外/室内)及其他(表7-6)。

表7-6 眼病理学相关的作业领域的功能表现技能缺陷

病理	近距离	中等距离	远距离	眼/手活动	移动
老年性黄斑部病变	阅读连续打印的文字,非连续性阅读	缝纫,针织,针线活,手工艺,使用计算机,杂工任务	开车,看电视、参加体育赛事	写作,手工艺,体育,使用乐器	开车,识别路缘

病理	近距离	中等距离	远距离	眼/手活动	移动
青光眼	在低光下视力下降，难以使用非常精细的印刷或对比度差的材料，对眩光敏感	在货架上找东西困难，手工制作，对比度差材料的电脑屏幕扫描困难	开车，看电视，参加体育赛事，视野缩小，深度感知觉下降	运动，手工艺，乐器	开车
糖尿病性视网膜病变	波动/模糊的视觉可能使阅读连续打印的文字、常规打印困难	刺绣，手工艺，使用计算机，杂工任务	开车，看电视，参加体育赛事，减少深度知觉	写作，体育，手工艺，使用乐器	开车，识别路缘
白内障	在低光下/对比度差时，精细细节的视力下降或模糊，颜色感知变化	刺绣，手工艺，使用计算机，杂工任务	开车，参加体育赛事	手工艺，精细针线活，体育，使用乐器	开车，识别路缘
脑卒中/脑外伤	偏盲或半侧注意力不集中，可能只梳洗或只穿一侧，难以阅读连续打印的文字	难以在架子上或房间里找到物体	驾驶，参加体育赛事，视野缺陷，减少深度知觉	写作，自我进食，手工艺，体育，使用乐器	开车

五、干预的原则

当作业治疗的视觉筛选显示有影响日常生活活动的缺陷时，老年人应被转介给眼科医师或验光师进行全面的视力检查。如果现有的记录和临床观察表明老年人的视力损害是由眼疾引起的，最好将老年人转介给视力降低的专家（参见专业人士合作的讨论）。相反，如果诊断和临床资料表明老年人的视力损害是由神经损伤引起的，如头部损伤或脑卒中，建议咨询神经眼科医师或神经验光师。如果这两种情况都不可能发生，那么咨询一位值得信赖的眼科医师将是下一个选择。理想情况下，应与该地区的低视力专家和神经眼科医师建立良好的工作关系，以加快专业人员之间的转诊和沟通。

眼科医师或验光师提供的信息可能会因情况和专业领域的不同而有所不同。这些专业人士的报告通常包括以下许多视觉功能：视力、视野、对比敏感度功能（区分物体与其背景之间细微差别的能力）和眼球运动的控制。报告还可能包括眼内压（眼球内部的压力）、最佳矫正眼镜处方、任何眼科手术或程序的日期和描述、当前规定的眼科药物，以及眼部结构的一般健康状况。如果视力无法矫正到一个功能范围，低视力专家还经常建议使用特殊的光学设备来阅读印刷材料、电脑屏幕，或者精细的需眼引导的手工艺活。在作业治疗评估过程中收集的这些信息对于指导干预是非常宝贵的。

视觉感官感知技能筛选内容如下：

1. 你看东西有困难吗？
2. 你的视野是缺失、模糊还是黑暗？
3. 你的视力波动吗？
4. 你经历这种困难有多久了？
5. 你找眼科医师诊断或治疗过吗？
6. 你上次眼科检查是什么时候？
7. 哪只眼睛受影响最大？
8. 你能看到报纸、标题、电脑屏幕、电视屏幕上的细节，以及面孔、盘子里的食物吗？
9. 你开车吗？
10. 你能看到交通信号和路标吗？
11. 眩光会打扰你吗？
12. 你能看见路肩、台阶和地板表面的变化吗？
13. 你曾经因为你的视力跌倒过吗？下面讨论了伴随视力丧失的许多缺陷的一般干预措施，如视力下降、视野丧失、眼球运动功能障碍、对比敏感度降低、视觉注意力和扫描功能受损。

六、一般干预措施

（一）视力下降

补偿视力下降的一种方法是使用特殊的光学设备来放大或放大打印。建议作业治疗师在尝试培训个人使用光学设备之前接受光学设备方面的专门培训。正确使用这些设备涉及许多独特的概念和技术，老年人通常需要非常明确的指示和鼓励才能熟练使用这些设备。使用放大来弥补视力下降的其他例子是使用大的打印材料和用笔写更大的字。

当老年人的视力下降时,还有其他的技术可以帮助最大化功能,如使用适当的照明,减少环境中的图案和杂乱,以及使用有组织的系统。适当的照明通常对最佳表现至关重要。然而,有些人可能是恐光或对光敏感,这对找到合适的照明提出了挑战。良好的室内照明(环境照明)对于行走的舒适和安全是必要的。任务照明源,如鹅颈灯或可移动轨道灯,推荐用于精细或低对比度的任务,如阅读、缝纫、手工或工艺品。灯的正确位置必须考虑,以避免眩光。从较好视力的眼睛一侧的肩膀后面引导光线,这样光源就不会产生眩光,通常效果最好。使用鹅颈灯的任务照明可以放置在离阅读材料更近的地方,即使是在阅读材料的前面,只要灯泡没有暴露出来,并且阴影将光线向下引导,使其集中在要照明的材料上。在书写时,将光源放在与利手相对的位置,以避免阴影。

有图案的背景和环境中的杂乱倾向于将老年人正在寻找的对象"伪装"起来(图7-6)。这可以通过在床罩、地垫、桌布、地毯和家具覆盖物等背景的表面使用纯色来补救。在可能的情况下,应注意减少杂乱,限制环境中物体的数量,并将剩余的物体有序排列。一旦环境被重新安排和简化,就应该尽一切努力保持它的组织性。

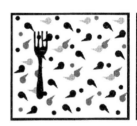

图7-6 有图案的背景会使定位物体变得困难

有许多国家和地方的服务提供给那些视力受损(和其他视力受损)的人。这些服务大多是免费的。你可以通过联系当地的盲人和视障人士服务机构来找到他们(搜索你所在地的政府网站)。美国盲人基金会和灯塔基金会就是向个人免费提供书籍和杂志服务的例子。还有一些为视障人士提供低技术含量的自适应设备的目录,如会说话的时钟、大型打印扑克牌和Bingo卡,以及各种各样的

日常生活活动设备。

(二)视野缺失

在日常活动中,有视力缺失的老年人可能被教导要弥补这种缺失。然而,第一步是增强老年人对视野丧失的意识。准确掌握视野损失的范围和位置,对于教会老年人正确的补偿方法至关重要。视野丧失的确切类型和范围将根据疾病的原因和个体表现而异。一般来说,那些有眼病的人经历相对的"斑点型"视野丧失,而那些有神经障碍的人表现出更均匀或更广泛的视野丧失。当然,这个规律也有例外,因为一些眼部状况会导致视野的广泛甚至完全丧失。在头部受伤的人群中也发现了小而集中的视野丧失区域。

有中央视野丧失的老年人,如黄斑变性患者,必须学会通过将视线偏离目标中心(或略高于、低于或偏侧),而不是直接盯着目标来进行补偿。这种技术被称为偏心观察,它使个人能够把目标放在盲点之外,这样就可以看到它。这通常需要专业人员的帮助来确定偏心观察的最佳区域,有时被称为首选视网膜位置或偏心注视点。老年人需要额外的训练和有意识的努力来克服将中央凹(视网膜最中心的区域)指向目标的自然倾向,而是将偏心注视点放置在目标的直线上。中央视野的损失通常影响精细的细节任务,但并不会显著影响移动性。那些外周的视野损失较大的患者通常需要进行干预,目的是提高移动技能的安全性和独立性。脑卒中后出现同向偏盲的老年人,可以通过系统地训练他们在阅读、购物和活动等功能性活动中将头转向并扫描受损的视野来弥补这一半视野的损失。

(三)眼球运动的障碍

动眼肌功能障碍的干预,对于初步从业者,去有效地理解和实施,可能是最复杂的领域之一。在尝试任何建议的干预策略之前,强烈建议初级作业治疗师参加继续教育研讨会,并在该领域建立服务能力。在治疗眼动障碍时,我们强烈建议治疗师在验光师或眼科医师的密切监督下工作。动眼神经运动障碍见于经历过某种神经损伤的人。眼部状况不影响控制眼球运动的肌肉或神经机制。

斜视或眼睛错位常被认为是由于脑卒中或其他神经系统的损害后眼外肌无力导致的。这种眼

睛的错位导致复视或重影。治疗复视的主要干预方法有遮挡、眼保健操、应用棱镜和手术。

遮挡本质上是眼睛的"修补",以消除双重图像。必须注意遵循遮挡方案,以优化老年人的舒适感,减少相对较弱肌肉的拮抗肌出现收缩的可能性。不应该在所有醒着的时间里通过简单地修补的眼睛来进行遮挡,因为这对使用虚弱的肌肉没有任何帮助。该方案通常由眼科医师或验光师指导。

眼保健操可以与遮挡结合使用,以帮助加强受影响的肌肉。一种基本的方法是给未受影响的眼睛戴上眼罩,让老年人在全运动范围内视觉跟踪一个物体。视光师建议在他们的指导下可进行额外的练习。

治疗复视的另一种方法是应用棱镜。棱镜有时被指定用于在凝视的主要方向上创建一个单一的图像。棱镜将图像移到一边,导致斜视产生的不同图像重叠并融合成一个单一的图像。该棱镜可以永久地嵌入老年人的眼镜镜片中,也可以用强加的棱镜临时地应用于眼镜镜片上。如果斜视正在消退,随着时间的推移,降低其强度,以让老年人逐渐摆脱棱镜。由眼科医师或验光师决定棱镜的强度并指导干预。

在某些特殊情况下,手术矫正斜视可能是必要的。这进一步证明,有必要咨询适当的眼科护理专业人士以获得最佳的个性化干预。在大多数情况下,手术的一般方法是通过改变眼球附着的位置使一个或多个眼球肌肉的活动变弱或变强。这是由一位受过斜视手术专门训练的眼科医师完成的。

(四)对比敏感度下降

对比敏感度可能同时受到眼部和神经系统的影响。这种功能不同于视力,视力只揭示出个体能够看到的高对比度黑白字母的大小。对比敏感度是区分相似色调的能力。在日常生活中,要想在阴天看到一辆灰色的汽车,要分辨出没有标记的路缘和台阶,要分辨出人们脸上细微的轮廓来识别它们,良好的对比度敏感度是必要的。

对比敏感度的不足通常通过环境适应来解决。对于对比度敏感度低的人来说,世界往往失去了它的清晰度。弥补这一缺陷的主要技术是尽可能简单地在环境中添加对比。日常活动中使用的许多

物品都可以更改,以添加更多的对比和清晰度。适当的照明(如前所述的"视力下降")也有助于增强对比度。

有些人发现全光谱照明,无论是白炽灯还是荧光灯,都能提供最好的对比度增强照明。佩戴在处方镜片上或单独使用的滤色器也可以增强对比度。淡黄色、中黄色和淡或中紫色是最常用来增强对比度的颜色。在环境中使用对比的改良示例如下:①用黑色毡头笔写字。②在台阶边缘加几条对比色的胶带(通常橙色或黄色最好)。③使用白色咖啡杯,这样在倒咖啡时可以看到咖啡的浓度。④使用黑白两面可翻转的砧板,切洋葱等浅色食物时使用黑色的一面,反之亦然。⑤用对比荧光胶带标记电灯开关,以增加可视性。

(五)视觉注意力和扫描能力受损

注意力和扫描的缺陷见于神经系统受累者,而不常见于眼部疾病者。这一区域的一种损害是半侧注意力不集中,或半侧忽视。这指的是对一个人一半的视觉空间缺乏意识。忽视左半边的视觉空间更为常见,但偶尔也会出现右半部分的忽视。半侧注意力不集中的人无法按照安全完成许多日常活动所需的、有秩序的、连续的和综合的模式接收视觉信息。梳洗打扮、准备饭菜和功能性活动(尤其是驾驶)是受影响的日常生活活动的常见例子。对视觉注意缺陷和扫描缺陷的最初干预通常包括提高老年人对缺陷的意识,然后采取适当的补偿、补救技术,或两者兼得。研究表明,左侧视觉忽视的个体可以通过在受损空间中开始扫描路径来训练他们重新组织扫描策略。这是通过类似于前面描述的治疗同向偏盲的干预策略来实现的。活动需要并鼓励系统地使用从左到右扫描模式,并在必要时将视觉锚点(如红线或标尺)放在左边(或适当的右边)作为视觉提示。有证据表明,这种训练对半侧注意力不集中的患者可能是针对具体任务的,也可能不能够泛化于整个日常生活活动中。半侧忽视的存在也与不良的康复结果有关。

七、为视力受损的长者提供科技服务

越来越多有视力障碍的老年人对使用电脑、平板电脑、智能手机和电子放大镜感兴趣。这些设备

可以增加老年人与家人和朋友互动的能力,最大限度地独立的同时也能保持他们的兴趣。

计算机操作系统中的可访问性功能,如苹果电脑 IOS 和移动设备中的"缩放"功能,以及个人电脑中的 Windows(目前大多数是 Windows 7、8 和 10)的"放大镜"功能,允许视力受损的人访问电子邮件、社交媒体和照片。许多书籍、报纸和期刊都可以下载到电脑或平板电脑上阅读。这允许老年人调整字体大小、对比度和行距。放大可用于放大整个屏幕或屏幕的一部分。老年人可以打开或关闭放大功能,并使用键盘快捷键或"热键"或鼠标控制放大率和视图的大小。

苹果设备的"Voice Over"和 Windows 的"叙述者"(文本到语音转换功能)让视力差或没有视力的人能够通过大声朗读选定的文档来访问打印和基于互联网的文本。老年人可以控制说话的速度和音量,并选择男性或女性的声音。一些听力受损的人更喜欢男声,因为男声通常音调较低,更容易辨别。这些文本到语音的功能还可以"回应"或当用户打字时,说出他们的按键。

特殊的软件程序可以提供更多的放大,颜色选择,查看选项以及文本到语音的选项。取决于长者以往使用电脑的经验及舒适程度,他们可能需要额外的训练。智能手机上有一些应用程序(applications)可以提高家中或离家在外视力受损老年人的安全性。其中一些应用程序是免费的。导航应用程序可以说出从一个目的地到另一个目的地的步行方向。这些应用程序中的许多都是通过触摸或手势和语音命令来操作的。一些允许老年人通过与个人助理(如苹果的 Siri)互动来获取信息。这个私人助理可以完成的一些功能包括从联系人列表中拨号码、阅读电子邮件,以及阅读和发送文本消息。

当需要大量放大或提供对比度时,电子放大镜(也称为闭路电视或视频放大镜)是阅读和写作辅助工具的良好解决方案。桌面模型提供从 3 倍到超过 15 倍的放大,也可以提供增强对比、颜色查看选项和其他功能。一些闭路电视具有从文本到语音的光学字符识别(OCR)功能,可以大声读出文本。

八、结论

老年人的视力障碍可能是由于眼睛或神经病理学造成的。随着年龄的增长,可能发生的正常生理变化包括周围视野的缩小、从强光中恢复需要的时间增加、光和暗适应困难、对光照的需求增加、晶状体弹性丧失和晶状体发黄。老年人最常见的眼病是黄斑变性、白内障、青光眼和糖尿病视网膜病变。老年人也有脑卒中的风险,这可能会破坏有效视觉功能所必需的神经系统的任何一个组成部分。

作业治疗师在帮助有视力障碍的老年人学习尽可能独立工作方面发挥着至关重要的作用。作业治疗师可以提供有关视力丧失的信息来源,帮助老年人了解他们眼睛状况的具体情况。鼓励老年人了解他们的眼疾,这可能是康复过程中的第一步。作业治疗师可提供社区资源方面的培训,并与干预小组的其他成员合作,向适当的机构和服务提供者提供转介,以促进社区重新融入社会。最后,作业治疗师可与老年人、家庭成员和/或照顾者合作,以适应环境,增强独立性,并确保安全。环境适应基础知识包括:①增加相对对象尺寸,如大尺寸打印、加粗标签或增大对象。②照明,如增加环境和任务照明;添加鹅颈灯以完成活动任务的照明。③颜色,如墙壁和天花板的浅色可以反射光线,从而增加光线;工具和日常用品的鲜艳颜色使它们脱颖而出。④对比,如地板、墙面、柜台、家具、五金、开关板、门把手等应相互对比。⑤减少杂乱,如限制柜台和桌面上的物品数量,限制大胆的图案以减少"视觉杂乱",以及房间之间和家具或出口周围的清晰通道。⑥通过消除裸露的灯泡、反光表面、哑光饰面、滤光窗套和灯罩来减少眩光。⑦纹理,使用凹凸不平或粗糙的纹理涂料、胶带或自粘点来标记设施,或明确边缘和表面变化。训练老年人注意地毯和硬地面的感觉变化。⑧音频替代,在执行日常生活活动任务时,使用会说话的时钟、厨房秤、定时器等替代视觉。

老年人视力丧失是一种常见的现象,无论是由于自然衰老过程、眼疾,还是神经系统成分的破坏。视力丧失具有重要的功能影响,并可能使老年人的康复过程与其他身体损伤复杂化。这强调的是,无论在哪里工作,作业治疗师都需要熟悉视力丧失的原因、类型和有效的干预技术。

（杨　琼）

第五节

社区听力障碍服务

爱人的声音、落地式大钟的报时声、小提琴协奏曲——这些都是许多人不仅喜欢而且认为理所当然的声音。对于听力有障碍的老年人来说,这些声音可能会被误解或完全错过。

听力障碍还可能与听警告信号能力下降、行走困难、工具性日常生活活动困难、平衡问题和跌倒的发生率增加有关。听力障碍会导致社交孤立。当老年人无法听到警报和其他警告信号时,与听力障碍有关的安全可能会成为一个问题。

在老年人中,听力丧失是仅次于关节炎和高血压的第三大常见慢性病。尽管所有年龄段的人都有听力障碍,但就健康状况的差异而言,老年人是主要考虑因素。约1/3的年龄为65～74岁的老年人经历过听力丧失。这一比例在75岁以上的人群中上升至47%。此外,一些研究表明,85%～90%的养老院居民有听力障碍,这限制了他们的功能。

尽管听力障碍比视力丧失更为普遍,但它们往往更难以辨别。听力的变化通常是细微的,并且是逐渐发生的。许多听力严重受损的老年人往往要等上5年才能寻求听力方面的帮助。老年人、家庭成员和卫生保健人员可能不承认听力损失。有些人可能会认为,衰老是不可避免的,是不可改变的。

听力损失会对日常生活活动和作业表现产生深远的影响。通过学习听力损失知识来减少听力损失对功能表现的影响。对患者有益的学习适应可以使与听力受损的人一起工作变得更容易,并提高他们在功能性任务中的表现。

由于老年人很少寻求帮助或计划干预来提高他们的听力,治疗师必须能够区分各种类型的听力障碍。此外,治疗师还应了解能够提高听力受损老年人作业表现的干预措施、服务、设备和活动。

本节概述了影响老年人的最常见的听力损失类型,还讨论了听力障碍对老年人、他们的家人和朋友可能产生的心理社会影响。讨论了康复方面的考虑,包括与有听力障碍的长者沟通,改善家居、公共空间和机构环境的方法,以及协助长者使用助听器。

一、与老化有关的听力状况

如怀疑有任何听力损失,应向社区医师求诊,以筛查和/或治疗任何其他潜在的病理过程。"老年性耳聋"一词常用于诊断老年人听力丧失。一般来说,听力损失分为三部分:感觉神经性、传导性和混合性。这些情况可能影响一侧或两侧耳。

老年人中最常见的老年性耳聋或听力丧失是由听觉器官本身或身体神经系统的感觉神经性损伤造成的。虽然老年人很少只有一种类型的感觉神经性丧失,但最常见的是毛细胞损伤或耳蜗感觉毛细胞的丧失。随着个体年龄的增长,这些毛细胞会慢慢丧失,听到高频声音的能力也会减弱。这种损失最令人沮丧的一个方面是声音的改变或失真。虽然年长的人可能会听到有人说话,但让他们明白别人在说什么的信号并不清楚。这种损失在社会和治疗环境中都可能造成严重后果。例如,在一个聚会上,有人可能会说:"你好吗?"年长者回答说:"八十一岁。"在诊所里,一位老年人被要求给作业治疗师"一角钱",他可能会给出正确的"时间"。这样的回答往往会引发有关心理状态的问题,并常常导致在与他人交往时失去信心。在这种情况下,在质疑老年人的定向或听从指示的能力之前,作业治疗师应寻求帮助,以排除存在感觉神经性丧失的可能。如果没有适当的听力服务,老年人的活动能力会下降,社交孤立,认知能力下降。此外,由于女性的声音通常比男性的高,女性作业治疗师必须明白,她们的声音可能会导致老年人的理解能力下降。

与生活在噪声较大的工业区相比,生活在较少暴露于噪声较大或音调较高地区的长者,其感觉神经性失聪的情况可能较轻。尽管总体健康状况较好的人似乎不太可能经历这种类型的丧失,但无论环境条件如何,一些感觉神经性丧失最终都会影响老年人。然而,长时间持续暴露在噪声中可能会造成永久性的伤害。例如,目前的研究表明,因为曾经暴露于高音量的 MP3 音乐播放器,15％的大学毕业生表现出与他们的父母相同或更大的听力损失。

三种类型的感觉神经性听力损失已被确定:感觉性丧失、神经性丧失和机械性丧失。感觉性丧失是由基底膜基底部毛细胞萎缩和变性引起的。它导致高频声音的丢失,但不干扰语音的辨别。神经性丧失是由听觉神经纤维的丧失引起的。它影响辨别语音的能力,特别是在较高的频率,但不影响听纯音的能力。机械性丧失的特征是耳蜗内振动膜的退化。这种类型的听力丧失会导致所有频率的听力逐渐受损。在不同频率的几种声音同时出现的情况下,区分这些声音的能力变得越来越困难。表 7-7 列出了老年人常见的听力状况。

表 7-7　老年人常见的听力状况

状况	原因	症状
感觉神经性听力损失	内耳或听觉神经的神经、机械和/或感觉损伤	听力受损,最常见的是高频声音的丧失
神经性听力损失	丧失听觉神经纤维	影响分辨高频率语音的能力;不影响听纯音的能力
机械性听力损失	耳蜗内振动膜的退化	导致所有频率的听力逐渐丧失;辨别声音的能力变得越来越困难
感觉性听力损失	基底膜基底部毛细胞的萎缩和退化	影响高频声音的丢失,但不干扰语音的辨别
传导性听力损失	外耳不能向内耳传导声波;可能与耳垢积聚、中耳积液或上呼吸道感染有关	通常情况下可以通过清洁耳朵、药物治疗或手术来纠正;可以考虑使用助听器或人工耳蜗
耳鸣	可能与传导性或感觉神经性丧失、梅尼埃病、耳硬化症、老年性耳聋、耳垢堆积、病变或中耳积液有关	嗡嗡声、铃声、口哨声、咆哮声在耳朵里回荡,在晚上最明显;在实施针对症状的干预措施之前,是否有必要排除潜在的情况

感觉神经性听力损失在早期可能没有被注意到,因为最初丢失的高频音调超出了大多数环境中使用的功能范围。随着病情的发展,老年人可能会

注意到他们听不到电话铃响、门铃响、时钟的嘀嗒声或水龙头滴水的声音。随着进一步的发展,某些辅音如 s、z、t、f 和 g 的发音越来越难分辨。最后,年长者可能会努力去听和理解对话与单音节单词。

第二种听力状况是传导性听力丧失,其导致外耳无法将声波传导到内耳。传导性听力损失可能与耳垢的积累、中耳耳液的积聚、咽鼓管功能障碍或上呼吸道感染有关。这些传导性问题通常可以通过清洁耳道、用药或手术来纠正。助听器对那些患有无法治疗或残留传导性听力损失的人可能是有效的。助听器放大传入的声音,需要功能正常的毛细胞和完整的神经将声音传输到听觉中枢。对于那些由于毛细胞的缺失而听力受到极大限制的老年人,可以考虑植入人工耳蜗。当使用传统助听器时,效果甚微或没有效果时,植入人工耳蜗是合适的(图 7-7)。人工耳蜗是通过将机械能(声波)转化为能够刺激听觉神经的电能,来代替失去的毛细胞的功能。耳蜗植入物被放置在内耳内。它们绕过耳蜗毛细胞,直接刺激听神经末梢。该系统由外部麦克风、处理器、发射机、内部接收刺激器和电极组成。

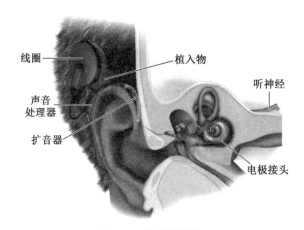

图 7-7　人工耳蜗植入

耳鸣是一种主观的听觉问题,包括耳鸣、口哨声、嗡嗡声或咆哮声。耳鸣可发生于传导性或感觉神经性听力损失。它也可能与梅尼埃病、耳硬化症、神经性感觉丧失、耳膜上的耳垢堆积、鼓膜损伤和中耳积液有关。用来治疗关节炎的阿司匹林或治疗其他疾病的药物,也可能是影响听力的因素之一。在计划采取措施来掩盖耳鸣的症状之前,内科医师应排除潜在的疾病,如心血管疾病、贫血和甲

状腺功能减退。

耳鸣通常在夜间其他噪声降低时最为明显。环境噪声的掩蔽可能是一种有效的策略。收音机、磁带或适当的助听器可以掩盖耳鸣,使人入睡。其他治疗措施可能包括放松技术和生物反馈。

二、听力障碍的社会心理方面

尽管很多关于环境的信息都是通过听觉来学习的,但是在旅行、工作、个人和社交场合中,听觉的重要性往往被忽视。一些研究人员认为,当听力损失是老年人唯一的损失时,他们可以很好地适应。还有人认为听力丧失可能导致孤立甚至偏执。不幸的是,许多老年人在听力丧失的同时还经历了其他损失或生活方式的改变。退休可能会导致角色认同、收入和社会关系的丧失。适应配偶的死亡、视力或行动能力的变化可能比丧失听力更重要。对于有孤独倾向或难以建立或维持人际关系的老年人,如果听力受损,可能会变得更加孤立或避免人际关系。这可能会导致孤独感或孤立感的增加,尤其是当听力受损与其他损失相关时。早期的听力损失评估和适应建议可能有助于减少老年人的孤独感。

听力受损的老年人经常对对话内容进行猜测或遗漏,不愿要求澄清,或因误解而犯错误时感到尴尬。这可能在听力受损的老年人旅行时发生。针对老年航空旅客的研究发现,误解或没有听到头顶的寻呼信息导致航班误点。听力的变化也使得在拥挤和紧张的情况下很难发现和理解讲话。失聪可能会降低老年人的安全感,增加他们的脆弱感,使旅行更加困难。因此,一些老年人可能会被限制旅行或停止从事这种作业。

对于听力受损的老年人来说,交流可能会让他们精疲力尽。例如,一个85岁的男子在康复诊所登记接受作业治疗干预,如果他把接待员索要地址的要求误解为要求脱衣,他可能会感到尴尬。如果陪同他的家人打断并回答问题,他也可能会感到孤立。重复令人沮丧和尴尬的经历会导致脆弱、不安全感,以及与自尊相关的怀疑,从而导致远离旅行、社交、文化和家庭接触。

一些有听力障碍的老年人在家里可能听力很好,但在其他社交场合却很难听到声音。另一些人可能不仅与家人和朋友隔绝,而且与更广阔的世界隔绝,因为他们无法从电视、广播、电影,甚至电话交谈中获得信息。当家人、朋友或医护人员开始为老年人做决定时,老年人可能会变得越来越沮丧。

与年龄有关的听力丧失可能只会使阿尔茨海默病等疾病和精神健康状况的影响进一步复杂化。老年人听力丧失可导致或加剧偏执的想法、怀疑及与现实和相关倾向失去联系。Corso指出,听力丧失会放大先前存在的偏执型人格特征。持续表达怀疑、敌意和说谎的指控可能会导致朋友和家人避开听力受损的老年人。

三、听觉受损长者的康复

处理听力损失不仅仅是提供一个简单的助听器。听力障碍患者的康复应检查其参加各种活动和功能的情况。康复对最大限度地提高作业独立性的效能是基于许多因素的。与听力损失相关的变化可能包括听力损害开始时年龄相关的变化,如视力和行动能力的丧失、退休、配偶的死亡及明确界定的生活角色的丧失。其他因素包括失聪的严重程度和速度、剩余听力的程度、其他医疗状况的存在,以及个人和家庭成员参与康复过程。

作业治疗师小组可以与治疗小组的其他成员一起,通过观察行为来识别听力有障碍的老年人,如:①说话时不恰当地增大音量——当他和附近的人说话时,声音听起来像是在大喊大叫。②当房间里没有其他人,背景中也没有噪声时,把电视机或收音机的音量调得过高。③在椅子上转动或转动头部,以获得更好的听力位置。④不断要求重复陈述。⑤不回答口头问题或谈话。⑥只有在有视觉提示的情况下才回答口头问题。⑦看起来茫然、困惑或做出不恰当的反应。听力自评量表也是评估听力障碍对作业表现认知影响的有效工具。美国耳鼻喉头颈外科学会开发了一种5 min的听力测试,以确定是否需要转诊给听力专家(表7-8)。在较严重听力损失的治疗实践范围之外,可能需要使用助听器、个人或计算机化的语音阅读(唇读)培训,以及有关使用听觉辅助设备的指导咨询和转介给听力专家。此外,通过公共和社区机构获得正式和非正式支持服务的推荐可能是有益的。对这些干预措施都无效的人,可能是人工耳蜗植入的候选者。

作业治疗师一般是为其他主要原因而进行干预的,而不是因为听力障碍,但无论如何,我们都应该解决听力问题,因为这会影响作业参与度。作业治疗师还可以帮助适应个人、团体或机构设施的环境。作业治疗师的技能和经验可用于设计和实施个人或机构的活动。这些建议旨在帮助听力受损的老年人促进成功适应,也可以帮助家庭、朋友和机构人员。和往常一样,安全是干预的一个考虑因素。有关安全提示,见表7-9。

表7-8　5 min的听力测试(美国耳鼻喉头颈外科学会)

5 min的听力测试	几乎总是	经常	偶尔	从不
1. 我打电话时有听力问题				
2. 当两个人或两个人以上同时谈话时,我很难听懂				
3. 人们抱怨我把电视音量开得太高				
4. 我得努力听懂别人的谈话				
5. 我想听一些常见的声音,如电话或门铃响				
6. 我在嘈杂的背景下听不清谈话,如在聚会上				
7. 我对声音的来源感到困惑				
8. 我误解了一个句子中的一些单词,需要让人们重复一遍				
9. 我尤其难以理解妇女和儿童的语言				
10. 我在嘈杂的环境中工作过(锤子、装配线、喷气发动机)				
11. 很多人说话时似乎含糊不清(或者说话不清楚)				
12. 人们会因为我误解了他们说的话而生气				
13. 我误解了别人在说什么,并做出了不恰当的反应				
14. 我避免参加社交活动,因为我的听力不好,担心回答不当				
(由家人或朋友回答) 15. 你认为这个人有听力损失吗?				

计分:
计算你的分数,每选一次"几乎总是"给3分;每选一次"经常"给2分;每选一次"偶尔"给1分;每选一次"从不"给0分。如果你的
　至亲认为你有听力损失,再加3分,然后把总分加起来。美国耳鼻喉头颈外科学会建议如下:
0～5分:你的听力很好。不需要采取任何行动
6～9分:建议你去看耳鼻喉科(ENT)专家
10分以上:强烈建议你去看耳科医师

表7-9　为听力受损人士准备的安全建议

■确保老年人的听力得到了恰当的评估
■检查助听器是否正常工作。这在需要听力以保证安全的活动中尤其重要,如驾驶
■评估听力有缺陷的人跌倒的风险。考虑平衡和步态,并适应环境以防止跌倒(如清除杂物、增加照明)
■提醒他人,从背后接近听力受损的长者,可能会吓到他们,导致身体失去平衡
■鼓励长者与医师和/或药剂师讨论

四、改善长者沟通的建议

与听力障碍相关的社会心理问题常常影响到家庭成员和朋友,以及听力受损的老年人。有关各类与年龄有关的失聪及失聪情况的资料及教育,可帮助作业治疗师们协助长者制订应付失聪的策略。作业治疗师应鼓励家庭成员和朋友参与教育与咨询过程,以便促进对话和环境适应,鼓励老年人参与。

听力受损的老年人可能需要在要求帮助他们适应听力损失的适应能力方面获得信心。让老年人扮演角色,在他们要求特定的需求或适应的情况下,可能会增加他们重新进入他们一直回避的社交场合的自信。

环境适应首先应注重识别和尽量减少背景噪声的影响,因为相互竞争的背景噪声被认为是一种有困难的听力状况。由于听力障碍,背景噪声极大地限制了人们享受谈话的乐趣,并常常导致老年人避免社交聚会。社区中常见的背景噪声来源包括音乐、电视上的谈话或房间里的人的谈话、盘子叮当作响、正在使用的电风扇、室外交通、头顶上的对讲机和冰箱。人事变动和制度环境的变化也可能产生背景噪声。

作业治疗师可以推荐降低背景噪声的环境。例如,在不太拥挤时去餐馆,要求坐在不太拥挤的地方,或者远离厨房、交通或音乐等令人分心的背景噪声处(表7-10)。在旅途中,为了帮助弥补头上方寻呼系统的听力障碍,可以鼓励老年人经常检查上方飞行监视器,或与机场工作人员核对,或两者兼备。使用剧院和教堂等社区提供的可放大特定声音的音响是减少公共空间背景噪声干扰的另一种方法。

表7-10　听力障碍的长者环境适应

问题	干预
背景噪声	在地板上铺上地毯,在天花板上铺上隔音砖,在窗户上挂上窗帘,并且用软体家具替换(机构和家庭)木制和金属家具。从天花板上挂横幅;在厨房、维修和(机构)机械区域周围添加绝缘薄板;拧紧窗户密封条。在餐厅里,一张桌子的座位不超过4个人,并在桌子之间增加软垫分隔物以吸收声音。在特殊护理单位,消除电话、电视和对讲机的铃声;小组用餐;在吃饭以外的时间吃药。在不那么拥挤的时间去餐馆,要求坐在远离音乐和厨房的地方(公共场所)。寻找剧院和教堂,它们可以提供听觉设备来放大特定的声音
交流	减少眩光,增加字幕,使用辅助听力设备;使用遥控器(电视、收音机、音乐)选择节目,并在音乐、电视和收音机之间切换

为了减少背景噪声,个人环境的改变包括在地板上增加地毯和在天花板上增加隔音砖,在窗户上悬挂窗帘,从高高的天花板上悬挂横幅,用软体家具取代木制或金属家具。虽然这些建议旨在帮助吸收声音,但它们也能给家庭或机构增添美感。

为了减少环境内部的背景噪声,还对内部进行了额外的改造,包括在厨房、维修和机械等嘈杂区域周围增加隔音板,并拧紧窗户的密封条。作业治疗师可以帮助个人、家庭和设施管理人员权衡某些设备的好处和购买这些设备的费用。作业治疗师还指出,在某些情况下,背景噪声可为活动室、休息室和美容店的位置提供有用的线索。

环境安全问题和担忧可能集中在听力受损的老年人在确定家中声音来源时可能遇到的困难上。无法定位声音可能会导致个体在自己的环境中产生不安全感,并可能产生听觉错觉。这可能会导致人身安全的下降。例如,老年人可能听不到警报或周围有人走动。火灾和烟雾警报器的声音通常比较高,对神经感觉丧失的人来说,这种声音很难听到。建议在警报中添加诸如闪烁灯之类的视觉提示。电话和门铃也可以选择闪烁的灯光、低沉的铃声或低音调的音乐铃声。作业治疗师应建议为需要调整电话音量和音调控制的老年人调整好电话。移动电话虽然对某些人来说很方便,但对听力有障碍的人来说可能会增加困惑和沮丧。电话铃声可能听不到,或者在紧急情况下很难找到电话。把手机调成震动模式,或者试着和能看懂屏幕、手指灵巧的老年人发短信,这可能是一个不错的交流方式。老年人可以下载自己的手机铃声,并将其设置为"大声"以便识别。有些手机可用于助听和扩音。手机也可以与传真机(TTY)或语音传输设备一起使用。

研究表明,与没有听力受损的人相比,听力丧失会增加跌倒的风险。研究表明,用视觉提示代替听觉提示的方法可以减少跌倒的发生率。作业治疗师还应该让家庭成员和医疗保健提供者意识到,从背后接近听力受损的老年人,与他们交谈和触摸可能会吓到他们,并可能导致他们失去平衡。作业治疗师应该建议听力受损的人从正面接触,在开始对话或期待回答问题之前可以进行视觉接触。

为了在群体聚集的地方加强交流,作业治疗师应该建议听力受损的人远离窗户和灰泥墙。站在或坐在吸音软材料,如窗帘、书架和软垫家具附近也是推荐的。坐在高背软垫椅子上可以帮助屏蔽背景噪声。在谈话中注意说话人的嘴唇有助于增进理解。如果一个人的一只耳朵比另一只耳朵有更多的损伤,这个人可以找一个使用未受影响的耳朵最大限度地提高听力的位置。

对于想要改善与听障长者沟通的家人及朋友,

作业治疗师应建议他们站在长者的视野内，在说话前引起长者的注意。交谈时，应直视长者，降低语速，并以低声调清楚地说话。更多的建议包括让老年人重复说过的话，并提供书面指示来加强口头指示。作业治疗师应该强调，听力障碍不会降低一个人的智力。对听力障碍的治疗不应过分夸大或简化到使听力受损的老年人感到他们的智力或判断力受到质疑的程度。

由于老年人最常见的听力障碍是感觉神经性听力丧失及其相应的听高音的能力下降，因此降低声音对那些向听力受损的老年人讲话的妇女来说尤为重要。增加音量只会强化语气，并导致个人和社交尴尬。

与听觉受损人士合作的沟通技巧如下：

（1）面向长者，让对方通过交流清楚地看到你的面部特征。

（2）与长者在光线充足的地方交谈。这有助于有听力障碍的老年人观察肢体语言和面部表情，所有这些都为理解交流提供了线索。

（3）在谈话时，关掉收音机或电视机，以减少背景噪声。

（4）在公共场所应远离拥挤或嘈杂的地方。

（5）咀嚼食物时避免沟通。

（6）说话声音要比平时大一些，但要避免大喊大叫，因为这可能会扭曲说话。

（7）说话要有规律，不要快或慢，也不要过度强调声音。

（8）尽可能给听力受损的老年人提供谈话话题的线索。

（9）如果听力受损的老年人很难听懂对话，尽量保持简短的对话，必要时重复句子。

在餐馆和公共家庭的餐厅里，一张桌子的座位不超过4个人，这样就可以很容易地进行眼神交流，从而增强用餐时交谈产生的社交效果。在更大的餐厅里，桌子之间的隔板可以吸收周围桌子发出的声音。有关减少背景噪声的一般建议也应予以考虑。

当与听力受损的老年人交谈时，应该考虑强光对增强听觉交流的视觉和非语言暗示的影响。眩光的来源可能包括窗户、灯光和玻璃表面，或者来自说话人的身后，或者来自眼镜的反射。在开始对话之前，作业治疗师、家人或朋友应根据需要调整百叶窗或窗帘，调整灯光，并重新安排座位。

通过电视、音乐、网络有声网站和电台的娱乐提供了不依赖于他人的刺激机会。当老年人控制电视、广播节目和音乐的时间和选择时，认知刺激是有益的。当电视和收音机不停地开着，或者所选的节目不是老年人喜欢的节目时，它们就会成为背景噪声的来源，而不是刺激的来源。闭路电视是另一个选择建议。当调整长者看电视的位置时，作业治疗师应识别和减少屏幕上的眩光源。

五、提供助听器

助听器是听力受损人士最常用的辅助设备之一。与年龄有关的听力损失通常是逐渐发生的，老年人可能已经适应了较长一段时间的听力损失，带上助听器后会发现所有声音的突然放大都是侵入性和干扰性的。此外，要求操纵音量和控制频率以及更换电池要求手指和手的灵巧性，这可能使助听器难以操作。认知变化和短期记忆丧失可能会影响老年人记忆设备开关的能力。更换电池的成本和老年人对新技术的接受程度是决定助听器是否合适时需要考虑的其他因素。对于使用助听器的老年人来说，他们的目标可能包括确定操作助听器的其他方法，为与控制装置一起使用的工具制作把手，更容易地更换或测试电池，以及学习如何正确地插入助听器。

即使有了改进的技术，助听器对某些人可能也没有效果。对另一些人来说，使用助听器，声音失真可能会更大。当助听器不起作用时，可以使用听觉辅助系统。该系统由一个麦克风、一个扩音器和一个耳机组成。由听觉辅助设备放大的声音直接到达耳朵，背景噪声就减少了。在嘈杂的诊所或医院房间里，听觉辅助系统可以增强听力。当一个听觉辅助设备被放入电视机时，声音会被放大，只对听力受损的人有效。当视力受损使老年人无法阅读嘴唇或通过对其他非语言提示做出反应来补充听力损失时，也应考虑使用听觉辅助设备。除了听觉障碍，还有一些新的选择，如计算机辅助实时转录，视觉和触觉警报，以及音量控制或字幕电话。

作业治疗师可通过听力损伤的电信中继服务通知患者。这些服务允许人们使用计算机或其他技术拨打电话。接线员（通信助理）通过将文本转换为语音或语音转换为文本来促进这些通话。有多种方法可以进行这种电话通信，以满足听障人士的需要。

六、结论

随着听力障碍老年人的增加，作业治疗师面临的挑战和机遇也在不断增加。与听力障碍相关的作业表现、社会心理和环境问题要求作业治疗师知情并能够推荐适当的干预措施。作业治疗师可协助长者认识听力方面的局限，转介长者接受另外评估及干预，以及提供适当的干预，以达预期的表现及生活质量。

（杨　琼）

第六节

社区认知障碍服务

一、概述

认知障碍可能由以下原因引起：①精神疾病，如抑郁症和精神分裂症等；②医学原因，阿尔茨海默病和脑血管意外引起的痴呆；③脑外伤，如闭合性头部外伤；④发育障碍；⑤药物。由这些病症引起的认知障碍可能是短期的，也可能是持久的。

认知障碍不仅对患者的日常生活活动、工作、学习、休闲娱乐等造成很大影响，也给照顾者带来身体和心理上的巨大负担。作业治疗是协助认知障碍患者的许多专业（如心理学、精神病学、神经心理学、言语语言治疗学、神经病学等）之一。但是作业治疗对于这一领域的途径是独特的，因为作业治疗师的焦点在于减少或克服患者的认知障碍，协助他们重获日常生活活动及工作所需的技巧及能力，从而提高其生活质量。

二、社区认知障碍的评估

当评估认知障碍患者的干预效果时，我们不仅需要考察患者的认知技巧是否得到改善，更重要的是，有没有泛化到真实的生活场景中。因此，当选择评估工具时，我们的重点应放在工具的生态效度上，指的是测验的认知需求理论上类似日常环境的认知需求，有时被称为功能性认知（functional cognition）。一个高生态效度的测验可判断执行真实世界中功能性及有意义活动的困难度。

基于以患者为中心的原则，作业治疗师可使用加拿大作业表现测量表（Canadian occupational performance measure, COPM）进行需求评估，或非正式地与患者/重要他人进行会谈。根据临床情境的不同，评估的重点内容不同。医院的作业治疗师可能会聚焦在基本行动能力（床上的转移和翻身）、床边自我照顾、可在床边进行的 IADL 活动及坐位下的娱乐活动。但是，社区的作业治疗师可能会聚焦在重新融入社区、较复杂的 IADL 活动及重返工作相关的活动。作业治疗师依靠观察技巧和活动分析来决定哪个认知成分缺损干扰了功能表现。

作业治疗师采用的评估方式主要包括纸笔测验、在自然情境中的作业表现的评估、自我报告或照顾者报告。表 7-11 介绍了针对因认知障碍造成功能受限的有关临床评估工具。

1. 纸笔测验　传统上，认知障碍的临床人员和研究者会使用认知损伤的标准化测验当作记录干预有效程度的主要结果指标。但这种评估方式相较于在自然情境中的作业表现的评估，其生态效度较低。虽然这也是评估的一个重要层次，但是临床计划和方案的重点需要聚焦在活动、参与和生活质量上。

2. 在自然情境中的作业表现的评估　这种评估方式具有较高的生态效度，不仅可以直观地观察到患者的功能表现情况，还可以通过技巧分析出患者出现这些问题背后的认知缺损。

3. 自我报告或照顾者报告　在临床上非常实用。可以通过比较自我报告及观察到的表现，比较自我报告和照顾者报告，可提供治疗师有关损失严重程度及患者自我察觉的信息。而且患者和照顾者是否能看到作业治疗的帮助也是很重要的评价指标。

表 7-11　针对认知障碍造成功能受限的有关临床评估工具

工具	描述
标准化、高信度效度的生活质量的评估工具	测量生活满意度和安适感。例如,健康调查简表(MOS item short from health survey,SF-36)、WHO 生活质量量表(WHOQOL-100 和 WHOQOL-BREF)、重新融入正常生活量表(reintegration to normal life)
标准化、高信度效度的作业领域评估	测量作业领域的表现。例如,功能性独立测量(functional independence measure,FIM)、Barthel 指数、Lawton 工具性日常生活活动量表(Lawton instrumental activities of daily living scale)
标准化、高信度效度的参与量表	评估在生活情境中的参与情况。例如,活动卡片分类(activity card sort)、社区融入问卷(community integration questionnaire)、COPM
全面性的同时评估作业表现及背后的认知损伤成分的量表	
以 ADL 为焦点、以作业为基础的神经行为评估(A-ONE)	一项以表现为基础的工具,以结构式观察上半身及下半身穿衣、洗漱、清洁、进食、转移、行动和沟通,来检测导致功能障碍的认知受损因素。损伤的例子包括组织和排序障碍、短期及长期记忆损伤、警觉性不足、注意力受损、表现延迟、混乱、重复行为、分心、启动困难、自我觉察、判断等
动作和认知技巧评估(AMPS)	一项以患者为中心的表现评估,包括 BADL 和 IADL。AMPS 让患者和治疗师从 80 多项标准化任务中选择 2~3 项任务,然后评估患者完成过程中影响功能的动作和认知技巧。观察患者在以下方面的认知技巧:①选择、互动及使用工具及材料;②执行步骤;③当遇到问题时调整表现
简短的认知功能表现测量	
Kettle 测验	提供简短的以功能表现为基础的评估,选择一个经过设计的需要广泛认知技巧的 IADL 任务。此任务的组成为制作 2 杯 2 种不同成分的热饮(一杯给患者,一杯给治疗师)。考察受试者对时空的判断、组织能力、问题解决技巧和安全判断,额外的厨房器材及食材放在旁边作为干扰以增加注意力的需求
自我察觉的标准化测验	
缺损自我察觉会谈	由会谈者评分的结构性会谈,用于获得脑损伤后自我察觉状态的信息。它的特别之处在于,它能评估患者的自我察觉的层级
自我调节技巧会谈	由会谈者评分的半结构化会谈,此工具包括 6 个问题及评估后设认知或自我调节技巧
患者胜任评分表(PCRS)	评估脑外伤后的自我察觉。包括 30 项,以自我报告的形式,使用 5 分 Likert 评分法(1 分:无法做;5 分:可轻松完成)来对不同任务的完成难度进行评级
察觉问卷	评估脑外伤后的自我察觉。由 3 个亚量表组成(一个亚量表由患者完成,一个亚量表由照顾者完成,一个亚量表由临床人员完成)。患者及照顾者的量表包括 17 个项目,临床人员的量表包括 18 个项目,以 5 分评分法评估患者在受伤前执行各种任务的能力
察觉会谈	评估脑卒中、阿尔茨海默病或脑外伤后有关认知及运动受损的自我察觉。操作上,作者将"无自我察觉"定义为患者在会谈中对于自身能力的判断与评估者在客观检查中测量到的患者能力不符
失能察觉测验	此评估以半结构化的会谈为基础,与动作与认知技巧评估(AMPS)结合,由与日常生活相关任务的一般性和特殊性问题组成,会谈在 AMPS 之后进行
评估执行功能的受损	
执行功能表现测试(EFPT)	评估执行真实世界任务(煮麦片粥、打电话、处理药物、付账单)时的执行功能缺损情况。此测验使用结构化的提示和评分系统来评估启动、组织、安全及任务完成度,并建立提示策略
日历计划测验	这是一项高阶模拟 IADL 任务,牵涉输入 17 个约会及事项到每周的日历中。它的设计对于执行功能缺损很敏感,涉及计划、组织及多重任务能力。除了输入约会之外,患者必须监控事件、遵守规则、抑制分心,以及处理行程表的冲突
多重任务测验	这是一项多重任务的评估。其包括购买 3 件物品、从柜子里领取 1 个信封、使用电话、寄信、写下 4 个物品、与评估者会面及通知评估者测验完成了
执行功能寻找路径任务	使用自然式的观察寻找路径
执行缺陷综合征的行为评价测验(BADS)	此评估设计用来评估日常生活需要的能力。它使用模拟的日常生活任务,包括 6 个分测验,包括认知弹性、新奇问题解决、计划、判断、估量及行为调节
评估记忆的受损	
Rivermead 行为记忆测试(第 3 版)	具有高生态效应的日常记忆测试。使用模拟的日常记忆任务。针对知觉障碍、语言障碍和行动障碍有相应的改良版本
剑桥前瞻性记忆测试	关于前瞻性记忆的客观测验

（续表）

工具	描述
评估注意力的受损	
日常注意力测验	高生态效度的测验。针对日常注意力的不同种类,如持续注意、选择注意、转换注意、分别注意。其包括数个分测验。这是少数模拟日常生活任务的注意力测验。此测验是想象到美国宾夕法尼亚州旅游的场景
Moss 注意力评分表	一项观察注意力失调的观察性测验,目前包括 22 项,可产生 3 个因素的分数和总分
注意力行为评分表	一项简短的评估,关注注意力损伤的行为,通过临床人员对于行为的观察来评分
自我报告/照顾者报告	
注意力评估及检测表	自我报告的评估,有关注意力损伤相关问题出现的频率
认知缺陷问卷	自我报告式评估,有关注意力和认知在生活中失败的频率。其包括与记忆力、注意力及执行功能相关的项目
前瞻性记忆问卷	与行为相关的前瞻性记忆自我评估报告
全面性前瞻性记忆评估	与 BADL 和 IADL 相关的前瞻性记忆评估
每日记忆问卷	主观报告的每日记忆,为后设记忆的问卷。自我报告或者照顾者报告
前瞻性及回顾性记忆问卷	有关日常生活中前瞻性和回顾性记忆障碍的评估。自我报告或照顾者报告
执行缺陷障碍问卷(为 BADS 的一部分)	具有 20 项问卷,包括与执行功能相关的日常症状。有自我报告和照顾者报告的不同版本
执行功能之行为相关量表——成人版	一种记录成人执行功能或在环境中自我调节能力的评估。有自我报告和照顾者报告的不同版本

三、社区认知障碍的干预

一旦确定了患者的认知水平,就必须考虑作业治疗干预目标。目标不仅是患者在损伤层面有改善,更重要的是患者在活动、参与、生活质量方面得到了提升。

作业治疗师会使用不同的参照系统和各种各样的方法去制订适合于每个患者行为和症状的治疗方案。一般认知训练模式分为三种(表 7-12),它们包括基本能力训练(skills remediation)、认知功能技巧训练(functional strategy training)及环境改良(environmental modification)。

表 7-12 认知训练模式

参照系统	基本能力训练	认知功能技巧训练	环境改良
理念	大脑的可塑性	再学习能力	减少外在环境对认知能力的要求
	再学习能力	补偿方法	补偿方法
	功能转移		
方法	日常生活能力训练	内在的技巧训练	改良已有的工作及家居环境、设施
	基本认知能力训练包括认知活动刺激,计算机媒介辅助训练	训练使用外在辅助装置	简化工作程序

1. **基本能力训练** 目的是开发患者现有的基本认知能力加以训练,从而增强运用认知的能力。其包括基本认知及日常生活能力训练,如利用作业治疗师体位或治疗环境配合的日常生活训练,利用日常生活对象及计算机媒介辅助训练视觉和听觉认知能力。

治疗关键是着重对日常生活活动的转移能力。转移过程可分为:①短距离转移(near transfer),转移相似的活动;②近距离转移(immediate transfer),转移相同内容的活动及可重复操作;③远距离转移(far transfer),转移原理相似但内容不同的活动;④非常远距离转移(very far transfer),转移相似原理的日常生活活动。表 7-13 显示了基本认知能力在训练中的转移过程,转移的最终目标是患者能做相似认知原理的日常生活活动。

表 7-13 基本认知能力转移流程图

转移过程	短距离转移	近距离转移	远距离转移	非常远距离转移
转移内容	相似的活动	相同内容的活动及可重复操作	不同内容的活动但原理相似	相似原理的日常生活活动
活动目标	集中性专注力	转换性专注力	适应真实的环境	配合阅读理解能力
活动例子	辨别两种不同颜色的扣子	辨别不同种类的扑克牌	在家中将不同的衣物分门别类	在办公室将不同内容的文件分门别类

此外,认知活动刺激也是训练的一部分。认知活动刺激不是正规的认知训练,仅仅是通过一些动脑筋的活动以降低脑部退化的速度,这些认知活动需要不同程度的认知功能,如玩纸牌、下棋、打麻将、玩拼图游戏、玩智力游戏、玩拼字游戏、读报纸或书本并思考相关的内容、写信、计算、说话,以及做演讲等。患者经常参与需要较多认知功能的活动有助于增强其认知能力,而且尽量参与有意义的活动也是非常重要的。

除针对认知基本能力的训练外,日常生活能力训练也是必不可少的。一般感知障碍的康复程度参差不齐,部分感知功能会随时间自然改善,如半侧忽略、左右混淆等。一部分感知障碍则是永久性的,由于不同的感知障碍会影响不同的功能,因此患者需要加强练习受影响的日常生活功能,去克服残损,穿衣服、梳洗等,从而增强学习能力,学会运用重复性的步骤及程序性记忆或补偿策略(compensatory strategies)。作业治疗师可以透过自理能力技巧训练及适当的辅助装置,协助患者恢复日常生活功能,能独立地照顾自己。由此看来,日常生活训练本身并不是针对认知障碍来做训练,但了解到日常生活训练可以发展及释放患者本身的潜在能力(如程序性记忆)。另外,又确实可以针对大部分受感知障碍影响的日常生活活动,如失认、失用及半侧忽略等。训练方法是通过不断的重复,行而达之,使新技能习惯化。

2. 认知功能技巧训练 又称为补偿技巧训练,目的是帮助患者找寻适当的方法或技巧,从而适应日常生活活动的要求。方法是训练患者使用或改良内在的策略或使用外在的辅助装置去处理日常生活活动问题。认知功能技巧训练方法在恢复功能方面扮演着重要的角色,也是认知康复中最重要的一环。但是要懂得使用适当的方法或技巧,必须要先拥有一定的学习能力,所以它较适合拥有后设认知能力(meta cognition)的患者。一般研究显示,外在方法较为有效,所需训练时间较短,因而被广泛使用。内在方法适用于较年轻及教育程度较高的患者。另外,也可以利用小组治疗模式来增强患者的学习动机。另外,后设认知能力也可以透过自我察觉训练(self-awareness training)改善

(表7-14),患者会了解自己受脑创伤或脑卒中后的前后表现,从而清楚问题所在及做出改善,改善方法包括自我复检、预留较多时间及对自己做合理的期望。

表7-14 自我察觉训练表

(1) 你估计要用多少时间去完成以下的活动	＿＿＿＿min
(2) 这个活动对于现在的你而言,有多困难	容易 有点困难 中度困难 十分困难
(3) 这个活动对于受脑创伤或脑卒中前的你而言,有多困难	容易 有点困难 中度困难 十分困难
(4) 完成活动后,你认为这个活动对于你而言,有多困难	容易 有点困难 中度困难 十分困难
(5) 你认为这个活动困难在于哪部分	不明白指示 集中力不足 常识不足 其他
(6) 你在做活动时,有做自我复检吗	没有 有,复检一次 有,复检多过一次
(7) 实际所花时间:＿＿＿＿min	吻合 接近 相距很远

(1) 内在策略:内在策略的目的是帮助患者容易提取线索及储存数据,具体包括如下方法:①不断复述,用心聆听,遇上少见的名字,可用笔写下。多呼唤对方名字,可以加深记忆。不断反复温习,想想原文内容。重复提醒自己应做的事情。在要做一些重要事情前,如面试,不妨事先彩排。②图示,帮助文字记忆,可以把名字图像化,或接近语意相关或声音相关的词语。用图像和插图可以加强理解文章。想象你要做的事情或通过情景的联想,如早晨要做的事情、吃早餐的对象,或借助环境提示,可以帮助牢记对象摆放位置及名称。③分类/分组,要记忆对象摆放的位置,可划定地方摆放常用物品。东西用后要习惯放回原处,或放置在一处视线范围显而易见的地方。东西太多时要分类摆放,加上贴纸或做记号。④精密化,要记忆阅读内容,阅读时要保持头脑清晰,把曾经阅读的东西分

段加上标题。先看课文摘要,阅读后要用自己意思演绎全文。把重点用颜色笔标示。⑤网络模式,联系已有的习惯,把工作尽快完成。一切新事物要与日常生活程序建立联系,方便记忆要做的事情。把工作归类,将事件贯穿,有效地组织工作能事半功倍。⑥配对联接,记忆数字信息,可以把数字贯穿起来,把长数字分成几段,或把数字和重要日子联系起来。要阅读文章时,摘取每句的关键词记熟,或撮要文章内容。

(2) 外在策略:是利用或借助辅助装置去记忆或组织要做的事情(表7-15)。

表7-15　外在辅助装置

辅助装置	帮助专注能力	帮助记忆能力	帮助组织能力
日历/月历		✓	✓
流水账日记		✓	✓
笔记簿		✓	
小型壁布板		✓	
闹钟	✓	✓	
电子手表		✓	
图表		✓	✓
录音		✓	
留言		✓	
传呼机	✓	✓	
电子日记簿		✓	✓
日志清单		✓	✓
颜色贴纸		✓	✓
易贴笔记纸		✓	✓
手提电脑		✓	✓
电器时间提示装置	✓	✓	
家务及工作简化	✓		✓
安静环境	✓	✓	
日常活动时间指南	✓	✓	

3. 环境改良　其理念是要减少外在环境对认知的要求,目的是改良环境,从而配合患者现有的能力及技巧。其包括物理环境改良和照顾者教育。

(1) 物理环境改良:是通过控制及改良已有的工作及家居环境、设施,或简化工作程序,使它们适应新的环境。这个方法较适合学习能力较弱及后设认知能力受损的患者。一般人都没有完美的智能,患者最重要的是要从容面对,接受自己在某方面的认知障碍,妥善使用留存的认知能力,集中精神逐一完成要做的工作。具体包括:①减少环境的变化,使环境尽量保持一致。例如,避免换房间、每次只允许一个人和患者交流、固定治疗时间和地点、保持白天有光亮和夜晚黑暗安静等。②避免过度的视觉刺激,减少能分散注意力的视觉刺激。③家用电器的安全,为电水壶、电炊具、电灯等家用电器设计隔一段时间可自动关闭的装置以避免危险。安全存放电源、电线等。④避免常用物品丢失,把眼镜架系上绳挂在脖子上,手机和钥匙别在腰上,可有效防止丢失。⑤简化环境,在生活中养成习惯,将物品摆放井井有条,突出要记住的事物。将重要物品如笔记本、钱包、雨具等放在室内显眼固定的地方,如进出家门必经之地,出门时可以提醒不致忘记,每次用完后立即将它们放回固定位置。

(2) 照顾者教育:照顾者是认知障碍患者最主要的社会环境,由于患者的高度依赖,照顾者常感到压力,照顾者教育的目标是给予他们支持,并为减轻他们的负担提供便利,以便他们反过来鼓励患者参与有意义的活动。

具体方法:照顾者接受监督和解决问题的培训,使用认知和行为策略来改变他们的应对行为,并减轻他们的护理负担。

需要注意以下事项:①提供照顾对照顾者的影响,以及照顾者的需求可以差别非常大,取决于性别、家庭关系、文化和民族。②有时候作业治疗师必须同时扮演替患者争取权益的角色。③作业治疗师提供的教育干预包括预防和管理行为问题的策略,维护和提高患者的剩余功能能力,调适家庭环境,以及限制跌倒等危险情况等。④作业治疗师还可以管理严重痴呆的老年人的信息手册。

总之,鼓励患者重新融入社区。认知康复的目的是通过有目的的活动、教导、辅助技巧及器材,以及环境配合,协助认知和感知障碍患者重获所需的日常生活能力,从而使患者重新融入社区。经过长时间的训练,通过不断重复锻炼,将步骤方法简化,配合环境辅助,患者会学习到一定的技能。家人应鼓励患者有恒心地接受长期性的康复治疗,以继续训练认知能力及日常生活功能。另外,帮助年轻患者重返工作或找寻新的工作也是作业治疗师的任务,虽然患者的认知能力受损,甚至有肢体残疾,但通过环境改良、职业训练及利用他们已有的程序性记忆和重复性学习,做简单的工作是有可能实现的。另外,家人应给予支持,但不应过分呵护。患者可像往常一样参与社交活动,如到酒楼饮茶、逛街或协助家人做一些简单家务,如帮忙买东西、和家人一起去银行、搭乘交通工具等。患者及其家人可以加入一些本地的社区或自助组织(如香港的社区康复网络、脑卒中互助小组),在团体中可以互相支持。患者互助小组设立的目的是促进患者互相支持,促进社交活动的参与,以及借此鼓励患者使用日常生活的认知功能。他们可通过社交活动的参与,扩大生活圈子,方便重新投入社会。家人又可从中认识及学习更多相关技巧,方便照顾患者。

(郑雅丹　杨　琼)

第七节
跌倒预防干预

一、概述

我国已进入老龄化社会,65 岁及以上老年人已达 1.91 亿。按 30% 的发生率估算,每年将有 4 000 多万老年人至少发生 1 次跌倒。严重威胁着老年人的身心健康、日常活动及独立生活能力,这也增加了家庭和社会的负担。

跌倒是指突发、不自主的、非故意的体位改变,倒在地上或更低的平面上。按照国际疾病分类(ICD-10),将跌倒分为以下两类:①从一个平面至另一个平面的跌落。②同一平面的跌倒。跌倒是我国伤害死亡的第 4 位原因,而在 65 岁以上的老年人中则为首位。老年人跌倒死亡率随年龄的增长急剧上升。跌倒除了导致老年人死亡,还导致大量残疾并且影响老年人的身心健康。如跌倒后的恐惧心理可以降低老年人的活动能力,使其活动范围受限,生活质量下降。

老年人跌倒的发生并不是一种意外,而是存在潜在的危险因素,老年人跌倒是可以预防和控制的。在西方发达国家,已经在预防老年人跌倒方面进行了积极的干预,大大地降低了老年人跌倒的发生。《老年人跌倒干预技术指南》从公共卫生角度总结了国内外老年人跌倒预防控制的证据和经验,提出了干预措施和方法,以期对从事老年人跌倒预防工作的人员和部门提供技术支持,有效地降低老年人跌倒的发生。

二、跌倒危险因素

老年人跌倒既有内在的危险因素,也有外在的危险因素,老年人跌倒是多因素交互作用的结果。其包括生理、病理、药物、心理等内在因素,也包括灯光、路面、台阶、辅助设施、鞋子和行走辅助工具等环境因素,以及卫生保健水平、室外环境的安全设计、是否独居等社会因素。正因如此,老年人跌倒的控制干预是一项社会系统工程。

1. 生理因素

(1)步态和平衡功能:步态的稳定性下降和平衡功能受损是引发老年人跌倒的主要原因。步态的步高、步长、连续性、直线性、平稳性等特征与老年人跌倒危险性之间存在密切相关性。老年人为弥补其活动能力的下降,可能会采取更加谨慎的缓慢踱步行走,造成步幅变短、行走不连续、脚不能抬到一个合适的高度,引发跌倒的危险性增加。另外,老年人中枢控制能力下降,对比感觉降低,躯干摇摆较大,反应能力下降,反应时间延长,平衡能力、协同运动能力下降,从而导致跌倒危险性增加。

(2)感觉系统:包括视觉、听觉、触觉、前庭及本体感觉,通过影响传入中枢神经系统的信息,影响机体的平衡功能。老年人常表现为视力、视觉分辨率、视觉的空间/深度感及视敏度下降,并且随年龄的增长而急剧下降,从而增加跌倒的危险性;老年性传导性听力损失、老年性耳聋甚至耳垢堆积也会影响听力,有听力问题的老年人很难听到有关跌倒危险的警告声音,听到声音后的反应时间延长,也增加了跌倒的危险性。老年人触觉下降,前庭功能和本体感觉退行性减退,导致老年人平衡能力降低,以上各类情况均增加跌倒的危险性。

(3)中枢神经系统:中枢神经系统的退变往往影响智力、肌力、肌张力、感觉、反应能力、反应时间、平衡能力、步态及协同运动能力,使跌倒的危险性增加。例如,随年龄增长,踝关节的躯体震动感和踝反射随拇指的位置感觉一起降低而导致平衡能力下降。

(4)骨骼肌肉系统:老年人骨骼、关节、韧带及肌肉的结构、功能损害和退化是引发跌倒的常见原因。骨骼肌肉系统功能退化会影响老年人的活动能力、步态的敏捷性、力量和耐受性,使老年人举步时抬脚不高、行走缓慢、不稳,导致跌倒危险性增加。老年人股四头肌力量的减弱与跌倒之间的关联具有显著性。老年人骨质疏松会使与跌倒相关的骨折危险性增加,尤其是跌倒导致髋部骨折的危险性增加。

2. 病理因素 ①神经系统疾病:脑卒中、帕金森病、脊椎病、小脑疾病、前庭疾病、外周神经系统病变。②心血管疾病:直立性低血压、脑梗死、小血管缺血性病变等。③影响视力的眼部疾病:白内障、偏盲、青光眼、黄斑变性。④心理及认知因素:痴呆、抑郁症。⑤其他:昏厥、眩晕、惊厥、偏瘫、足部疾病及足或足趾的畸形等都会影响机体的平衡功能、稳定性、协调性,导致神经反射时间延长和步态紊乱。感染、肺炎及其他呼吸道疾病、血氧不足、贫血、脱水及电解质代谢紊乱均会导致机体的代偿能力不足,常使机体的稳定能力暂时受损。老年人泌尿系统疾病或其他因伴随尿频、尿急、尿失禁等症状而匆忙去洗手间,以及排尿性晕厥等也会增加跌倒的危险性。

3. 药物因素 研究表明,是否服药、药物的剂量,以及复方药都可能引起跌倒。很多药物可以影响人的神智、精神、视觉、步态、平衡等方面,从而引起跌倒。可能引起跌倒的药物包括:①精神类药物,如抗抑郁药、抗焦虑药、催眠药、抗惊厥药、镇静药。②治疗心血管疾病药物,如抗高血压药、利尿剂、血管扩张药。③其他,如降糖药、非甾体抗炎药、镇痛药、多巴胺类药物、抗帕金森病药。药物因素与老年人跌倒的关联强度,如表7-16。

表7-16 药物因素与老年人跌倒的关联强度

因素	关联强度
精神类药物	强
抗高血压药	弱
降糖药	弱
使用4种以上的药物	强

4. 心理因素 沮丧、抑郁、焦虑、情绪不佳及其导致的与社会的隔离均增加跌倒的危险。沮丧可能会削弱老年人的注意力,潜在的心理状态混乱也和沮丧相关,都会导致老年人对环境危险因素的感知和反应能力下降。另外,害怕跌倒也使行为能力降低,行动受到限制,从而影响步态和平衡能力而增加跌倒的危险。

5. 环境因素 昏暗的灯光,湿滑、不平坦的路面,在步行途中的障碍物,不合适的家具高度和摆放位置,楼梯台阶,卫生间没有扶栏、把手等都可能增加跌倒的危险,不合适的鞋子和行走辅助工具也与跌倒有关。室外的危险因素包括台阶和人行道缺乏修缮,雨雪天气、拥挤等都可能引起老年人跌倒。

6. 社会因素 老年人的教育和收入水平、卫生保健水平、享受社会服务和卫生服务的途径、室外环境的安全设计,以及老年人是否独居、与社会的交往和联系程度都影响其跌倒的发生率。

三、老年人跌倒的干预策略和措施

老年人跌倒的发生并不像一般人认为的是一种意外,而是存在潜在的危险,因此老年人跌倒完全是可以预防和控制的,积极开展老年人跌倒的干预,将有助于降低老年人跌倒的发生,减轻老年人跌倒所致伤害的严重程度。

(一)干预流程

WHO推荐的伤害预防四步骤公共卫生方法(图7-8)可用作老年人跌倒的干预流程的工作模式。

1. 现状评估 通过监测、调查或常规工作记录收集老年人跌倒信息,掌握老年人跌倒的发生情况和危险因素等,对老年人跌倒状况进行评估。

2. 确认危险因素 从现状评估得到的信息中分析老年人跌倒的原因和存在的危险因素,确定不

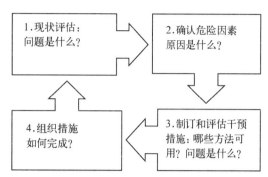

图7-8 WHO推荐的四步骤公共卫生方法

同地区、不同人群、不同环境、经济条件和医疗保健等情况特点,确定哪些因素是可以改善的,制订优先干预计划。

3. 制订和评估干预措施 根据本地区老年人跌倒现状和危险因素的评估,按照教育预防、环境改善、工程学、强化执法和评估的"5E"原则,制订本地区老年人跌倒干预的措施。

4. 组织实施 老年人跌倒控制工作是一项社会系统工程,政府应成立多部门组成的工作组,制订预防老年人跌倒工作规范,明确各部门职责和任务。对一个社区来说,它需要社区管理部门制订支持性政策,加强社区管理;需要物业部门加强社区物理环境的管理和修缮;需要公共卫生部门的技术指导;需要社区卫生服务机构的个性化卫生服务;需要家庭子女的密切配合;需要老年人的具体参与等,全面落实所制订的干预措施。

(二)干预策略和措施

1. 目前,国际公认的伤害预防策略包括5个方面。

(1)教育预防策略:包括在一般人群中开展改变态度、信念和行为的项目,同时还针对引起或受到伤害的高危个体。

(2)环境改善策略:通过减少环境危险因素降低个体受伤的可能性。

(3)工程策略:包括制造对人们更安全的产品。

(4)强化执法策略:包括制定和强制实施相关法律、规范,以创造安全环境和确保生产安全的产品。

(5)评估策略:涉及判断哪些干预措施、项目和政策对预防伤害最有效。通过评估使研究者和政策制定者知道什么是预防和控制伤害的最佳方法,即"5E"伤害预防综合策略。该策略的有效性在很多国家的应用实践中均得到证明,在减少与控制伤害发生与死亡方面发挥了重要的作用。

此外,伤害监测、增加人体对危险因素的抵抗力、伤害后的急救也是减少和预防伤害的基本策略。

2. 根据流行病学危险因素资料、老年人生理特点及环境特点,老年人跌倒的预防可将"5E"等策略措施通过个人、家庭和社区3个不同层面来实施。

(1)个人干预措施:老年人跌倒的干预必须动员老年人参与,社区应创造各种机会,让他们经常参与决策过程,学习跌倒的干预知识和技能。采用老年人跌倒风险评估工具,如老年人跌倒风险评估表(表7-17)和老年人平衡能力测试表(表7-18),社区组织和社区卫生服务机构可协助老年人进行自我跌倒评估,以帮助老年人清楚地了解自己跌倒的风险级别,这也是老年人对于跌倒的自我干预的基础。老年人可以根据评估结果,纠正不健康的生活方式和行为,规避或消除环境中的危险因素,防止跌倒的发生。具体的干预措施如下:①增强防跌倒意识,加强防跌倒知识和技能学习。②坚持参加规律的体育锻炼,以增强肌肉力量、柔韧性、协调性、平衡能力、步态稳定性和灵活性,从而减少跌倒的发生。老年人体力活动的基本原则:要使运动锻炼成为每天生活的一部分;参加运动前应进行健康和体质评估,之后定期做医学检查和随访;运动锻炼可以体现在每日生活的各种体力活动中;运动量应以体能和健康状态为基础,循序渐进,量力而行。③合理用药:请医师检查自己服用的所有药物,按医嘱正确服药,不要随意乱用药,更要避免同时服用多种药物,并且尽可能减少用药的剂量,了解药物的副作用及注意用药后的反应,用药后动作宜缓慢,以预防跌倒的发生。④选择适当的辅助工具,使用合适长度、顶部面积较大的拐杖。将拐杖、助行器及经常使用的物件等放在触手可及的位置。⑤衣服要舒适,尽量穿合身宽松的衣服。鞋子要合适,鞋对于老年人而言,在保持躯体的稳定性中有十分重要的作用。老年人应该尽量避免穿高跟鞋、拖鞋、鞋底过于柔软及穿着时易于滑倒的鞋。⑥调整生活方式:避免走过陡的楼梯或台阶,上下楼梯、如厕时尽可能使用扶手;转身、转头时动作一定要慢;走路保持步态平稳,尽量慢走,避免携带沉重物品;避免去人多及湿滑的地方;使用交通工具时,应等车辆停稳后再上下;放慢起身、下床的速度,避免睡前饮水过多以致夜间多次起床;晚上床旁尽量放置小便器;避免在他人看不到的地方独自活动。⑦有视、听及其他感知障碍的老年人应佩戴视力补偿设施、助听器及其他补偿设施。⑧防治骨质疏松:由于跌倒所致损伤中危害最大的是髋部骨折,尤其对于骨质疏松的老年人。因此,老年人要加强膳食营养,保持均衡的饮食,适当补充维生素 D 和钙剂;绝经期老年女性必要时应进行激素替代治疗,增强骨骼强度,降低跌倒后的损伤严重程度。⑨将经常使用的东西放在容易伸手拿到的位置。尽量不要在家里登高取物。

(2)家庭干预措施:全国调查显示,老年人的跌倒有 50% 以上是在家中发生的,因此家庭内部的干预非常重要。家庭环境的改善和家庭成员的良好护理可以很有效地减少老年人跌倒的发生。具体做法如下:

1)家庭环境评估:可用居家危险因素评估工具(home fall hazards assessments, HFHA)来评估,需要考虑的因素如下:①地面是否平整,地板的光滑度和软硬度是否合适,地板垫子是否滑动?②入口及通道是否通畅,台阶、门槛、地毯边缘是否安全?③厕所及洗浴处是否合适,有无扶手等借力设施?④卧室有无夜间照明设施,有无紧急时呼叫设施?⑤厨房、餐厅及起居室有无安全设施?⑥居室灯光是否合适?⑦居室是否有安全隐患。也可参考预防城市老年人跌倒家居环境危险因素评估表(表 7-19)。

表 7-17 老年人跌倒风险评估表

评估项	权重	得分	评估项	权重	得分
运动			睡眠状况		
步态异常/假肢	3		多醒	1	
行走需要辅助设施	3		失眠	1	
行走需要旁人帮助	3		夜游症	1	
跌倒史			用药史		
有跌倒史	2		新药	1	
因跌倒住院	3		心血管药物	1	
精神不稳定状态			降压药	1	
谵妄	3		镇静、催眠药	1	
痴呆	3		戒断治疗	1	
兴奋/行为异常	2		糖尿病用药	1	
意识恍惚	3		抗癫痫药	1	
自控能力			麻醉药	1	
大便/小便失禁	1		其他	1	
频率增加	1		相关病史		
保留导尿	1		神经科疾病	1	
感觉障碍			骨质疏松症		
视觉受损	1		骨折史	1	
听觉受损	1		低血压		
感觉性失语	1		药物/乙醇戒断	1	
其他情况		1	缺氧症		
			年龄 80 岁及以上	3	

结果评定:低危为 1～2 分;中危为 3～9 分;高危为 10 分及以上   最终得分:

表 7-18 老年人平衡能力测试表

一、静态平衡能力

（说明：原地站立，按描述内容做动作，尽可能保持姿势，根据保持姿势的时间长短评分，将得分填写在得分栏内）

评分标准：0 分为≥10 s;1 分为 5～9 s;2 分为 0～4 s

测试项目	描述	得分
双脚并拢站立	双脚同一水平并列靠拢站立，双手自然下垂，保持姿势尽可能超过 10 s	
双脚前后位站立	双脚成直线一前一后站立，前脚的后跟紧贴后脚的脚尖，双手自然下垂，保持姿势尽可能超过 10 s	
闭眼双脚并拢站立	闭上双眼，双脚同一水平并列靠拢站立，双手自然下垂，保持姿势尽可能超过 10 s	
不闭眼单腿站立	双手叉腰，单腿站立，抬起脚离地 5 cm 以上，保持姿势尽可能超过 10 s	

提示：做闭眼练习时应确保周围环境的安全，最好旁边有人保护，以免不慎跌倒

二、姿势控制能力

（说明：选择一把带扶手的椅子，站在椅子前，坐下后起立，按动作完成质量和难度评分，将得分填写在得分栏）

评分标准：

0 分：能够轻松坐下起立而不需要扶手

1 分：能够自己坐下起立，但略感吃力，需尝试数次或扶住扶手才能完成

2 分：不能独立完成动作

测试项目	描述	得分
由站立位坐下	站在椅子前面，弯曲膝盖和大腿，轻轻坐下	
由坐姿到站立	坐在椅子上，靠腿部力量站起	

（说明：找一处空地，完成下蹲和起立的动作）

评分标准：

0 分：能够轻松坐下、蹲下、起立而不需要扶手

1 分：能够自己蹲下、起立，但略感吃力，需尝试数次或扶住旁边的固定物体才能完成

2 分：不能独立完成动作

测试项目	描述	得分
由站立位蹲下	双脚分开站立与肩同宽，弯曲膝盖下蹲	
由下蹲姿势到站立	由下蹲姿势靠腿部力量站起	

三、动态平衡能力

（说明：设定一个起点，往前直线行走 10 步左右转身再走回到起点，根据动作完成的质量评分，将得分填写在得分栏）

测试项目	描述	评分	得分
起步	能立即迈步出发不犹豫	0	
	需要想一想或尝试几次才能迈步	1	
步高	脚抬离地面，干净利落	0	
	脚拖着地面走路	1	
步长	每步跨度长于脚长	0	
	不敢大步走，走小碎步	1	
脚步的匀称性	步子均匀，每步的长度和高度一致	0	
	步子不匀称，时长时短，一脚深一脚浅	1	
步行的连续性	连续迈步，中间没有停顿	0	
	步子不连贯，有时需要停顿	1	
步行的直线性	能沿直线行走	0	
	不能走直线，偏向一边	1	
走动时躯干平稳性	躯干平稳不左右摇晃	0	
	摇晃或手需要向两边伸开来保持平衡	1	
走动时转身	躯干平稳，转身连续，转身时步行连续	0	
	摇晃，转身前需停步或转身时脚步有停顿	1	

评分标准：

0分：平衡能力很好，建议做稍微复杂的全身练习并增加一些力量性练习，增强体力，提高身体综合素质

1～4分：平衡能力尚可，但已经开始降低，跌倒风险增大。建议在日常锻炼的基础上增加一些提高平衡能力的练习，如单腿跳跃、倒走、打太极拳和太极剑

5～16分：平衡能力受到较大削弱，跌倒风险较大，高于一般老年人群。建议开始针对平衡能力做一些专门的练习，如单足站立练习、"不倒翁"练习、沿直线行走、侧身行走等，适当增加一些力量性练习

17～24分：平衡能力较差，很容易跌倒造成伤害。建议不要因为平衡能力的降低就刻意限制自己的活动。刻意做一些力所能及的简单运动，如走楼梯、散步、坐立练习、沿直线行走等，有意识地提高自己的平衡能力，也可以在医师的指导下做一些康复锻炼。运动时最好有家人在旁边监护以确保安全。同时还应该补充钙质，选择合适的拐杖

表 7-19 预防城市老年人跌倒家居环境危险因素评估表

序号	评估内容	评估方法	选项 是；否；无此内容	
			第一次	第二次
地面和通道				
1	地毯或地垫平整，没有褶皱或边缘卷起	观察		
2	过道上无杂物堆放	观察（室内过道无物品摆放或摆放物品不影响通行）		
3	室内使用防滑地砖	观察		
4	未养猫或犬	询问（家庭内未饲养猫、犬等动物）		
客厅				
1	室内照明充足	测试、询问（以室内所有老年人根据能否看清物品的表述为主，有眼疾者除外）		
2	取物不需要使用梯子或凳子	询问（老年人近1年内未使用过梯子和凳子攀高取物）		
3	沙发高度和软硬度适合起身	测试、询问（以室内所有老年人容易坐下和起身作为参考）		
4	常用椅子有扶手	观察（观察老年人习惯用椅）		
卧室				
1	使用双控照明开关	观察		
2	躺在床上不用下床也能开关灯	观察		
3	床边没有杂物影响上下床	观察		
4	床头装有电话	观察（老年人躺在床上也能接打电话）		
厨房				
1	排风扇和窗户通风良好	观察、测试		
2	不用攀高或不改变体位可取用常用厨房用具	观察		
3	厨房内有电话	观察		
卫生间				
1	地面平整，排水通畅	观察、询问（地面排水通畅，不会存有积水）		
2	不设门槛，内外地面在同一水平	观察		
3	马桶旁有扶手	观察		
4	浴缸/淋浴房使用防滑垫	观察		
5	浴缸/淋浴房旁有扶手	观察		
6	洗漱用品可轻易取用	观察（不改变体位，直接取用）		

2）家庭成员预防老年人跌倒的干预措施：①居室环境，合理安排室内家具高度和位置，家具的摆放位置不要经常变动，日用品固定摆放在方便取放的位置，使老年人熟悉生活空间。②老年人的

家居环境应坚持无障碍观念,移走可能影响老年人活动的障碍物;将常用的物品放在老年人方便取用的高度和地方;尽量设置无障碍空间,不使用有轮子的家具;尽量避免地面的高低不平,去除室内的台阶和门槛;将室内所有小地毯拿走,或使用双面胶带,防止小地毯滑动;尽量避免东西随处摆放,电线要收好或固定在角落,不要将杂物放在经常行走的通道上。③居室内地面设计应防滑,保持地面平整、干燥,过道应安装扶手;选择好地板打蜡和拖地的时间,在拖地板时须提醒老年人等干了再行走,地板打蜡最好选择老年人出远门的时候。④卫生间是老年人活动最为频繁的场所,也是最容易受伤的地方,因此卫生间内的环境隐患需要受到特别关注。卫生间的地面应防滑,并且一定要保持干燥;由于老年人行动不便,起身、坐下、弯腰都比较困难,建议在卫生间内多安装扶手;卫生间最好使用坐厕而不使用蹲厕,浴缸旁和马桶旁应安装扶手;浴缸或淋浴室地板上应放置防滑橡胶垫。⑤老年人对于照明度的要求比年轻人要高 2～3 倍,因此应改善家中照明,使室内光线充足,这对于预防老年人跌倒也是很重要的。在过道、卫生间和厨房等容易跌倒的区域应特别安排"局部照明";在老年人床边应放置容易伸手摸到的台灯。

(3) 社区干预措施:①定期宣教,健康讲座是迅速普及健康知识的有效途径,定期在社区内开展有针对性的防跌倒健康教育,提高公众对于老年人跌倒的预防意识,提高老年人对于跌倒危险因素的认识,了解跌倒的严重后果及预防措施。尤其是对于有心脑血管疾病、骨、关节、肌肉疾病及听力、视力减退的老年人。②定期评估跌倒风险,掌握具有跌倒风险的老年人群的基本信息;应该定期开展老年人居家环境入户评估及干预。③定期评估居家及公共设施环境危险因素,提出预防措施及建议。④定期举办丰富多彩的生活化作业活动,维持和改善老年人身体基本功能,学习和适应社区生活技巧,最大化地提升生活能力,减少个体因素导致的跌倒风险。

3. 老年人跌倒后的处理

(1) 老年人自己起身的方法:

1) 如果是背部先着地,应弯曲双腿,挪动臀部到放有毯子或垫子的椅子或床铺旁,然后使自己较舒适地平躺,盖好毯子,保持体温,如可能要向他人寻求帮助,如图7-9。

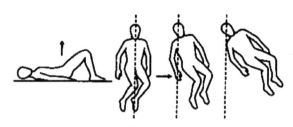

图 7-9　摆好体位,舒适平躺

2) 休息片刻,等体力准备充分后,尽力使自己向椅子的方向翻转身体,使自己变成俯卧位,如图 7-10。

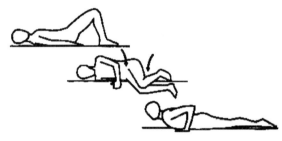

图 7-10　翻转身体至俯卧位

3) 双手支撑地面,抬起臀部,弯曲膝关节,然后尽力使自己面向椅子跪立,双手扶住椅面,如图 7-11。

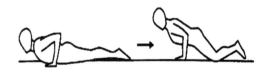

图 7-11　双手支撑,弯曲膝关节,面向椅子

4) 以椅子为支撑,尽力站起来,如图 7-12。

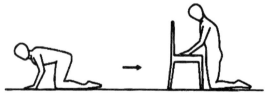

图 7-12　以椅子为支撑,尽力站起来

5) 休息片刻,恢复部分体力后,打电话寻求帮助——最重要的就是报告自己跌倒了,如图 7-13。

(2) 老年人跌倒的现场处理:发现老年人跌倒,不要急于扶起,要分情况进行处理。

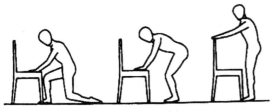

图7-13 待体力恢复,打电话求助

1) 意识不清,立即拨打急救电话:①有外伤、出血,立即止血、包扎。②有呕吐,将头偏向一侧,并清理口腔、鼻腔呕吐物,保证呼吸通畅。③有抽搐,移至平整软地面或身体下垫软物,防止碰伤、擦伤,必要时牙间垫较硬物,防止舌咬伤,不要硬掰抽搐肢体,防止肌肉、骨骼损伤。④如呼吸、心搏骤停,应立即进行胸外心脏按压、口对口人工呼吸等急救措施。⑤如需搬动,保证平稳,尽量平卧。

2) 意识清楚:①询问老年人跌倒情况及对跌倒过程是否有记忆,如不能记起跌倒过程,可能为晕厥或脑血管意外,应立即护送老年人到医院诊治或拨打急救电话。②询问是否有剧烈头痛或口角歪斜、言语不利、手脚无力等提示脑卒中的情况,如有,立即扶起老年人可能加重脑出血或脑缺血,使病情加重,应立即拨打急救电话。③有外伤、出血,立即止血、包扎并护送老年人到医院进一步处理。④查看有无肢体疼痛、畸形、关节异常、肢体位置异常等提示骨折情形,如无相关专业知识,不要随便搬动,以免加重病情,应立即拨打急救电话;⑤查询有无腰背部疼痛,双腿活动或感觉异常及大小便失禁等提示腰椎损害情形,如无相关专业知识,不要随便搬动,以免加重病情,应立即拨打急救电话;⑥如老年人试图自行站起,可协助老年人缓慢起立、坐、卧休息并观察,确认无碍后方可离开;⑦如需搬动,保证平稳,尽量平卧休息;⑧发生跌倒均应在家庭成员/家庭保健员陪同下到医院诊治,查找跌倒危险因素,评估跌倒风险,制订预防措施及方案。

(吴丽君)

日间照料服务项目和辅助生活措施

我国人口老龄化具有发展迅速、规模巨大、持续时间长的特点。许多年老体弱、患有慢性病或残疾的老年人,由于白天家中无人照顾,不仅生活质量低下,而且面临诸多不安全的风险因素。目前,我国生活自理能力部分受损,日常生活需他人照料的半失能老年人的数量接近2000万。在家庭规模和家庭照料资源日益缩小的背景下,如何依托社区满足这些老年人的照料需求,使他们能继续生活在自己熟悉的家庭和社区中,已经引起了政府和社会的广泛关注。《中共中央、国务院关于加强老龄工作的决定》中明确指出,建立以家庭养老为基础、社区服务为依托,社会养老为补充的养老机制,以社区服务为依托,是构建养老服务体系不可或缺的一个重要环节。

一、社区日间照料服务项目

社区日间照料服务以日托老年人为主,指到社区老年人日间照料中心接受照料和服务的老年人。多以生活不能完全自理、日常生活需要一定照料的半失能老年人为主的日托老年人居多,为他们提供膳食供应、个人照顾、保健康复、精神慰藉、娱乐和交通接送等日间服务。从老年人实际需求出发,综合考虑社会经济发展水平,因地制宜,充分利用其他社区公共服务和福利设施,实行资源整合与共享。

参照民政部《社区老年人日间照料中心建设标准》,老年人保健康复用房是为日托老年人提供简单医疗服务、基本康复训练及心理保健服务的用房,可包括医疗保健室、康复训练室和心理疏导室。其中,心理疏导室的设置是为了向有需要的日托老年人和老年人的家庭照顾者提供心理疏导和心理支持服务。老年人娱乐用房是供日托老年人开展娱乐活动和进行社会交往的用房,可包括阅览室(含书画室)、网络室和多功能活动室。多功能活动室的设置一方面可供日托老年人聚会聊天,另一方面也可满足中心开展娱乐、讲座、培训等集体活动的需要,见表7-20。

表7-20 社区老年人日间照料中心装备配置表

设备种类	具体设备	类 别		
		一类	二类	三类
生活服务	洗澡专用椅凳		√	√
	轮椅	√	√	√
	呼叫器		√	√
保健康复	按摩床/椅	√	√	√
	平衡杠、肋木、扶梯	√	√	√
	手指训练器、股四头肌训练器	√	√	√
	训练垫	√	√	√
	血压计、听诊器	√	√	√
娱乐	电视机、投影仪、播放设备	√	√	√
	计算机及网络设备	√	√	√
安防	监控设备、定位设备		√	√
	摄像机、录像机	√	√	√
交通工具	老年人接送车	√	√	√
	物品采购车	√	√	√

资料来源:民政部,《社区老年人日间照料中心建设标准》,2018。

二、辅助生活设施

近年来,社区老年人日间照料中心得到了迅速发展,在满足社区老年人的日间照料服务方面发挥了重要作用。然而,目前我国老年人日间照料基础设施的建设整体上较为薄弱,设施缺乏,已有设施存在面积小、功能单一、服务水平低等突出问题。为了合理确定新建和改扩建社区老年人日间照料中心的建设规模和水平,完善配套设施,规范建筑布局和设计,制订相关建设标准尤为必要。

老年人辅助生活设施是保障社区老年人日间照料中心日常管理和后勤服务工作有序开展所必须设置的基本配置。生活用房主要满足日托老年人在休息、进餐、助浴等方面的需要,可包括休息室、餐厅和沐浴间。

社区老年人日间照料中心需要为部分日托老年人提供往返于社区老年人日间照料中心的车辆接载服务,因此需设置道路和停车场。为满足日托老年人进行户外活动和康复训练的需要,还应设置必要的室外活动场地和绿地。

随着社会经济的发展,社区老年人日间照料中心的服务内容、形式及要求也将不断扩展、丰富

和提高。为了方便老年人的生活,满足老年人的情感需求,可以针对外观色调、设置统一标识,以增强老年人对社区老年人日间照料中心的认同感和归属感。

参照民政部《社区老年人日间照料中心建设标准》,社区老年人日间照料中心建设应满足日托老年人在生活照料、保健康复、精神慰藉等方面的基本需求,做到规模适宜、功能完善、安全卫生、运行经济。具体包括:①生活设施设计应符合老年人建筑设计、城市道路和建筑物无障碍设计和公共建筑节能设计等规范、标准的要求和规定,外观应做到色调温馨、简洁大方、自然和谐、统一标识;②室内装修应符合无障碍、卫生、环保和温馨的要求,并按老年人建筑设计规范的相关规定执行;③休息室以每间容纳4~6人为宜,室内通道和床(椅)距应满足轮椅进出及日常照料的需要;④室内设卫生间,其地面应满足易清洗和防滑的要求。房门净宽不应小于90 cm,走道净宽不应小于180 cm;⑤用房应保证充足的日照和良好的通风,充分利用天然采光,窗地比不应低于1:6;⑥供电设施应符合设备和照明用电负荷的要求,并宜配置应急电源设备;⑦生活服务用房应具有热水供应系统,并配置洗涤、沐浴等设施;⑧严寒、寒冷及夏热冬冷地区的社区老年人日间照料中心应具有采暖设施;⑨最热月平均室外气温高于或等于25 ℃地区的社区老年人日间照料中心应配置空调设备,并有通风换气装置;⑩根据网络服务和信息化管理的需要,铺设线路,预留接口。

社区老年人日间照料中心建设必须遵循国家经济建设的方针政策,符合国家相关法律法规,从老年人实际需求出发,综合考虑社会经济发展水平,因地制宜,合理规划。

（吴丽君）

第九节

社区养老照护政策与相配套的服务

21世纪以来国家高度重视养老服务,政策出台激增。我国养老服务政策已经逐步形成了法律、

法规、部门规章的完善体系，充分体现了国家对养老服务的高度重视。

一、养老服务政策概念

国内学者对于养老服务的名称和定义都尚未达成共识，有不同的提法和界定。借鉴王莉莉等对"老龄服务"的定义：一种为满足人们进入老年期后由于年龄增长、疾病等原因而导致身体功能衰退，从而在生理、心理及其他方面产生的特殊需求而引致的一系列应对活动，主要包括生活照料、医疗卫生、康复护理和精神文化服务等。还借鉴学者钮菊生对公共政策的理解：公共政策是政党和国家在一定历史时期为实现一定目标而规定的行为准则和行动指南。

因此，将养老服务政策界定为：党和国家为满足老年人由于年龄增长、疾病产生等引起的生理、心理及其他方面的需求，以养老保障为基础，提供生活照料、医疗卫生、康复护理和精神文化等服务的行为准则和行动指南。

二、社区养老照护政策发展

考虑政策文件内容与主题、经济社会发展状况、政策文件数量及联合发文部门情况等综合因素，可将我国社区居家养老政策的发展划分为以下5个阶段：①20世纪80年代为政策探索期；②90年代为凸显社区作用的政策萌芽期；③2000～2011年为重视社会力量参与的政策形成期；④2012～2017年为政策快速发展期；⑤2018年至今为政策完善期。

我国政府开始重视老龄问题是以1982年7月在维也纳召开的"老龄问题世界大会"为契机的，该年3月我国成立了"老龄问题世界大会中国委员会"（1995年更名为"中国老龄协会"），说明该委员会的成立是为"老龄问题世界大会"专门做准备的，正是由于这次大会的影响，我国政府才意识到我国老龄问题的重要性，同时预测2000年我国老龄人口将达到1.3亿人，占总人口的11％。从20世纪80年代发布的养老政策来看，该时期我国并未对养老问题形成系统化的认知，关于养老的一些内容仅为提及而已，多以建议倡导为主，政策探索性特征明显。

2013年国务院下发《关于加快发展养老服务业的若干意见》，对我国养老服务业的发展具有重要指导意义，之后包括居家和社区养老在内的养老服务业进入了大的转型发展时期。该意见提出"到2020年，全面建成以居家为基础、社区为依托、机构为支撑的，功能完善、规模适度、覆盖城乡的养老服务体系"的目标。尽管机构的定位是支撑作用，但是对居家与社区养老提出了如下目标：生活照料、医疗护理、精神慰藉、紧急救援等养老服务覆盖所有居家老年人。符合标准的日间照料中心、老年人活动中心等服务设施覆盖所有城市社区，90％以上的乡镇和60％以上的农村社区建立包括养老服务在内的社区综合服务设施和站点。在主要任务中提出，要加强社区服务设施建设，必须按照人均用地不少于0.1平方米的标准，分区分级规划设置养老服务设施。凡新建城区和新建居住（小）区，要按标准要求配套建设养老服务设施，并与住宅同步规划、同步建设、同步验收、同步交付使用；凡老城区和已建成居住（小）区无养老服务设施或现有设施没有达到规划和建设指标要求的，要限期通过购置、置换、租赁等方式开辟养老服务设施，不得挪作他用。在服务方面提出地方政府要支持建立以企业和机构为主体、社区为纽带、满足老年人各种服务需求的居家养老服务网络。要通过制定扶持政策措施，积极培育居家养老服务企业和机构，上门为居家老年人提供助餐、助浴、助洁、助急、助医等定制服务；大力发展家政服务，为居家老年人提供规范化、个性化服务。要支持社区建立健全居家养老服务网点，引入社会组织和家政、物业等企业，兴办或运营老年供餐、社区日间照料、老年活动中心等形式多样的养老服务项目。

该意见进一步明确了居家和社区养老的发展方向，并在服务覆盖范围、配套设施建设、配套设施用地的解决、服务内容等方面都提出了具体且符合老年人需求的要求。但由于有明确发展目标的要求主要集中于社区内养老服务设施建设，在社区内修建日间照料中心、老年活动中心等成为对该意见中有关居家和社区养老要求的主要落实方式。

2017年1月，民政部、国家发展改革委等13部委联合下发《关于加快推进养老服务业放管服改革的通知》，关于居家和社区养老的要求与2013年《关于加快发展养老服务业的若干意见》基本一致，增加了有关政府购买社区居家养老服务，将其列入政府购买服务指导性目录，培育和扶持合格供应商进入的内容。这是第一次在政策文件中提及对居家和社区养老服务的财政支持，在重设施建设的同时突出了对服务的重视。

2017年2月印发《"十三五"国家老龄事业发展和养老体系建设规划》，提出了居家为基础、社区为依托、机构为补充、医养相结合的养老服务体系更加健全的发展目标。对机构由"支撑"向"补充"的定位转变，充分体现了对居家和社区养老的重视。在硬件设施建设方面增加了"支持在社区养老服务设施配备康复护理设施设备和器材。鼓励有条件的地方通过委托管理等方式，将社区养老服务设施无偿或低偿交由专业化的居家社区养老服务项目团队运营"。对居家社区养老设施的运营方式提出了具体建议，体现了对居家社区养老的专业化认知。在健全养老服务体系的具体措施中提到要夯实居家社区养老服务基础，逐步建立支持家庭养老的政策体系；支持城乡社区定期上门巡访独居、空巢老年人家庭；引导社区日间照料中心等养老服务机构依托社区综合服务设施和社区公共服务综合信息平台，创新服务模式，提升质量效率，为老年人提供精准化个性化专业化服务；鼓励老年人参加社区邻里互助养老；鼓励有条件的地方推动扶持老年人家庭适老化改造工作；大力推行政府购买服务，推动专业化居家社区养老机构发展。除对硬件设施和服务体系的要求外，提出要实施"互联网＋"养老工程。该规划对居家和社区养老服务应该服务谁、谁来服务、服务什么、怎么服务均有较为明确的方向性指导，对居家和社区养老的未来发展具有指导性意义。

2017年6月国务院办公厅下发《关于制定和实施老年人照顾服务项目的意见》，在既有政策指导性意见为主的基础上，提出了更为具体的服务项目要求。在基本原则中提到要突出重点，适度普惠。要求各地根据经济社会发展水平细化照顾服务项目，合理确定照顾服务的对象、内容和标准，兼顾不同年龄特点，重点关注高龄、失能、贫困、伤残、计划生育特殊家庭等困难老年人的特殊需求。在重点任务中提出，在发展居家养老服务上，为居家养老服务企业发展提供政策支持。鼓励与老年人日常生活密切相关的各类服务行业为老年人提供优先、便利、优惠服务。大力扶持专业服务机构并鼓励其他组织和个人为居家老年人提供生活照料、医疗护理、精神慰藉等服务。鼓励和支持城乡社区社会组织和相关机构为失能老年人提供临时或短期托养照顾服务。推进老年宜居社区、老年友好城市建设。提倡在推进与老年人日常生活密切相关的公共设施改造中，适当配备老年人出行辅助器具。加强社区、家庭的适老化设施改造，优先支持老年人居住比例高的住宅加装电梯等。鼓励制定家庭养老支持政策，引导公民自觉履行赡养义务和承担照料老年人责任。倡导制定老年人参与社会发展支持政策，发挥老年人的积极作用。该意见将对近期居家和社区养老的发展起到积极的推动作用。

在经历了前一阶段养老政策的快速发展之后，社区居家养老服务内容框架已基本确定，2018年我国社区居家养老政策进入稳定期，政策的实践、调整与完善成为这一时期的特色。通过"试点—经验总结与推广—再试点"的模式推动社区居家养老服务发展已成为政策的重要取向，社区居家养老服务呈现不断调整完善与成熟的特征。

通过对政策文本的分析，可以发现在社区居家养老服务政策的发展变迁中，老龄化形势的不断严峻是其发展的现实要求，政策发展与实践随老龄化形势的深化而不断深化，政府是重要的推动主体，社区是发展的重要平台和中心，而社会力量（市场、第三部门和个体）是对政府能力和社区服务不足的补充和强化。我国社区居家养老政策发展正处于不断实践、调整与完善时期，在政策试点过程中要将优秀实践和基层经验进行推广，并尝试上升为制度规定，以推动养老服务的发展。首先，在政策实践中，社区作为养老服务的主体与关键，需要不断夯实其服务能力；其次，要大力培育公民社会，增强社会组织对于社区功能补充与增强的内嵌作用；最后,还需要不断细化和完善养老政策法规,在制度层面保障老年人合法权益。

三、社区居家养老配套服务

社会居家养老服务的内容可分为社区化居家服务和社区化设施服务两类。社区化居家服务主要为居家老年人提供上门服务;社会化设施服务则更多强调社区内的老年居民以使用社区养老服务设施的途径获取服务。无论采用何种养老服务使用方式,其本质都是将来自多方的服务资源输送给有需求的老年人。

(一)社区化居家服务

在政府主导下,以社区为依托,居家养老为核心的治理思路,在应对中国人口老龄化问题的实践中取得积极进步。民政部最新公布的《2021年民政事业发展统计公报》(下称"公报")显示,全国提供住宿养老服务。截至2021年底,全国共有各类养老机构和设施35.8万个,养老床位合计815.9万张。其中,全国共有注册登记的养老机构4.0万个,比上年增长4.7%,床位503.6万张(注:126张/机构),比上年增长3.1%;社区养老服务机构和设施31.8万个,共有床位312.3万张。机构内床位530.5万张,年末抚养人员238.1人(注:机构内抚养人员床位比238.1万/530.5万=44.88%,不足50%)。公报显示,截至2021年底,全国60周岁及以上老年人口26 736万人,占总人口的18.9%,其中65周岁及以上老年人口20 056万人,占总人口的14.2%。截至2021年底,全国共有社区综合服务机构和设施56.7万个,社区养老服务机构和设施31.8万个。城市社区综合服务设施覆盖率100%,农村社区综合服务设施覆盖率79.5%。以保障三无、五保、高龄、独居、空巢、失能和低收入老年人为重点,借助专业化养老服务组织,提供生活照料、家政服务、康复护理、医疗保健等服务的居家养老服务网络初步形成。

在构建社区居家养老服务体系的具体实践中,全国各地根据自己的实际情况,在运作模式、服务内容、操作规范等方面不断进行探索创新,积累了大量经验,形成了多种模式。

其中以地方政府购买服务的方式为老年人提供社区居家养老服务,作为政府支持社区居家养老的模式在北京、上海、南京、广州、天津、重庆、成都、武汉等城市社区得到较为普遍的运用,这一模块在其他地区也开展了积极探索和试点。南京市鼓楼区创建了"居家养老服务网",以项目委托的方式委托社会组织"心贴心服务中心"具体运作,为独居老年人家庭免费提供起居梳洗、买菜做饭、打扫居室、清洗衣被、陪同看病等生活照料服务。南京市鼓楼区为构建新型社会化养老服务体系提供了经验,被称为"中国式城市养老的鼓楼样本"。

家庭养老院是以家庭为服务单位的社区养老服务体系,也是"4050"失业女工的再就业机制。从制度设计上看,政府通过"居家养老服务"补贴政策,引导各种资源向养老服务汇集,形成以政府津贴为主要渠道,对孤寡老人、"三无老人"和其他部分弱势困难老年人承担起福利照顾职责;同时,为慈善机构和有意愿的企业提供政府津贴和种子资金,引导他们进入养老服务业,创办"家庭养老院",形成多元化的社会资源整合机制,使社区居家养老服务事业能够持续发展。

大连市沙河口区开展的结合贫困老年人的照顾需求和失业女工再就业需求开展的居家养老探索也是具有实践探索意义的经验。该市沙河口区创建了"家庭养老院"模式,把社区老年人的养护需求和大龄失业女工的就业需求结合起来,在社区建立以家庭为单位的"家庭式养老院",吸收失业女工到养老院就业,为困难老年人提供养老服务,谋求增进这两个困难群体的福利。

上海市发展老年人福利,运用多种手段综合治理老龄化问题的实践。上海市依托社区向老年人提供综合性服务,实行规范化和标准化管理,全方位打造居家养老服务体系。截至2012年底,全市17个区县共有231家社区助老服务社、3.2万名社区居家养老工作人员,为27.2万名居家老年人提供社区居家养老服务,约占本市户籍老年人口的8%,为其中的25.1万名老年人提供上门服务。12.6万名老年人经评估得到养老服务补贴,约占服务总人数的46%,年度补贴金额总额约为2.9亿元;建成并投入使用的社区老年日间照料中心313家,为1.1万多名老年人提供日间照料服务,开设社区老年人助餐服务点 492 家,受益老年人 5.4 万名。

在提供日常居家养老服务的同时,上海市还从积极老龄化的理念出发,实施"老伙伴"计划,在全市开展为 10 万名高龄老年人提供家庭互助服务活动。所谓"老伙伴"计划即是在政府倡导支持下,在老年人中组织志愿服务的互助活动,由低龄老年人充当志愿者,为高龄独居老年人提供电话访问和上门探视服务。与此同时,为丰富社区居家养老的内涵和外延,形成全社会共同参与治理人口老龄化问题的新局面,该市还开展了为社区中有需要的独居老年人、重病老年人、高龄老年人和离退休干部提供家庭病床服务,为居家重度失智困难老年人提供人道救助;实施"适老化改造工程",为 1 000 个低保困难老年人家庭改善包括安全性、无障碍、整洁性等内容的室内居住环境,开办老年大学,推动老年教育发展,组织双月为民服务,为社区的老年人提供免费便民服务。

通过这些项目的开展,社区居家养老服务形式多样化、内涵更丰富,在治理老龄化问题、推动老年福利发展中做出了积极探索。

(二)社区化设施服务

1. 配置对象 根据中国老龄科学研究中心开展的"中国城乡老年人口状况追踪调查",老年人需要的社区服务主要包括上门护理,上门看病,聊天解闷,老年人服务热线,陪同看病,帮助日常购物,康复治疗,法律援助,上门做家务,助餐和送餐,日托站或托老所等服务内容。针对上述养老服务需求和老年人服务设施的特点,社区层面配置的养老服务对象可大体概括为两类:①为自理和轻度介助老年人提供休闲娱乐、康体健身、学习教育及其他辅助服务的社区老年人活动中心;②为介助、介护或其他需要专门照料的老年人提供生活服务、保健康复、文化娱乐及其他辅助服务的社区老年人日间照料中心。

以老年人活动中心和日间照料中心为主要配置对象的社区养老服务设施在编制中的《城乡养老服务设施规划标准》中得到了明确。目前《社区老年人活动中心建设标准》已完成了征求意见稿,而《社区老年人日间照料中心建设标准》则已于 2010

年正式颁布实施。对照社区老年人活动中心和社区老年人日间照料中心的主要配置要求,不难发现两者在功能模块的配置上存在不少相似之处,从而为社区层面养老设施的复合设置提供了可能(表 7-21,表 7-22)。

表 7-21 社区老年人活动中心的功能与空间配置

功能类型		配置内容
核心功能模块	休闲娱乐	棋牌室、多功能厅(室)、影音室、排演室、亲子游艺室、茶室
	康体健身	医疗保健室、健身房、乒乓球室、康复训练室
	学习教育	阅览室/网络室、教室、书画室
辅助功能	管理与辅助	管理用房、公共卫生间、辅助用房、餐厅

表 7-22 社区老年人日间照料中心的功能与空间配置

功能类型		配置内容
核心功能模块	生活服务	休息室、沐浴间(含理发室)和餐厅(含配餐)
	保健康复	医疗保健室、康复训练室和心理疏导室
	文化娱乐	阅览室(含书画室)、网络室和多功能活动室
辅助功能	辅助用房	办公室、厨房、洗衣房、公共卫生间和其他用房

2. 配置标准 社区居家养老服务设施的规划布局有两个需要满足的前提:首先,在步行可达范围内尽可能满足老年人多样化的服务需求;其次,具有一定规模的服务人口,以便满足设施的配置效率。结合 2018 年 12 月份颁布实施的《城市居住区规划设计标准》的相关规定,养老院、综合为民服务中心、社区医院和街道及老年人活动中心等宜在 15 min 社区生活圈内进行配置。根据老年人口规模,3~4 个居委会宜设一处老年人日间照料中心,布置在 10 min 社区生活圈内。每个居委会应设一处老年活动室和社区卫生服务站,对应 5 min 社区生活圈的服务范围(表 7-23)。

其中,5 min 和 10 min 社区生活圈的养老服务设施宜考虑设施的复合使用,人口密度较低的社区可以联合设置社区综合为民服务中心。具体面积配置指标应根据社区服务需求和现有基础确定。

表 7-23　社区居民养老服务设施的分级配置

社区生活圈	服务半径	配置养老服务及相关社区公共设施
15 min	1 000 m	养老院(含残疾人托养所)、综合为民服务中心、卫生服务中心(社区医院)、老年活动中心
10 min	500 m	老年日间照料中心(托老所)
5 min	300 m	老年活动室、社区卫生服务站

（吴丽君）

参考文献

［1］SHEILA PURVES,黄晓琳,郭建勋,等. 社区康复指南［M］. 中文版. 中国:世界卫生组织,2011.

［2］窦祖林. 作业治疗学［M］. 3 版. 北京:人民卫生出版社,2018.

［3］钱宁. 中国社区居家养老的政策分析［J］. 学海,2015(1):94-100.

［4］唐钧. 中国老年服务的现状、问题和发展前景［J］. 国家行政学院学报,2015(3):75-81.

［5］杨成虎. 我国社区居家养老政策发展研究—基于1982-2018 年国家政策文本的分析［J］. 安徽行政学院学报,2019(2):104-112.

［6］于建明. 我国居家和社区养老相关政策发展脉络［J］. 中国民政,2018(21):12-14.

［7］于一凡. 社区居家养老服务设施的规划配置研究［J］. 南方建筑,2019(2):1-4.

［8］郑皎洁,赵尚敏,徐禹静,等. 老人跌倒的康复干预进展［J］. 老年医学与保健,2008,14(3):189-191.

［9］朱秀芳,陈建英,赵榕. 老年人跌倒的预防及护理［J］. 实用医技杂志,2008,15(28):3932-3933.

［10］AMERICAN OCCUPATIONAL THERAPY AS-SOCIATION. Occupational therapy practice framework:domain and process［J］. 3rd ed. American Journal of Occupational Therapy,2014:S1-S48.

［11］COCKBURN L. Occupational therapy in community-based practice settings,2nd ed［J］. Canada Journal of Occupational Therapy-Revue Canadienne D Ergotherapie,2014,81(5):288.

［12］EARLY M B. Physical dysfunction practice skills for the occupational therapy assistant［M］. 3rd ed. St. Louis:Mosby,2013.

［13］PENDLETON H M,SCHULTZ-KROHN W. Pedretti's occupational therapy:Practice skill for physical dysfunction［M］. 7th ed. St. Louis:Elsevier,2013.

［14］SÖDERBACK I (Eds). International Handbook of Occupational Therapy Interventions［M］. 2nd ed. New York:Springer International Publishing,2015.

［15］WARREN M. A hierarchical model for evaluation and treatment of visual perceptual dysfunction in adult-acquired brain injury,Part 1［J］. American Journal of Occupational Therapy Association,1993,47(1):42-54.

［16］ZOLTAN B. Vision,Perception,and Cognition:A Manual for the Evaluation and Treatment of the Adult with Acquired Brain Injury［M］. 4th ed. Thorofare:Slack,2006.

第八章

精神健康促进的作业干预

第一节
概述

一、精神康复的概念

2015年,精神康复协会对精神康复的定义是促进复元,促进全面的社区融入和改善精神疾病患者的生活质量,因为疾病严重损害他们过上有意义生活的能力。精神康复服务是合作的、个人导向的和个性化的。这些服务是医疗卫生和人类服务领域的一个重要组成部分,应该以证据为基础。他们专注于帮助个人发展技巧和获得需要的资源来增加他们的能力以获得成功,以及满足他们在生活、工作、学习和社交环境中的选择。

2016年,"精神康复"被添加到美国国家医学图书馆的医学主题词表中。精神康复被定义为一个专门的领域,促进复元,促进社区功能,改善精神障碍患者的健康状况,因为疾病损害他们过有意义的生活的能力。

二、复元理念

美国卫生及公共服务部物质滥用及心理健康服务署(Substance Abuse and Mental Health Services Administration,SAMHSA)定义复元是一个改变的过程,通过"复元"个人可以改善健康及幸福、过自主的生活及发挥个人的优势。

复元的愿景是基于希望、自主、选择、伙伴关系和对所涉人员的尊重的价值。

基本的复元原则与职业治疗实践的哲学完全一致,它本质上是以顾客为中心,合作的和专注于支持弹性,充分参与,健康促进和健康的生活方式。(美国职业治疗协会)。

作业治疗师在各种活动背景下反复强调复元的概念,让患者知道复元不是恢复原来的功能、减少病症、恢复正常,而是尽管有疾病仍然可寻找目标及生活意义、充实公民权、拥有自我认同的角色。治疗师与康复者是协作伙伴的关系,提高康复者的自我认可能力。

三、作业治疗在精神健康中的应用

中国人口众多,截至2020年已经超过14亿。21世纪以来,随着经济社会的发展和生活方式的转变,精神障碍的患病率呈上升趋势。最新的流行病学调查显示,截至2019年底,我国成年人中精神障碍的患病率约为17%,由精神障碍造成的疾病负担占所有非传染性疾病负担的13%。医疗资源方面,截至2016年,精神专科医院有1 026所,开放病床数达2.15张/万人,执业(助理)医师和注册护士数达2.15名/10万人和4.55名/10万人,在一定程度上满足了人民群众对精神卫生的医疗服务需求,但仍与同期高收入国家存在巨大的差距。高收入国家每10万人拥有31.1张精神病医院住院床数、13.06名精神科医师和23.49名精神科护士。此外,我国临床心理治疗师严重不足、社工引入困难,且只有极少部分精神卫生中心拥有专业的作业治疗师。精神障碍患者治疗率低,据专家估计,精神分裂症和双相障碍的治疗率仅为30%和5%。四川省某县的调查也显示,精神分裂症患者接受过治疗的不足50%,能够接受持续治疗的仅为10%。

作业治疗起源于精神健康的康复,因为这个职业的诞生与20世纪早期的精神卫生运动相关。随着对精神疾病患者进行去机构化(关闭医院,开展院外治疗的模式)的呼吁,在1963年的社区精神健康法案中达到高潮,WHO建议以社区为基础的康复是最好解决精神疾病患者的所有问题的方法。因此,作业治疗师开始从事社区精神健康方面的工作。

作业治疗是有选择性和目的性地应用与日常生活、工作、学习和休闲等有关的各种活动来治疗患者躯体、心理等方面的功能障碍,预防生活和工作能力的丧失或残疾。在精神病康复过程中的作业治疗师运用专业的评估及各类治疗方法以协助精神病患者最大限度地改善和恢复其身心和社会功能,增强其抗逆力,并且学习适应生活所需的习惯和技能,从而发挥其潜质,尽展所长。抗逆力的基本因素包括有能力制订实际的计划并实施;对自己有一个正面的看法,并对自己的长处和能力有信心;拥有沟通和解决困难的技巧;能够处理强烈的情绪与冲动。最终目标是恢复患者的独立能力及自信,提高其生存质量,使他们能重新融入家庭、工作及社会,过有意义的生活。

当今,中国的作业治疗师数量较少,从事精神康复的更是屈指可数,所以本章想带领大家更好地了解作业治疗师在社区精神康复中的角色。从社区这个最接地气与大众最紧密关系的地方着手,从全方面实施早期宣传教育到患者出院后回归社会之前加入不同社区康复服务的一个连续性过程。

四、国家的重视

2013年5月1日,《中华人民共和国精神卫生法》正式实施,标志着我国精神卫生事业发展进入了新时代,精神卫生服务将日趋规范,精神障碍患者的合法权益将受到保护。《全国精神卫生工作规划(2015—2020年)》提出,精神卫生是影响经济社会发展的重大公共卫生问题和社会问题。加强精神卫生工作,是深化医药卫生体制改革、维护和增进人民群众身心健康的重要内容,是全面推进依法治国、创新社会治理、促进社会和谐稳定的必然要求,对于建设健康中国、法治中国、平安中国具有重要意义。为深入贯彻落实《中华人民共和国精神卫

生法》和《中共中央 国务院关于深化医药卫生体制改革的意见》,加强精神障碍的预防、治疗和康复工作,推动精神卫生事业全面发展,制订本规划。这意味着将我国精神卫生问题提升至国家层面。医疗资源方面,2002—2016年我国精神专科医院医疗资源迅速增加,精神专科医院数量从2002年的583所增长至2016年的1 026所,开放病床数从2002年的0.73张/万人增长至2016年的2.15张/万人,执业(助理)医师和注册护士数从2002年的1.27名/10万人和1.97名/10万人分别增长至2016年的2.15名/10万人和4.55名/10万人。人才培养方面,近年来,我国精神卫生服务人员在数量和素质上都有所提升。北京大学第六医院、上海市精神卫生中心、中南大学湘雅二医院和四川大学华西医院等精神专科医院通过硕士博士教育、住院医师规范化培训和进修生带教等方式培养精神科骨干人才,齐齐哈尔医学院等31所医学高等院校纷纷设立精神医学本科教育,为我国定向输送应用型精神卫生人才等。此外,中华医学会精神病学分会和中国医师协会精神科医师分会通过定期开展学术交流,提高精神科医师的科研意识和临床诊疗水平。这一系列措施的实施从根本上解决了精神科人才队伍建设后继乏力的问题。根据了解到其他国家的作业治疗师对精神康复不可估量的贡献,我国在该领域的作业治疗师也将是任重而道远。

五、社会背景

目前,我国精神卫生服务资源十分短缺且分布不均,全国虽共有精神卫生专业机构1 650家,但主要分布在省级和地市级,精神障碍社区康复体系尚未建立,从事社区精神康复的作业治疗师人数更是屈指可数。部分地区严重精神障碍患者发现、随访、管理工作仍不到位,监护责任难以落实,部分贫困患者得不到有效救治,依法被决定强制医疗和有肇事肇祸行为的患者收治困难。公众对焦虑症、抑郁症等常见精神障碍和心理行为问题认知率低,社会偏见和歧视广泛存在,讳疾忌医多,科学就诊少。总体来看,我国现有精神卫生服务能力和水平远不能满足人民群众的健康需求及国家经济建设和社会管理的需要。WHO在《2013—2020年精神卫生

综合行动计划》中提出,心理行为问题在世界范围内还将持续增多,应当引起各国政府的高度重视。

在《中华人民共和国精神卫生法》第二章第二十条提出,"乡镇卫生院或者社区卫生服务机构应当为村民委员会、居民委员会开展社区心理健康指导、精神卫生宣传教育活动提供技术指导"。

《中华人民共和国国民经济和社会发展第十三个五年规划纲要》明确提出要加强心理健康服务。《"健康中国2030"规划纲要》要求加强心理健康服务体系建设和规范化管理。这次国家22个部门联合印发的《关于加强心理健康服务的指导意见》是中国首次出台加强心理健康服务的宏观指导性文件,其中包括充分认识加强心理健康服务的重要意义、总体要求、大力发展各类心理健康服务、加强重点人群心理健康服务、建立健全心理健康服务体系、加强心理健康人才队伍建设、加强组织领导和工作保障等7大部分25条目的内容。

第二节
社区心理健康服务

一、心理健康

心理健康也称为精神卫生,是指心理幸福安宁的状态,或指没有精神疾病的状态,也指"一个情绪及行为调整都运作相当良好的人,当时的心理状态"。若以正面心理学或是整体观的观点来看,心理健康也包括一个人有能力去享受生活,在生活的各样活动及努力中取得平衡,以达到心理韧性。

根据WHO的定义,心理健康包括主观的幸福感、感觉到个人的效能、自主性、与其他人的互动、可以实现个人在智能及情感上的潜力等。WHO进一步指出,个人的幸福包括实现其能力、可以克服平常生活中的压力、富有成效的工作及对群体的贡献。文化差异、主观评估及许多有关的专业理论都影响着"心理健康"的定义方式。有一个许多人接受的心理健康定义是由心理分析学家西格蒙德·弗洛伊德提出的"有工作及爱的能力"。

二、社区心理健康服务

社区心理健康服务主要由社区初级护理人员在精神医师和心理学家的指导下完成,在家庭、社区与正规医院之间起着纽带作用,形成广泛的心理健康服务网络,是目前美国心理健康服务工作发展的重点,也将是未来中国发展的开始。社区心理健康服务主要针对广大群众开展健康教育的宣传和推广,提升社区居民的心理健康水平,营造和谐美好的社区氛围。

(一)心理健康管理的宣传讲座

心理健康管理宣传讲座的内容形式多种多样,通过社区这个平台,作业治疗师成为主导角色,将最基础的健康心理知识通过讲座及各种主题小组活动的形式普及给群众,强化他们的心理素质,释放生活、工作带来的压力,学习时间管理、情绪管理技巧,拥有一个积极向上的健康生活态度,最终达到平衡生活。

1. 压力管理项目 作业治疗师带领康复者(接下来的内容中都会用这个词描述"患者")学习了解什么是压力,压力的类型有哪些,压力的征兆是什么,预防压力和应付压力的策略。作业治疗师与康复者一起寻找适合自己的方法,在活动过程中大家彼此倾诉、学习。

2. 情绪管理项目 作业治疗师帮助康复者一起了解自我情绪,觉察情绪的变化,学习调控自己的情绪、克服紧张和摆脱消极情绪的能力等。同时还要学习自我激励的方法,赞扬自己。与此同时,也学习了解观察他人的情绪变化。

3. 时间管理项目 时间管理是压力管理中一个容易被忽视的关键策略。作业治疗师带领康复者学习如何管理自己的时间,寻找适合个人的时间管理法。

(1)反思:作业治疗师帮助康复者一起观察个人的时间是怎样被花掉的。通过回答相关的问题,最终可以知道自己的时间使用情况。

(2)学习分配时间:康复者通过自我分析确切了解时间是如何用掉之后,作业治疗师带领他们考虑如何把有限的时间分配在需要的地方。一起设定清楚而且可达成的长期目标,排出想要达成目标步骤的优先顺序。把长期大范围的目标细分成一些小目标。善于利用记事本或计划表,做出达到这些小目标的计划。每隔一段时间作业治疗师会对康复者的情况重新评估一次。每次制订在特定时间内能完成的工作目标。

4.“乐天生活在五常”项目 这个项目主要包括5个方面,分别是常联系、常学习、常参与、常施予和常关注。通过让一个人感觉良好和通过增强其精神资本来提高个人的健康。作业治疗师带领着康复者一起学习了解五常内容。

(1)常联系:与周围的人建立联系,如与家人、朋友、同事和邻居等。作业治疗师通过举例子的形式给大家讲解联系的重要性,如和朋友一起参加不同类型的活动,踏单车,做游戏、园艺,跳舞,运动。亲情、爱情、友情就像钱箱一样,要保持储存,当意见不合或争吵时会失去储备,需要定时增加及投入储备,令大家关系保持密切及良好,使我们有精神寄托,而且能促进感情。

(2)常学习:尝试新事物,重新发展一些久违的兴趣,并参与其中。接受不同的工作岗位,学习乐器或尝试烹调喜欢的食物。不断寻找、学习新事物可以刺激自我的大脑,令自己更快乐、更自信。

(3)常参与:出去走走或者跑步,参加外面不同类型的活动等。这个主要是身体的活动,不仅改善了身体健康,同时能改善情绪,释放压力,防止抑郁和焦虑。

(4)常施予:可以表示感恩,如口头上的一句“谢谢”或者行为上的帮助。多做善事,贡献你的时间去帮助别人,不在乎事情的大小,可以增加个人的愉快感、提高生活的满意度和拥有幸福感。作业治疗师带领大家一起制作礼物,相互赠送给康复者或送给家人、朋友。

(5)常关注:保持好奇心,捕捉每段美好时光,留意不平凡的经历。感觉天气的变化,感受生活的每一刻。作业治疗师带领康复者一起品尝食物,先仔细观察食物的外观(形状、颜色、体积等),然后慢慢地吃,品尝它的味道(酸、甜、苦、辣),以及吃完之后口腔中的余味等,留意每一个关于它的细节。这一个过程可以对事物更加了解,通过自己的体会做出判断,令自己懂得更好地欣赏事物。

整个项目有5节课,每一节课是不同的内容。作业治疗师在每个小节中一般分享1~2个策略来培养康复者共同的积极情绪,并且提供相关的练习将理论融入到实践中,将策略应用到个人的实际生活中去。在最后一个小节课程中,作业治疗师与康复者一起制订属于他们每个人的行动计划表“我的开心大计”,将所学的所有策略写入自己的计划中。整个活动中,作业治疗师带领康复者一起学习、实践体会,学会多感恩,增加生活的喜悦,发挥自己的强项,不但要爱自己,也要多关心别人。

(二)重性精神疾病管理治疗项目

为了早发现、早治疗,提高精神卫生服务的可及性和公平性,2004年,由中央政府率先投入,中国卫生部和财政部启动了“重性精神疾病管理治疗项目(简称686项目)”,旨在建设医院社区一体的重性精神疾病防治体系。虽然此阶段这个项目没有作业治疗师的参与,但是这个职业可以有自己的角色与作用。

1. 作业治疗师的角色 作业治疗师熟悉并掌握精神疾病的相关专业知识,可以帮助康复者及早识别病患。与康复者的接触可以帮助其消除负面标签和误解。

2. 作业治疗师在项目执行中的作用 由基层医疗卫生人员在社区筛查发现疑似重性精神疾病患者,经精神科医师确诊,获得康复者/家属的知情同意后进行登记及社区随访服务。作业治疗师可以与社工、社区医师一起开展随访工作。随访服务包括社区医师为康复者提供服药指导,对贫困康复者提供免费药物治疗和住院服务,所以作业治疗师可以相应地为康复者提供康复指导、为家属提供心理支持和健康教育等。

第三节
精神病患者的社区安置和维护

一、现状

社区精神残疾患者日常管理越来越受到社会

各界的关心与重视,由于精神残疾对家庭、社会应尽职能出现一定程度的障碍,给患者及其家属带来极大痛苦,经济上也带来了严重负担。目前发达国家主要是通过社区康复项目形式,用较新和较好的方法来解决残疾人的康复问题,因此政府决策者也决定加大对精神卫生服务的投入,把重性精神疾病防治工作的重点逐步转移到社区,建立医院-社区一体化的多部门参与的综合精神卫生服务模式,提高患者服务的可及性和公平性,对精神残疾患者进行社会功能的康复训练,为患者重返社会提供必要帮助。

作业治疗师在社区环境中提供的服务包括如下方面,但不仅限于此,如社区精神健康中心,自信社区治疗(assertiveness community treatment,ACT)团队,社区会所(club house),无家可归者和妇女避难所,惩教所,老年中心,消费者经营的项目(consumer-operated program),家庭,工作场所等。

二、社区安置形式

(一)日间计划服务

1. 概念 结构化日间计划服务是单独设计的服务,在门诊或社区中提供,以改善或维护康复者的技能和在社区中尽可能独立生活的能力。服务可以包括对个人的评估、培训和监督,包括自我照顾、任务完成、沟通技巧、人际交往能力、解决问题的能力、社交能力、感觉/运动技能、移动性、社区交通技能、减少/消除不适应行为、理财技能和维持家庭的技能。

2. 形式

(1)国际会所模式

1)概念:1948年,第一间国际会所"活泉之家"在美国纽约成立,它是提供一个安全和友善的环境,使精神疾病患者(称为"会员",接下来此内容均会使用"会员"一词)通过工作和社交活动走上自己的复元之路,并制订与精神治疗配合的社区康复方案。同时,2011年,国际会所已经被美国药物滥用和精神健康服务管理局认可,注册为美国国家循证方案和实践之一,证明能够帮助精神疾病患者改善生活的国际化标准组织,发展了60余年,遍布于全球30多个国家,有约400间会所。

2)中国地区会所现状:"卓越之友"于1998年成立,提供社区成人精神康复服务,是中国首间此类型会所。它已成为为本地及海外华人社会提供这类服务的典范,并于2005年开始为有意于华语地区成立会所的人提供"会所模式启导课程"。国内至今为止已经有6家会所(杭州潮鸣、长沙心翼、深圳蒲公英、昆明新天地、成都希望之光、自贡心灵阳光),由不同的政府机构如精神病医院、社区街道等创办,并有不同支持或合作的机构如残联、民政局。

3)作业治疗师的角色:作业治疗师在会所里是一名职员(会所这一部分我们将在部分内容引用"职员"一词代替"作业治疗师"),与会员的关系不再是医患关系,而是和会员(在会所)是并肩合作的伙伴、同事关系。会员从周一到周五在不同部门(餐饮部、行政部、就业教育部、环保小卖部)担当职务,作业治疗师以作业活动(会所的日常工作)为中心,评估会员的日常工作表现,根据会员的情况与会员定期面谈,一起讨论他们的康复计划,同时定期检讨和更新计划来更好地为会员服务。

4)作业治疗师在会所中的作用:作业治疗师和会员关系的转变充分建立了会员的自尊心,促进会员找到自我价值和自我存在感。而且会员在会所的日常运作中担当重要的角色,充分感受到了主人公角色,愿意主动投入到工作中;职员积极邀请、引导会员投入到各种不同的工作中,会员可以自由选择自己喜欢的工作,不但可以发展其工作技能,锻炼人际交往及团队合作能力,也可以在工作中发挥会员的优势,从而建立自信,同时协助会员建立康复目标;会员通过参与会所的实际工作,具备一定的工作能力,帮助改善自我的社会功能,增加社会对他们的接纳度,为重返社会做准备;职员协助有工作能力的会员参加会所提供的过渡就业机会,或者直接帮助会员在社区中寻找带薪的就业机会(辅助就业或独立就业),最终协助他们成功就业。研究数据统计,每年有高达42%的就业率,是在其他公共精神卫生系统接受服务的康复者就业率的2倍,另外在会所参加过过渡就业的会员有更长的在职任期。

5)常见的治疗活动:作业治疗师在人类职业

模式（Model of Human Occupation，MOHO），人、环境与职业模式（Person-Environment-Occupation Model，PEO），职业表现模式（Occupational Performance Model，OP模式）等作业治疗理论的指导下，制订符合个案功能及需求的治疗活动，常见的有：①疾病监控，职员通过这个方面旨在帮助慢性精神疾病康复者，如促使精神分裂症康复者能更加独立地控制自己的精神症状。用这个症状自我监控技能训练可以监控曾患精神分裂症、双相情感障碍或复发性抑郁障碍等的康复者的症状。首先职员带领会员学习识别病情复发的先兆症状，紧跟着运用这些知识在实际过程中来监控病情复发的先兆症状，接着识别和处置持续症状，同时为了保持疾病的稳定性，教导会员拒绝饮酒和吸毒。职员在教会员使用这项技术时同样要考虑到如何让会员区分出病友的对应症状，并且如何就症状与会所的其他病友、职员、家属们及会所之外的陌生人相处。②药物管理，会所虽然不提供药物支持，但是职员会帮助会员一起更好地了解服药的基础知识，认识坚持服药的重要性，清楚常用药物的作用，明白如何处理药物的副作用，以及针对依从性较差的会员一起制订有效的服药方案等。职员可通过在周末开展讲座的形式，邀请会员及家属一起参加了解安全用药常识，让家属也参与会员的有效药物管理中。带领家属全面了解服药的重要性，从而督促会员按时服药，关注会员安全及正确用药，避免自行改变用药剂量，提醒会员使用恰当有效的应付方法以改善药物副作用带来的影响，如多吃高纤维食品，减少甜品的摄入，做轻度运动来改变便秘/食欲和体重增加的影响，中午可以有个简短的午睡时间或做一些简单的户外活动来改善嗜睡的影响等。同时定期复查是必不可少的，医师根据会员的近期临床表现症状增减药物的剂量或添加其他对抗副作用的药物，甚至转用其他药物更好地控制症状。家属同职员一起肩负着督促的责任，帮助会员最终可以独立、安全、定时服药。③日常生活活动能力训练（activities of daily living training，ADL训练），职员的责任是对会员完成初步的独立生活技能评估之后，教给和训练会员如何在现有的身体状况下完成各种日常活动。根据会员现有功能和需求的

不同，制订适宜的日常生活活动能力训练计划。角色不同，需要掌握的日常生活技能也不同，如家庭主妇需要学会基本的洗衣、煮饭、购物、金钱管理及清洁家居等能力。功能高低，能够掌握的日常生活技能也不同，如能力低的只需要掌握基本的自我健康照顾，包括日常梳洗、穿衣、吃饭及如厕等；能力强的还可以学习烦琐的家居操作，如适当地清洁家居、处理家居环境及设施的安全、购物、处理金钱和善用时间的能力及懂得善用社区的设施等。恢复会员在社区生活所需要的基本技巧是回归社会的第一步，也是关键性的一步。会所餐饮部的主要工作是职员带领会员一起外出采购食物，为会所所有人员准备午餐。在会所的每一个活动中，职员都会用活动分析方法逐步教导会员。例如，番茄炒蛋的过程，教会会员分开这个活动为几个简单独立的步骤：洗菜、切菜、炒菜。一步一步学习，每次学习一个步骤，下一次再将前一次学习的步骤连在一起做。由于会员受疾病或药物的影响，记忆力明显下降，因此职员需要带领会员一次次反复操作，直至最终掌握某一活动的技能。④认知能力训练，认知是"通过思想、经验和感觉获得知识和理解的心理行动或过程"。它包含了注意力、知识的形成、记忆和工作记忆、判断和评价、推理和计算、问题解决和决策、理解和语言的产生等过程。认知过程使用现有的知识并产生新的知识。职员根据会员日常工作的完成情况来评估会员的认知功能，并通过日常工作作为媒介，调整活动步骤的多少及活动的难易程度进行训练。同时，在精神疾病患者中，很大一部分是老年人或者走向老年化的人。职员主要使用环境现实导向疗法和缅怀治疗（reminiscence therapy）来增强老年患者的记忆力。环境现实导向疗法通过提供关于时间、人物及地点等时空资料，使他们即使在陌生环境也能对周遭环境有所掌握，从而提升安全感与自信，使他们的生活质量得以提升。缅怀治疗尊重老年人的生活和经历，目的是帮助他们保持良好的精神健康。此方法追忆及缅怀过往的人生经历及个人成就，重新建立个人自信及形象，提高个人认知，提升生活质量，此治疗方法同时有帮助平稳个人情绪的作用，还可以减慢老年痴呆症的进程。⑤社交技巧训练，精神分裂症患

者在记忆、注意、学习等广泛的认知领域均存在功能缺陷,这些缺陷影响了患者日常生活中包括社交技能在内的多种社会功能。Green 早前指出,神经认知和社区功能有着紧密的联系,Savla 又进一步指出,精神分裂症患者还存在着社会认知缺陷,他们难以识别他人的表情和情绪的细微变化,难以理解他人言语和行为的含义,因此造成了精神分裂症患者的社交技能缺陷,难以与他人建立和维持关系。会所会定期开展社交技巧训练的课程,职员带领会员通过在不同场景中的角色扮演,学习自我形象的提高,了解并掌握不同场合的服装穿着。与他人说话时的姿势、手势、声音的大小与距离的远近,以及沟通时尽量面带微笑并尊重地望着对方的眼神。面对对方的话题如何表达积极或不愉快的感受。学习如何发起并维持谈话,在谈话过程中提出恰当的要求和拒绝对方提出的不合理的要求。在不同意他人的观点时选择不争吵,采用妥协或协商的方法解决。此训练的目标希望会员在平时的日常工作中通过语言表达、情感交流及人际交往技巧方面的训练,使其能达到一定程度的人际交往能力,促其能融入社会。⑥压力管理,会所组织开展压力管理课程,职员带领会员学习了解什么是压力,压力的类型有哪些,压力的征兆是什么,在了解这些基础之后,会员通过自评压力评估表来分辨自身的压力情况。外界与人相互作用时,当外界的事物涉及人的承受能力或预期的范围时,即会产生压力。压力是一种感觉到拉力或紧张的状态。其产生结果会通过生理、心理、行为或言语来体现。当压力过大时,就会在躯体、精神方面造成疾病,如肌肉紧张、头痛、睡眠问题等。压力包括 3 个阶段,警报反应期、抵抗阶段和耗竭期。职员教导会员学习预防压力和应付压力的策略,如计划有意义、愉快的活动,建立一个支持网络找人倾诉,使用积极的自我对话,参加宗教或灵性活动,听音乐,使用放松技巧(腹式呼吸法、瑜伽、渐进性肌肉放松疗法等)。职员与会员一起制订个人应付压力的计划及个人治疗计划,视个人状况及社区资源,可以从不同的治疗计划中选择最切合需要的治疗,这很大程度上依照自我的康复目标而定。例如,康复目标是改善沟通技巧,可供选择的治疗是社交技巧训练小组或

精神健康综合社区中心。会员通过压力管理的学习,最终诱导躯体与心理的放松,减少疲劳、情绪低落等,减少躯体能量的消耗,避免免疫力降低,保持乐观、积极、轻松的心情,减少精神疾病的复发。⑦情绪管理,Hochschild 定义情绪管理为一个人试着把自己现有的感觉或经历如实地表达出来。职员帮助会员一起了解自我情绪,觉察情绪的变化,学习调控自己的情绪、驾驭愤怒、克服紧张、避免急躁和摆脱消极情绪的能力。同时还要学习自我激励的方法,如每天早上起床出门之前对着镜子里的自己说:"××,加油! 你可以的!"识别自我的情绪之外还要学习识别他人的情绪,能够通过细微的信号感受到他人的情绪,在处理人际关系上对人宽容、换位思考、学会关心、有同情心、善于沟通。⑧体能管理,很多精神障碍患者存在意志力减退、兴趣缺乏、活动减少等,进行体能训练可以增强体质,预防药物副作用带来的肥胖、糖尿病等疾病的发生,改善身心功能。会所积极推广健康生活模式,如每日的工间操、齐全的健身器具供会员使用、简单易行的种植活动,以及开展定期的不同类型的体育活动。每一次体能活动,职员带领会员一起热身,首先做简单的示范,然后再分组活动,活动结束再做放松练习,让会员们充分体会运动带来的生理和心理的改变,最后通过团体分享充分抒发自己的活动感悟,这个环节同时也能增强会员的社会交往能力及自信等。⑨教育,就业教育部的职员负责辅助教育服务,向正在攻读中学、大专、大学的会员,以及那些因为疾病或其他原因无法完成学业的会员提供进修充电的机会,让会员达到学业上和事业上的理想和目标。负责职员协助有需要的会员和邀请其他会员担当补习老师以解决其功课上的难题。职员也会跟会员一起定期筹办学术和兴趣班,轮流开展不同类型的培训班,如英语班、基本办公软件的学习班(如 Word、Excel、PPT 等)、常用电子仪器使用的学习班(如数码相机、打印复印一体机、投影仪等),提高会员的办公技术,为会员复学或者出去再就业做准备。若会员的康复目标计划里有相关的内容,职员引导会员积极参加。同时也会同会员一起搜索相关的有用的社区学习资源,充分利用会员所在社区的权利协助申请资源。⑩就业服

务,就业教育部的职员负责联系各种机构和企业,为会员提供过渡性就业、小组就业、辅助就业(后面所说的支持就业)和独立就业机会。根据会员当时的能力情况协助会员实行相应的就业计划,协助会员获得有薪酬的工作,并给予持续的支持。其中包括协助填写履历表、面试预演等。⑪休闲活动,会所提供多样化的活动种类,职员和会员一起参加,如打羽毛球、外出郊游、举办生日会等,并在节日举行庆祝活动,如中秋节制作月饼、端午节包粽子及新年团拜等,不但丰富大家的业余生活,同时促进彼此交流,增强社交能力,也增进家属与会员、职员间的关系。

(2)阳光家园计划:2009 年 11 月 22 日,中国残疾人联合会和财政部正式启动实施"阳光家园计划"——智力、精神和重度残疾人托养服务项目。符合条件的残疾人托养服务寄宿制机构和日间照料机构,享受低保且无业的智力、精神和重度残疾人居家托养服务家庭都可享受残疾人"阳光家园计划"。日间照料和居家托养家庭的资助标准为每人每年 700 元,寄宿制托养服务机构的资助标准为每人每年 1 500 元。残疾人综合服务中心将采取向社会力量购买残疾人托养服务的方式,开设日间照料站,为残疾人提供技能训练、职业培训与教育、就业适应训练等,帮助他们实现庇护式就业,是一种传统的职业康复计划。作业治疗师可以与社工、残联政府工作人员一起合作从事此项工作,如组织精神残疾者完成制作纸盒、祭祀用品等简单重复的工作,在一定程度上解决了康复者的就业问题,但是对康复者的训练价值很低,很难改善他们的自尊心和生活质量,所以接下来才会有了我们要介绍的改良的支持性就业。

(二)积极社区治疗计划和个案管理

1. 新思力行

(1)概念:新思力行是改编自加拿大卑诗省医务保健厅的一个小区健康计划。改变方式核心计划是一种心理教育团体治疗的方案,旨在向客户介绍基本的心理自我保健概念。新思力行,是采用成人教育及认知行为治疗的原则为基础,分为 10 节进行,强调重新启动生活,帮助参加者克服歪曲的思想习惯,培养积极解决问题的方法及实践健康的

生活方式。让他们在生活上做出正面的改变,拥有积极向上的生活态度。

(2)作业治疗师的角色:作业治疗师作为此项目执行的主要负责人,成为开展每次活动的带领者。每组活动由两位作业治疗师负责,一位是活动的主导者,另一位则起辅助的作用。

(3)作业治疗师在活动过程中的作用:作业治疗师在预先准备好的主题下展开小组活动,两位作业治疗师相互配合,时刻观察康复者的注意力,通过邀请回答问题将康复者的注意力拉回到活动中。他们根据康复者的现实情况,所有的活动内容都与康复者息息相关,有利于调动参与者的积极性。克服歪曲的思想习惯,培养积极解决问题的方法及实践健康的生活方式,这是一个相对漫长和复杂的过程,所以治疗师都必须非常有耐心,一遍遍教导康复者,同时也要富有活力,给参与者积极向上的态度,让他们能够受感染,做出正面的决定,对自我重拾信心。自我心理相对健康的康复者通过此次活动可以对自我更有信心,知道如何克服困难,如何用积极的思维方式去面对问题;若是本身已经受负面情绪影响的康复者,参加完活动有利于其改变负面的思维方式,将自己带入积极的生活世界,有勇气去面对挫折,具有较好的应对机制,去面对解决当前问题和改变认知(如观点、信仰、态度)中不恰当的模式、行为和情感调节。

2. 个案管理

(1)概念:通过不同专业服务人员的团队合作与资源链接,以满足服务使用者生活需求与身心健康为目的的方法与过程。

(2)模式:有三种不同的模式,如中介模式、治疗或临床模式和主动式社区治疗模式。本部分主要介绍主动式社区治疗模式,这是特别针对精神疾病个案而发展出来的跨领域团队合作模式。目标为连结各领域的专业知识以提供多方面的服务,减少患者住院率,增强个案在社区独立居住的能力。跨领域合作的评估可以避免某方面需求评估的疏失,各领域的分工与支持可以减少工作人员的耗竭,提供给患者的服务也不会因为员工的离职而中断。

(3)服务理念:这是一个以人为本,个人化的

服务,积极的社区参与,专业团队服务机构紧密合作和全面综合的复康服务。

(4)作业治疗师的角色:可以与护士、社工一起充当个案管理员的工作,负责与团队中的其他专业人士如医师、心理治疗师的沟通,保持紧密合作,参与康复者全程全面的康复工作。作业治疗师不但是同行者,也是协调者、倡导者、监察者、支援者和辅导者。

1)同行者:通过家访等形式,了解康复者的情况及家庭生活上所面对的照顾压力与挑战,表达对康复者及家人的关怀与支持,并通过不同服务的提供与康复者同行。

2)协调者:为康复者利益从事服务管理,弥补信息的缺乏、服务的不足与协调的障碍。

3)倡导者:在服务体系中为康复者的利益去倡导。

4)监察者:在申请服务成功后,个案管理员密切监察支持中心提供服务的状况及康复者的适应情况。

5)支援者:个案管理员提供一站式的支持服务给康复者及其家庭,从而统筹和协助康复者所需的支持服务及其他福利服务。

6)辅导者:个案管理员提供辅导,并提供相关资料,协助康复者处理相关事宜。

(5)作业治疗师在个案管理中的作用:与康复者及其照顾者建立关系,基于个案管理员与康复者彼此间的信任与授权关系,为康复者及其照顾者进行服务需要评估,制订治疗及康复计划,联结个案到相关服务机构(协调及联络),提供合适的援助予以康复者及其照顾者,使康复者尽快获得所需要的服务,并持续性地跟进服务,监督、评估治疗及康复计划的执行情况,令康复者恢复或维持最高程度的独立功能。

(三)传统型就业

1. 概念　传统职业康复采取的是"培训-就业"的思路,即先给予精神疾病患者足够的培训,然后再帮助其逐步就业,最终达到完全独立的工作状态。

2. 形式　主要有日间治疗、庇护性就业、职业俱乐部、过渡性就业等。

3. 步骤　康复者在独立机构先进行治疗和康复,待康复者稳定症状后再考虑工作,是一个循序渐进的过程。作业治疗师根据评估之后康复者的能力,再申请相关的可行性工作岗位。

4. 作业治疗师的角色　作业治疗师以康复者的心理和症状稳定性为主要目标,给患者提供各种培训,工作能力渐进获得,培训合格后,提供就业机会,但是职业康复的机构比较分散和独立。工作时首先考虑的是工作的易获得性,采用标准化的方式对患者进行职业能力等方面的测量,后续跟踪支持时间有限。因此,康复者大多数是在封闭式的工作环境,以流动工作队的形式,与其他残疾人一起工作,工作的竞争力差,但是这一类型的就业可以为功能性较差的康复者提供就业机会,对维持其现有的能力有帮助。这是他们除家之外另一个与人交流的场合,不用整日待在家里,不仅丰富了生活内容,促进了规律休息,锻炼了人际交往,也可以培养职业技能、提升自信心等,因此仍是值得存在的一种社区康复模式。

(四)支持性就业

1. 概念　支持性就业是帮助出院的精神疾病患者获得竞争性工作,并根据患者需要提供支持及专业技能培训的职业康复模式。这种模式采用"先安置后培训"的方式,先帮助出院后患者找到就业岗位,然后再提供在职培训。选择工作时首先考虑患者的职业偏好,强调快速就业,并在真实的工作中对患者的能力进行评估,后续跟踪支持没有时间限制,最好是一生。

2. 类型

(1)个体支持性就业(individual placement and support,IPS)

1)概念:针对精神障碍患者提出的支持性就业服务模式是一种有证据支持的复康服务模式,其中包括职业发展和安置,持续的职业支持,由多类专业人士组成的团队提供的职业服务,无固定形式的服务及提供不同的就业机会给参与者选择。

2)流程:转介、建立关系、职业评估、个人职业计划、就职、持续支持。

3)作业治疗师的角色:评估者、同行者、辅导者、支持者。

4) 作业治疗师的作用:①完成职业评估,将康复者转介给 IPS 小组之后,作业治疗师首先了解康复者在竞争性工作中的表现情况,目前的工作目标,之前的工作背景,拥有的工作技能及其他与工作有关的因素。②作业治疗师同康复者一起制订个人就业计划,一起填写就业意向履历表,包括职业目标,康复者的优点和缺点,能够使康复者实现目标的规划,康复者想从就业专家那里获得的支援,能帮助康复者实现目标的人/服务/支援。③康复者经过就业专家指导,进入快速求职计划,作业治疗师与康复者一起使用不同找寻工作的途径,如追踪招聘广告、直接联系雇主、利用消费者的社交网络等,获得工作机会。一起填写就业记录表,成功入职工作的记录好工作的地点、薪水、职位等,若面试失败也同时记录失败的原因,接下来的努力计划,为下一次求职做准备。④康复者获得工作后,IPS 小组设有 24 h 紧急服务,并为康复者提供完整支援,如朋辈支持小组、就业咨询、津贴计划和交通支援。支援及教导康复者与同事、上司及客户建立和维持良好的协作关系。最终此就业形势有效改善客户的短期就业情况,平均超过 50%。Bond 等通过区分支持性就业的各种成分,发现支持性就业比传统(庇护性)就业在获得竞争性就业方面更为有效。

(2) 综合性支持性就业 (integrated supported employment, ISE)

1) 概念:在 IPS 的基础上加入工作相关的社交技巧训练则形成了 ISE。

2) 原因:前面我们已经介绍了精神疾病患者的传统职业康复方式主要是庇护性就业,但这样的职业工资极低,对患者回归社会的概率不高。Bond、Drake 和 Becke 指出,较差的社交技巧能力导致了较短的工作任期,良好的社交技巧和支持的社交网络有助于就业的成功。2003 年,香港理工大学康复治疗科学系曾永康教授成功创立了"综合性支持性就业"服务。

3) 作用:综合性支持性就业服务致力于帮助康复者找到竞争性就业岗位,贯彻"个体就业支持联合持续性工作相关的社交技能培训"的原则,让患者不断找寻社会上的竞争性就业岗位,并提供持续支持服务,更好地提高精神疾病患者的就业率、就业待遇和回归社会的可能性。ISE 就业率上升到 80%,ISE 参与者在工作方面获得了社交技巧的特殊训练,有动力去找工作,同时在求职面试中也有更好的表现。

4) 作业治疗师的角色:与 IPS 相同。

5) 作业治疗师的作用:基本与 IPS 相同,但不同的是,在订立个人就业计划中增加了专门针对工作相关的社交问题的训练。通过《工作社交技巧自我实施表》、《工作社交技巧评估》、《就业成果检查表》和《工作满意度量表》评估康复者的工作表现能力,针对存在的社交技能缺陷来设定训练的内容。例如,与上司交流技巧存在问题,作业治疗师带领康复者一起讨论和学习与上司交流出现的具体情形,在适当的情况和合适的方式下向上司提出请求、询问或意见,了解上司可接受和不可接受的要求,并用适当的方式拒绝上司提出的自己不可接受的请求等。通过角色扮演的技巧模拟不同的场景反复练习,最终运用到实际工作中。

(五)支持性教育

1. 背景　精神分裂症多发病于青少年期,据美国一项研究显示,至少有 400 万人因为起病早而没办法完成本科学位,因为患上精神疾病而无法继续学习的情况估计在中国更为严重。精神疾病患者在生活上往往属于低收入的人群,因为无法完成大学学业,不但让人感到失败、羞耻和失望,而且竞争力低、缺乏就业机会。在 21 世纪,拥有高学历则代表拥有更好的就业机会和生活条件。另外,校园不只是寻求学问的地方,更是提供社交网络和商业机会的平台。不幸的是,精神疾病患者在求学的过程中遇到不少问题,如他们的主要症状在药物治疗后消失,但他们还有残余症状。另外,药物也会带来包括反应迟缓和疲惫等副作用,从而影响学习。然而,功能性缺损如退缩行为,不但影响他们学习,更会影响他们的学校生活。当然,考试压力是每一个学生常有的情况,它不但会影响患者的心情,还会影响他们的病情。因此,精神疾病患者在求学的过程中需要得到专业的帮助。在前面提到的成都希望之光会所所在的希望之光康复中心开展了"翔翔天空"复学计划项目。这是由四川大学华西医院和香港青年发展基金共同开展的复学项目,该项目帮助青少年精神康复者能回到学校,完成他们的梦想。

2. 概念 这是由康复者、家庭成员、机构职员和大学职员组成的社区合作关系的一个项目。这些人群合作的目的是汇集资源,最大限度地为精神障碍患者提供教育机会和就业结果。

3. 作业治疗师的作用 作业治疗师在开展支持教育计划时起着关键性的作用,具体如下:第一,作业治疗师明白康复者有百分之百的主动权,包括教育目标、学习环境和需要等,所以尊重康复者的意愿。第二,作业治疗师所提供的支持与服务必须符合个体需要。第三,强调正常化,也就是说作业治疗师提供的支持与服务和康复者的学习环境配合。第四,按照康复者的改变去提供灵活和持续的支持。第五,经常保持一个信念,就是个体可以成长和达到学业与职业目标,引导和鼓励康复者坚持目标。

(六)支持性居住

1. 背景 为了提高患者的社区参与度,美国在 19 世纪 90 年代为精神疾病患者提供一个新的居住模式,名为支持居住,强调社区融入和正常化,并同时得到持续和有弹性的专业支持。根据研究显示,这些支持包括每周 7 天、每天 24 h 有职员帮助处理危机、经济援助、金钱管理协助、购买家具等。支持性居住降低患者的住院率,提高动机,增加希望,增强社会角色功能和加快正常化,提升生活质量等。

2. 类型

(1)长期护理院:

1)概念:由社工及康复服务单位的人员转介,长期提供给 15 岁及以上的长期精神疾病患者,其精神状况稳定并无须实施药物治疗或护理;同时患者的精神状况令他们需要长期住院服务,并无暴力倾向、传染病、酗酒或毒瘾,以及获医院个案会议推荐入住的康复者。

2)作业治疗师的作用:此类型的康复者以慢性康复者居多,病情稳定但症状令他们常年待在家里,极少有出去工作的能力及意愿,因此以保持精神状况稳定为首要原则,作业治疗师帮助他们培养

自我的药物管理意识,基本的社交能力以表达自己的需求,开展一些娱乐健康活动丰富康复者的生活及保持健康。

(2)辅助宿舍:

1)服务对象:这是一种提供家庭式的住宿服务,由社工及康复服务单位的人员转介,提供给 15 岁及以上的残疾人士;并有自我照顾能力,但在煮食或洗涤等家务,或购物等小区生活活动方面需要协助;同时正在就业或接受日间训练,以及身体和精神状况适合过群体生活的康复者。

2)作业治疗师的作用:此类型的康复者有一定的工作能力及工作意愿,但日常生活自我照顾能力欠佳,作业治疗师训练和教给康复者如何在现有的身体条件下完成各种 ADL(可见前面介绍的会所部分的内容),希望可以尽量独自生活。

(3)中途宿舍:

1)概念:这是一种过渡性的住宿照顾,中国香港的中途宿舍由社工及康复服务单位的人员转介,2 年的住宿时间,主要提供给 15 岁及以上的精神疾病康复者;并且身体健全,没有传染病;同时具有合理的工作能力及公开就业的动力;也有能力照顾自己和与人相处但需要协助重返社会的康复者。

2)作业治疗师的作用:与康复者一起制订个人计划,内容包括病悉感、服药习惯、工作、理财、自我照顾、家居管理、当地社区资源、人际关系、培养解决困难的能力等。提升康复者独立生活的能力,以重新融入社会为目的,最后协助康复者入住公共房屋、回归家庭或外出居住。

(七)同伴支持服务

1. 背景

(1)理论支持:不少理论都可以解释同伴支持(中国香港称为"朋辈支持")能为康复者带来不少益处,例如,Bandura 的社会学习理论强调模仿理想行为,Festinger 的社会比较理论认为人喜欢与自己有相似经历的人发展关系,Reissman 和 Skovholt 的帮助者治疗原则相信帮助者可以通过帮助别人去获得自助,Sarason 与其团队的社会支持理论聚焦于人们依赖的不同支持类型(包括情感性、工具性、资料性、陪伴与肯定)。美国著名的自

助项目身心健康行动计划(Wellness and Recovery Action Plan,WRAP)便是由一批精神疾病患者设计的针对性工具与策略,帮助患者应付在生活上的挑战。Segal,Silverman和Temkin认为,患者可以帮助一些面对相同问题的同路人去尝试掌控他们的生活环境。同时,同路人可以给予朋辈一些其他专业人士不能给予的帮助。

(2)同伴支持现状:美国在20世纪就有了同伴支持的服务系统。近20年来,同伴支持在澳大利亚、新西兰、英国、加拿大、希腊、秘鲁、阿根廷相继盛行。

(3)同伴支持服务类型:互助小组、患者或家属运营的服务/项目、服务提供者是受雇在临床和康复机构中工作。

(4)国内发展:北京市社区同伴支持项目于2013年由北京大学第六医院公共卫生事业部率先引入国内,在北京市朝阳区2个街乡试点率先开展;2015年该项目成为北京市首都卫生发展专项,并在朝阳区扩大至4个街乡;2017年6月该项目成为国家标准化管理委员会试点项目、朝阳区残联项目,并继续在朝阳区扩大至11个街乡;2017年7月成为北京市卫计委推广项目,扩大至4个区县:朝阳、大兴、房山和西城。

2. 概念 精神卫生同伴支持是由精神康复者为病友提供支持和辅导的一种康复模式,以帮助他们改善功能,早日回归社会。

(1)同伴:同等的人,如同辈、同事。

(2)理论:曾经面对、遭遇和克服不幸及灾难的人们能够为面临同样遭遇的人提供有用的支持、鼓励、希望,甚至成为良师益友。在精神疾病康复中,同伴专家是指自身原本是精神疾病患者,但是过往积极参与自身复元过程,最后达到疾病的稳定,具有一定的社会功能,经过专业的培训以帮助其他患者复元。

(3)强调优势和复元模式:康复者拥有的一种生活方式,即使受到疾病的限制,依然要过一种满意的、充满希望的和有所贡献的生活。

3. 同伴支持的效果和意义 这是一个互相帮助的关系,康复者可以从小组获得归属感的建立、资源分享、发展社交机会并得到有建设性的反馈。

通过互相理解和共情等经验分享,康复者会感到被接纳和建立联系,更会发展出一种有别于传统医患关系的互信。有了这种互信,朋辈可以相互挑战、促进成长。

(1)对同伴专家(也称为"辅导员")本人来说:不但可以帮助他人,同时也起到学习尊重康复者、分担责任和保持自我的效果。这对于同伴专家来说也是一份工作,在这份工作中承担着责任,具有社会角色感。

(2)对康复者:看见同伴专家也是和自己一样曾经受疾病的困扰和折磨,但是现在可以稳定的生活,所以帮助康复者建立了希望,告诉自己有朝一日也可以像同伴专家一样。同时从同伴专家那里获得了支持,努力保持病情的稳定,也帮助减轻家人的负担,最终有助于康复者消除症状、控制行为、增加康复者临床稳定性、降低再入院次数、提供独立生活功能、减少患者家属的照顾时间、提高对同伴服务的满意度、提高对同伴服务的接受度、恢复自知力、回归社会。

(3)对精神卫生服务:建立桥梁,树立典范,丰富服务团队。

(4)对社会大众:增加对精神疾病的了解,更多地接纳这个特殊的人群,减少偏见。

4. 作业治疗师的作用 虽然北京项目还没有作业治疗师的参与,但是可以在以下方面起作用。

(1)招募同伴专家:通过与社区医师、残疾人联合会工作人员联系,转介合适人选,张贴招募海报或展板。若被招募者有一定的特长,在相应活动中就更能发挥其角色作用;若被招募者是一位唱歌出色的人,就可以带领会员们一起学习歌曲。同时,康复者的积极反馈也促进被招募者更投入地工作于辅导员这个角色中。

(2)针对同伴专家的岗前培训:作业治疗师对同伴专家进行培训,主要内容有向同伴专家介绍同伴支持服务的基本概念与原则,了解精神疾病康复理念(复元),巩固精神科的相关知识,了解社区团队活动方案与实施情况,了解活动的开展形式及沟通技巧与风险应对,告知同伴支持服务工作的要求与协同填写的相关表格。

(3)对活动的支持:作业治疗师与同伴专家一

起制订活动形式,有小组活动和个别咨询。带领同伴专家熟悉了解开展的工作(提供服务)类型,主要包括康复目标制订,技能培训类如日常生活活动能力训练、社交技巧训练、压力管理、情绪管理等,还有培养兴趣小组如手工、音乐等。同时与同伴专家及其家属、康复者及其家属这4类人群保持紧密联系,了解他们的情况,如同伴专家参与组织活动的积极性、康复者接受参与活动的主动性和对此活动的满意度、同伴专家家属是否愿意让同伴专家组织活动,康复者家属是否愿意让康复者参加活动、同伴专家家属和康复者家属对此活动的满意度、是否认为此活动对他们都有帮助,这些都有助于判断活动是否能够顺利开展。

第四节
精神健康的司法保障

一、《中华人民共和国残疾人保障法》

《中华人民共和国残疾人保障法》是为了维护残疾人的合法权益,发展残疾人事业,保障残疾人平等地充分参与社会生活,共享社会物质文化成果,根据宪法而制定的法规。于2008年4月24日修订通过,自2008年7月1日起施行。

就如第一章总则的第二条描述:"残疾人是指在心理、生理、人体结构上,某种组织、功能丧失或者不正常,全部或者部分丧失以正常方式从事某种活动能力的人。残疾人包括视力残疾、听力残疾、言语残疾、肢体残疾、智力残疾、精神残疾、多重残疾和其他残疾的人。"

二、《中华人民共和国精神卫生法》

中国首部《中华人民共和国精神卫生法》,于2013年5月1日实施,标志着精神卫生工作步入法制化轨道。其共7章85条,包含了方针原则、管理机制,心理健康促进和精神障碍预防,精神障碍的诊断、治疗、康复和保障措施。

1. 第十条 中国残疾人联合会及其他地方组织依照法律、法规或者接受政府委托,动员社会力量,开展精神卫生工作。

2. 第五十七条 残疾人组织或者残疾人康复机构应当根据精神障碍患者康复的需要,组织患者参加康复活动。

三、"十三五"残疾人康复工作

(一)"十三五"残疾人康复工作的新要求

1.《"十三五"推进基本公共服务均等化规划》《"十三五"加快残疾人小康进程规划纲要》明确提出,到2020年,残疾儿童及有需求的持证残疾人接受基本康复服务的比例达80%以上。

2. 国务院印发《关于加快推进残疾人小康进程的意见》提出,着力提升残疾人基本公共服务水平,为城乡贫困残疾人、重度残疾人提供基本康复服务。

(二)"十三五"残疾人康复工作的主要资源

1. 实施残疾人精准康复服务行动。通过中央财政转移支付,支持开展残疾人精准康复工作。

2. 构建多元化的残疾人康复服务体系。加强残疾人康复机构建设(设施、服务能力等)和加强社区康复服务。

3. 实施全国残联系统康复专业人士实名制培训。

(三)残联系统开展精神残疾康复工作思路

1. 分工合作 与党中央、国务院保持高度一致,从讲政治的高度把精神残疾人康复工作纳入大局,与政法委、卫生健康委、民政、公安、人力资源和社会保障等部门协同推进,做好贫困精神残疾人脱贫、康复工作,保障精神残疾人的健康和康复权益。

2. 法律职能 立足政府和法律赋予的"代表、服务、管理"职能,以《中华人民共和国精神卫生法》《中华人民共和国残疾人保障法》及《残疾预防和残疾人康复条例》为依据,找准定位和发力点,推动精神残疾人服务政策的制定和完善,解决精神残疾人的特殊需求和困难,帮助精神残疾人回归社会、融入社区。

3. 落实行动 落实《国家残疾预防行动计划(2016—2020年)》,加强精神疾病防治。积极开展心理健康促进工作,加强严重精神障碍患者救治救助工作,落实监管责任。登记在册的严重精神障碍患者管理率达 80％以上。

(翁弋婷)

参考文献

[1] 法律出版社. 中华人民共和国精神卫生法[J]. 司法业务文选,2012,16(37):41-50.

[2] 全国人大常委会办公厅. 中华人民共和国残疾人保障法[J]. 湖南政报,2008,(9):3-8.

[3] 阙建宇,师乐,刘佳佳,等. 2002—2016 年我国精神专科医院发展状况分析[J]. 中华精神科杂志,2019,52(2):139-144.

[4] 社会福利署. 个案管理服务手册[OL]. 2016. http://www. swd. gov. hk/doc/RMB/Case%20Management%20Service-RMB-31082016. pdf.

[5] 新思力行(香港):治疗师手册[M]. 香港:香港职业治疗学会,2006.

[6] 医管局及社会福利署. 香港成年严重精神病患者个人化康复支持服务框架[OL]. 2015. https://www. ha. org. hk/upload/publication_42/517. pdf.

[7] 佚名. 世界卫生组织|精神卫生:加强我们的应对活动[J]. 世界卫生组织.

[8] 中华人民共和国国家卫生和计划生育委员会. 全国精神卫生工作规划(2015—2020 年)[J]. 中国实用乡村医师杂志,2015(14):1-5.

[9] ANTHONY, WILLIAM A. Psychiatric rehabilitation[M]. Boston:Center for Psychiatric Rehabilitation, Boston University, Sargent College of Allied Health Professions, 1990.

[10] ASIA E. Augmenting vocational outcomes of supported employment with social skills training[J]. Journal of Rehabilitation, 2003, 69(3):25-30.

[11] BANDURA A. Social Learning Theory[M]. Englewood Cliffs:Prentice Hall,1976.

[12] BOND G R. Supported employment:evidence for an evidence-based practice[J]. Psychiatric rehabilitation journal. 2004,27(4):345-349.

[13] BOND G R, DRAKE R E, BECKER D R. An update on randomized controlled trials of evidence-based supported employment[J]. Psychiatric Rehabilitation Journal. 2008,31(4):280-290.

[14] BOND G R, DRAKE R E, BECKER D R. The role of social functioning in vocational rehabilitation. In K. T. Mueser & N. Tarrier (Eds.). Handbook of social functioning in schizophrenia[M]. Boston:Allyn & Bacon, 1998.

[15] BECKER D R, DRAKE R E. A Working Life:The Individual Placement and Support (IPS) Program[M]. Concord:New Hampshire-Dartmouth Psychiatric Research Center, 1993.

[16] BROWN C, STOFFEL V C, MUNOZ J P. Occupational therapy in mental health:A vision for participation[J]. Occupational Therapy in Mental Health, 2019, 35(4):422-423.

[17] CHAMPAGNE T, K Gray. AOTA fact sheet:Occupational therapy's role in mental health recovery[J]. The American Occupational Therapy Association, 2016.

[18] CHARISON F J, BAXTER A J, CHENG H G, et al. The burden of mental, neurological, and substance use disorders in China and India:a systematic analysis of community representative epidemiological studies[J]. Lancet, 2016, 388(10042):376-389.

[19] FESTINGER L A. Theory of Social Comparison[J]. Human Relations, 1954, 40(2):117-140.

[20] GREEN M F. What are the functional consequences of neurocognitive deficits in schizophrenia?[J]. American Journal of Psychiatry, 1996, 153(3):321-330.

[21] HOCHSCHILD A R. The managed heart:Commercialization of human feeling[M]. Berkeley:University of California Press,1983.

[22] HUANG Y, WANG Y, WANG H, et al. Prevalence of mental disorders in China:a cross-sectional epidemiological study[J]. Lancet Psychiatry, 2019, 6(3):211-224.

[23] IVEZIĆ S, MUZINIĆ L, FILIPAC V. Case management-a pillar of community psychiatry[J]. Psychiatria Danubina, 2010, 22(1):28-33.

[24] KANTER J. Clinical case management:Definition, principles, components. Hosp Community Psychiatry[J]. 1989, 40(4):361-368.

[25] KINNEY R，MACIAS C，RODUCAN C. Fountain House Work Attitude Scale：Psychometrics and preliminary research findings[J]. Psychosocial Rehabilitation Journal，1995,18(4):129-136.

[26] MIKE，FIRN. Assertive Outreach：A Strengths Approach to Policy and Practice[J]. Psychiatric Bulletin，2005，29(9):357.

[27] PROPST R N. Stages in realizing the international diffusion of a single way of working：The clubhouse model[J]. New Directions in Mental Health Services，2010，1997(74)：53-66.

[28] PSYCHIATRIC REHABILITATION ASSOCIATION. About PRA:Defining Psychiatric Rehabilitation[OL]. [2017-05-05]. https://www.psychrehabassociation. org/about/who-we-are/about-pra.

[29] SAVLA G N，VELLA L，ARMSTRONG C C，et al. Deficits in domains of social cognition in schizophrenia：A mcta-analysis of the empirical evidence [J]. Schizophrenia Bulletin，2013，39(5)：979-992.

[30] SAYERS J. The world health report 2001-Mental Health：New Understanding，New Hope[J]. Bulletin of World Health Organization，2001，79(11)：1085.

[31] SCHEINHOLTZ B. Occupational therapy in mental health：Considerations for Advanced Practice [M]. Bethesda：AOTA Press，2010.

[32] SEGAL，STEVEN P，SILVERMAN，et al. Empowerment and self-help agency practice for people with mental disabilities[J]. Social Work，1993，38(6):705-712.

[33] THORNICROF G. The concept of case management for long-term mental illness[J]. International Review of Psychiatry，2009，3(1):125-132.

[34] TSANG H W H，CHAN A，WONG A，et al. Vocational outcomes of an Integrative Supported Employment Program for individuals with persistent and severe mental illness[J]. Journal of Behavior Therapy and Experimental Psychiatry，2009，40(2):292-305.

[35] VANDEBOS G R. APA Dictionary of Psychology [M]. Macmillan，2007.

[36] WORLD HEALTH ORGANIZATION. World mental health atlas 2017[EB/OL]. (2018-05-09) [2018-11-14]. https://www. who. int/mental_health/evidence/atlas/mental _ health _ atlas _ 2017/en/.

为实现患者重返家庭和社区的康复目标,除必要的康复训练外,适时适当的出院计划、出院指导、环境改造与社区跟进可以更好地帮助患者适应出院后的角色转化及社会生活。

脊髓损伤患者举例

31岁的阿威是两个孩子的父亲,工作中被重物砸伤,导致胸10平面以下完全性瘫痪。接受了大约1年的住院康复治疗,他的身体状况及功能趋于稳定,但他对自己的评价很负面,社交关系退缩,日常生活兴趣减少,尤其对伤残后归家生活的应对信心不足,对未来生计安排、夫妻关系都觉得有很多不确定性。为协助他增强自我肯定,增强其出院后社区融入的信心,作业治疗师与他协商后,决定在出院前陪他一起进行一次实地的返家返社区探访活动。作业治疗师将此次社区探访活动分成3个阶段。

第一个阶段——准备期:探讨重回工作的方向和可能的职业康复训练;生活方式重整计划与实施;社区场景模拟与作业分析。

第二个阶段——探访期:社区环境改造的实施;社区适应能力实战;社区照顾与社区成员交流。

第三个阶段——探访后期:探访后的经验总结和社区融合方案的修订,即重新融入社会的作业干预及所需要的社会支持。

一、社区探访的前期准备

提升自我认知能力,做好返家的心理和生理功能准备,具体内容如下:

(一)技能的学习

根据阿威的工作方向和原有特长,作业治疗师对其进行职业康复训练,在电脑技能培训中制订了"Trainee to Trainer"的目标,即他在接受培训的同时,还要帮助指导其他病友的学习,以此增强他对自身能力的认可;同时职业康复的技能训练会帮助他逐渐褪去"患者"的标签,并且在技能培训期间进行主动康复训练,如定时减压、自觉进行站立训练,增强他的自觉与自制能力。

(二)自我效能感的提升

在病房中,护士在鼓励他实现自我照顾的同时,还会搭建互动平台,推动他与其他病友的交流;作业治疗师及时与他面谈,协助他逐渐认识到自己的进步,邀请他作为过来人分享自我照顾的经验及伤残心理的调试过程,从而进一步增强他的自我肯定和输出与行动的能力。在团队的协助下,他的自我肯定和主动交流明显增多。

(三)生活方式重整与人际关系重塑

阿威是在堂姐公司工作中受伤致残的,对于工伤事件的处理,堂姐一直尽心尽力,也决定出资为阿威在老家另起新房。阿威一方面感激堂姐,同时也有很多愧疚。因为妻子也在堂姐公司工作,他希望妻子不要因自己的伤残而责怪亲人,又觉得自己拖累了妻子。妻子则认为阿威过分偏袒家人,而让自己受到很大委屈。阿威希望将来返回老家,因为新房距离中学较近,自己可以开一个文具店或是开办一家福利彩票投注站,但父母不支持他的想法,觉得他能够照顾自己的生活起居就很好了。阿威在处理家庭矛盾关系中一直被动地处于困惑当中,对于家人的不理解与不支持表示无奈。

针对他的家庭关系以及他对未来生活和生计的计划,作业治疗师分别与他的妻子、父亲、堂姐等进行了面谈或电话访问,辅导内容主要涉及家庭关系的处理、家庭角色的转换,以及未来家庭生活的计划等。其间妻子的委屈情绪得到释放,并与他对未来生计与生活的安排达成共识;与堂姐的电话沟通内容主要是新房建筑情况、未来生计安排或就业计划、残疾证及残疾政策;为了使他出入方便,堂姐希望他出院后可以暂时住在公司租住的有电梯的职工宿舍。另外,公司即将推出天猫、淘宝网店服务,希望他可以返回公司,从事客户服务的工作。

(四)社区适应场景模拟与社区探访任务安排

在处理家庭关系的同时,作业治疗师与阿威探讨了社区探访中可能会遇到的困难,如社区融入过程中他人异样的眼光、不知情的询问或是故意的嘲笑等,他对此表示"硬着头皮,厚着脸皮往前走吧";他表示会尝试与邻里解释病情,但对于嘲笑,他则表示"会不知所措,可能会因为一句嘲笑或一个眼神而郁闷很久,或是打回原形",但他也会不断调整自己的心态。在多次的模拟探讨中,他逐渐清楚了此次社区探访的任务,了解了家居环境的适应情况、社区关系的初步重建及社区资源的探索等。

二、社区探访——家居环境改造与社区适应能力的重建

在社区探访中,阿威、家人、作业治疗师相互配合,共同完成了以下5项任务:

(一)家居环境改造

在天气多变的南方,现场家居环境改造评估过程中突然下起了大雨,作业治疗师与家属在雨中测量了房屋设计的尺寸,勘察了房屋的结构,并一起讨论了设计的注意事项及未来的设计安排;作业治疗师鼓励阿威与妻子共同参与到房屋环境改造的设计讨论中来,这为妻子带来了得到家人重视的机会。但在讨论过程中,家人之间的想法出现了不一致,作业治疗师首先协调阿威与妻子的分歧,之后再协调家人之间的不同意见,最后大家终于达成了共识(图9-1~图9-5)。

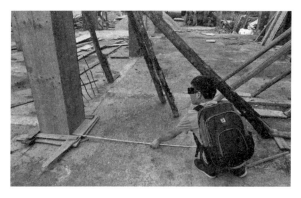

图 9-1　作业治疗师现场测评

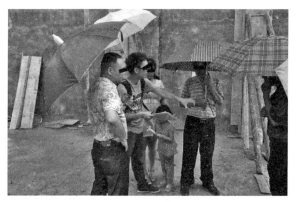

图 9-2　作业治疗师与出资人讨论改造意见

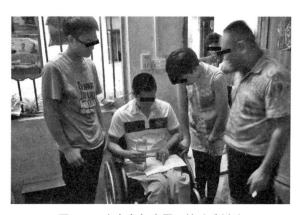

图 9-3　患者参与家居环境改造讨论

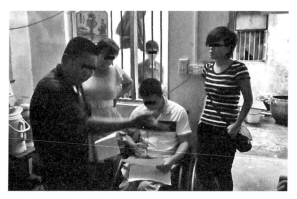

图 9-4　家人意见发生分歧

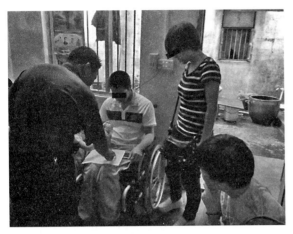

图 9-5　作业治疗师给予协调

（二）自我照顾能力的展现

为了展现自己的能力,阿威每一次都表现出只要是自己能独立完成的活动,他坚决不需要家人的协助。跨出台阶、门槛和床上转移等,他都坚持自己独立完成,但是家人不放心,都守在一边。作业治疗师告诉家人,他可以独立完成的活动,就让他一个人做。在家人的注目中,他完成了床上转移和进出窄门等动作,家人对此表示惊叹,同时也重新认识到,阿威虽然需要坐轮椅,但也可以自己照顾好自己(图9-6,图9-7)。

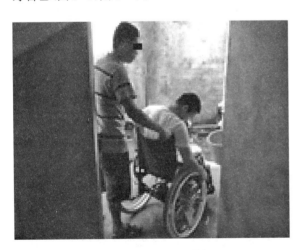

图 9-6　演示过窄门技巧

（三）社区关系重建

阿威重返社区需要面对的困难,除家居环境障碍外,最主要的就是社区关系与社区融入。他一直担心未来的亲子关系及自己管教子女的能力与威信,他对与两个女儿的互动沟通表示不自信。女儿对他开始有一些陌生,但后来一直缠着喊爸爸,阿威作为父亲的责任感大增。见到父母时"此时无声

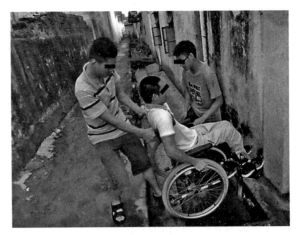

图 9-7　勇敢跨出侧门台阶

胜有声",默默地用眼神互动,包含着歉疚与心疼,也有欣喜与安慰等复杂情感。面对亲戚邻里,他展现自己坚强与乐观的一面,尝试向大家解释病情,并耐心地回答他们的疑问和好奇。

（四）未来生计安排的探讨

在房屋设计中,阿威与妻子均表示在一楼留出一间门面房,便于以后经营买卖;家人对他的文具店计划均给予支持,阿威的弟弟表示如有需要会协助进货、上架等,也会让朋友制作专门的货架,便于哥哥操作和管理;对于近两年的工作打算,堂姐及姐夫明确表示准备安排他返回原公司工作,从事公司"天猫网"售后服务,建议他继续学习五笔输入法,并会把他的工作住宿等安排妥当。

（五）社区资源的链接

妻子、堂姐协助他办理残疾证申请,并介绍残疾证在社区的使用情况,并向残联询问有关残疾救助的政策。残联负责人给予解释,并表示会根据县里的计划,尝试申请残疾车、家居环境改造计划及残疾证就业政策指引等。

三、社区探访尾声——自我反思能力

在结束社区探访返回医院的路上,因为亲人告别的身影、女儿的啼哭声及父母默默地流泪等,阿威久久不能平静。他将自己的感受一一描述出来,作业治疗师尝试协助他整理自己的思绪与所得,加强他对自我能力与社区适应能力的认知。

在整个社区探访过程中,他一直自我鼓励,不希望让家人看到自己脆弱的一面,不希望家人再为他的事情而担忧,他一直坚强勇敢地面对着他人的

眼神与疑问;同时也开始意识到"确实有很多事情要想,有很多事情要做,相信自己以后的生活也会多姿多彩"。作业治疗师在此过程中抱着为他紧张的心情,同时也因他的每一句话、每一次尝试而感动,当时作业治疗师能做的只有默默地祝福和鼓励。看着他一步一步地向着制订的目标前进,真的在心里为他鼓掌! 他在总结探访后收获的过程中发现了自己社区适应的能力与限制,也开始思考未来生活及生计的安排能力与情况,一个新的自我认知与新的生活目标正在酝酿之中。

四、小结

出院准备中去除"患者"标签的可能方式,如职业康复训练逐渐恢复"工作者"的心态和行为;同侪分享中的"助人者"角色,帮助他提升自我肯定和正向能力输出;力所能及的事情"亲力亲为",把训练中学习的技能融会贯通在日常常规行为中,不依赖他人的帮助等。

社区融合场景模拟中,人际关系梳理非常重要。

关注家居环境改造的关键点。

第二节

脑卒中患者举例

40 岁的张女士,1 年前因脑出血导致右侧肢体偏瘫,在来我院就诊前曾先后在综合医院及康复专科医院进行住院康复治疗,现为进一步康复到我科住院治疗。考虑到张女士处在脑出血后遗症期,年纪较轻,对重返家庭和社区的需求较大,因此作业治疗师在经过评估及分析后,为她制订了如何从医院重返家庭及社区的康复方案。

一、院内评估与问题分析

(一)评估

根据人-环境-作业模型(people-environment-occupation model,PEO),对她进行以下 3 个方面的评估:

1. 个人方面

(1)躯体功能

1)肌力:左侧肢体肌力正常,右上肢 2 级,右下肢 4-级。

2)肌张力:右上肢肌张力 1+级,右下肢肌张力 1+级。

3)感觉功能:右侧肢体浅感觉减退,深感觉正常。

4)平衡功能:坐位平衡 3 级,站位平衡 2 级。

5)右上肢偏瘫上肢功能分级:3/7 级(患侧肩或手肘约可以提起至腹部,手指能开始轻微弯曲)。

(2)心理认知功能:认知功能正常,无焦虑抑郁情绪。

(3)个人特点:本科文化程度,性格温和;角色:患病前为英语培训班老师,在家有时会分担部分家务(烹饪、清洁),无宗教信仰。

2. 环境方面

(1)物理环境:家住 7 楼,有电梯,洗澡为淋浴,厕所有马桶,有轮椅、四脚拐杖和踝足矫形器。家中浴室环境暂不方便患者自己洗澡,厨房环境目前也暂不方便患者自己进行烹饪。

(2)社会环境:与丈夫共同生活,患病后请了一名保姆照顾其生活起居,家庭经济条件一般,有医疗保险,患病后暂未返回工作。

3. 作业方面

(1)生活自理活动:MBI 评分 86/100 分;穿衣、洗澡需少量帮助,如厕、步行(右下肢穿戴矫形鞋后可在监督下用四脚拐杖步行)、上下楼梯需监督。

(2)家居社区活动:IADL 评分 11/27 分;可独立使用电话,其余家居社区活动均需部分帮助。

(3)娱乐休闲活动:爱好看书、烹饪、参观博物馆。

(二)问题分析

通过评估和访谈,了解到张女士有以下期望:进一步提高右侧肢体的运动功能,提高步行能力,能独立洗澡,尽可能生活自理,打算出院后回家。

根据评估并与她讨论,确认其主要存在以下 3 个方面的问题:

1. 个人方面 患者右下肢运动障碍导致其步

行、上下楼梯等缺乏安全性和耐力下降。

2. 环境方面　卫生间和厨房环境存在障碍，导致患者无法独立洗澡和完成烹饪活动。

3. 作业方面　生活自理需少量帮助(穿脱矫形鞋和洗澡需保姆少量帮助，步行和上下楼梯需监督安全)。患者长时间处于"患者"角色，暂未参与家务，也暂未回归病前角色，自患病以来基本都在家里，很少参与社交及娱乐休闲活动。

二、出院计划

根据存在的问题，结合其个人期望，作业治疗师与张女士共同制订了帮助她重返家庭和社区的作业治疗出院计划(住院时间为4周)，如表9-1。

表 9-1　出院计划

时间	目标	计划
第1周	1. 提高站位活动能力(能完成洗澡中的站位活动) 2. 学会穿脱矫形鞋和用改良方法完成洗澡	1. ADL训练(穿衣、洗澡、步行等) 2. 任务性活动训练(站位下重心转移活动训练、上肢及手功能训练) 3. 防跌倒教育，教育照顾者如何帮助她用正确的方法参与ADL
第2周	1. 提高站位活动能力(能完成如厕中的站位活动) 2. 能独立如厕	1. ADL训练(如厕、步行、上下楼梯等) 2. 任务性活动训练(站位下重心转移活动及右下肢负重能力活动训练、上肢及手功能训练) 3. 防跌倒教育，教育照顾者如何帮助她用正确的方法参与ADL训练
第3周	1. 提高步行耐力和安全性 2. 能独立步行，能独立完成简单烹饪活动	1. ADL训练(步行、上下楼梯等) 2. IADL训练(家务、准备食物) 3. 任务性活动训练(站位下重心转移活动及右下肢负重能力活动训练、上肢及手功能训练) 4. 家属及照顾者学会正确的方法辅助患者参与ADL及IADL训练
第4周	1. 提高上下楼梯安全性 2. 能完成简单家务(扫地、洗碗)	1. ADL训练(步行、上下楼梯等) 2. IADL训练(家务、准备食物、清洁) 3. 任务性活动训练(站位下重心转移活动及右下肢负重能力活动训练、上肢及手功能训练)

(续表)

时间	目标	计划
		4. 出院前准备，如了解其回家后的打算，并引导其制订合适的生活计划。通过出院前的家访，评估其家居及社区环境，提供环境改造建议并就其如何在家中参与活动和锻炼进行指导

三、出院前准备

在张女士出院前1周，作业治疗师通过访谈了解她出院后的打算，包括她对自己的日常生活和家居社区生活等的安排，并和她一起制订合适的生活计划，帮助她建立良好的生活习惯。

(一)促进重建娱乐休闲活动

张女士平时会练习用左手临摹字帖，作业治疗师鼓励她持续坚持，并逐渐过渡至左手独立写字，以利于利手转换。

她喜好参观博物馆，鼓励她出院后第2周在保姆陪伴下先去就近的博物馆参观，先坐轮椅到达博物馆，然后尝试自己在博物馆中步行，可作为提高步行能力的方法，注意要防止跌倒。

鼓励她每日外出散步并有计划地与朋友外出聚餐、看电影等，丰富自己的生活，同时可在平地活动中锻炼自己的步行等能力，养成健康良好的生活习惯。

(二)促进重返工作

让张女士在出院前尝试重新担任英语培训老师这一角色，安排每日1节课为作业治疗师进行英语培训，为将来重返工作做准备。

四、院外探访与出院指导

(一)出院前家访

通过家访了解她的生活环境及状态，促使其短期内最大限度地提高家庭和社区活动的参与度，主要干预内容如下：

1. 社区环境评估　评估其平时外出所需接触的社区环境，筛查风险因素。

(1)小区门口(图9-8)：

存在问题：小区门口的闸机通道不方便其步行

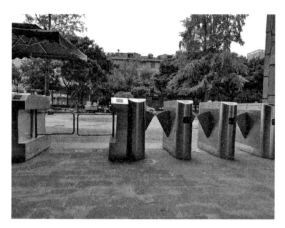

图 9-8　小区门口

进出。

建议:与小区门卫协商后,在保证安全的前提下进出小区时可走旁边的车辆通道。

(2)小区门口马路(图9-9):

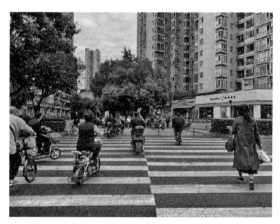

图 9-9　小区门口马路

存在问题:外出路上的人行道红绿灯时间较短,来往行人和车辆较多。

建议:暂不建议自己过马路,须由照顾者推轮椅带她通过。

2. 家居环境评估　评估其家中环境,并给出可以提高她家居活动参与度和安全性的环境改造建议。

(1)客厅:

1)客厅门口(图9-10):

存在问题:客厅门口宽度稍窄,不方便自己推轮椅进出。

建议:去掉客厅的推拉门玻璃,方便自己推轮椅进出。

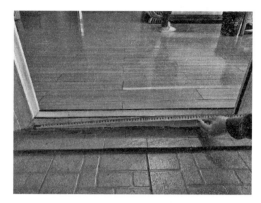

图 9-10　客厅门口

2)沙发(图9-11):

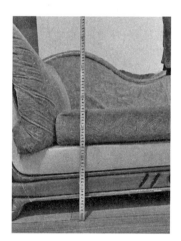

图 9-11　沙发

存在问题:沙发坐垫太软,坐下后导致高度太矮,无法起身。

建议:换成更硬的坐垫。

3)餐桌(图9-12,图9-13)

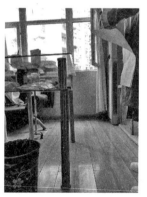　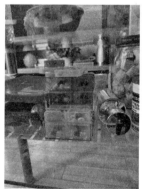

图 9-12　餐桌　　　图 9-13　餐桌置物区

存在问题1:餐桌不牢固,不方便撑扶及在桌子上活动上肢。

建议:换成牢固的餐桌,有利于撑扶及在上面活动上肢。

存在问题2:餐桌下方置物区物品摆放过多,不方便拿取。

建议:将一些常用物品摆放在方便拿取的位置。

(2)卧室:

1)卧室门口(图9-14):

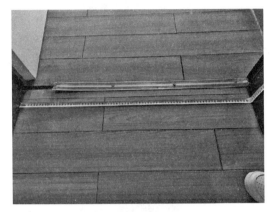

图9-14 卧室门口

存在问题:卧室门口扣条翘起,容易绊倒。

建议:将扣条固定好或直接去掉扣条。

2)夜间如厕设备(图9-15):

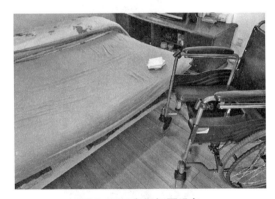

图9-15 夜间如厕设备

存在问题:夜间如厕时不方便拿取厕纸。

建议:在轮椅左边挂一口袋,夜间将厕纸放于袋中以方便左手拿取。

(3)浴室(图9-16~图9-18):

存在问题1:浴室无扶手,墙上的淋浴固定器无法固定花洒。

建议:浴室安装扶手,更换淋浴固定器,使花洒可固定在墙上,便于自己洗浴。

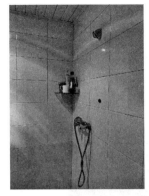 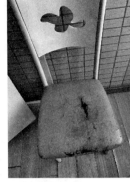

图9-16 浴室墙面及淋浴器　　图9-17 淋浴椅

存在问题2:淋浴椅破烂,无扶手且不防滑。

建议:更换为防滑且带扶手的淋浴椅。

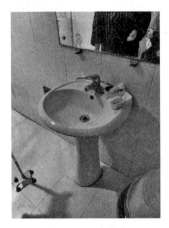

图9-18 洗漱盆

存在问题3:洗漱盆旁边无放置洗漱用品的台面。

建议:在洗漱盆旁边放一个置物架,方便放置及操作洗漱用品。

(4)厨房(图9-19):

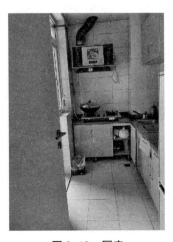

图9-19 厨房

存在问题:放置在储物柜下层和吊柜上的物品无法拿取。

建议:将常用物品放置在储物柜上层或放在台面上,以方便拿取。

3. 辅具评估(轮椅)(图9-20)

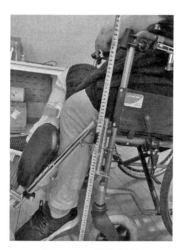

图 9-20 轮椅评估

存在问题:轮椅整体较为笨重,不方便自己推动及外出携带;轮椅扶手偏高,不方便自己推动。

建议:更换为轻便且方便自己推动的轮椅。

4. 家居锻炼方法指导 教给她一些简单安全的自我锻炼方法,并引导其制订合适的家居锻炼计划,鼓励其养成坚持锻炼的好习惯。

5. 家居活动评估及指导

(1)家中移动:

家中步行及轮椅操控(图9-21、图9-22)

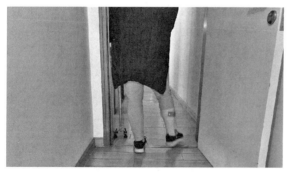

图 9-21 家中步行

存在问题:可用助行器在家中自由走动,但无法熟练使用轮椅。

建议:加强轮椅使用训练,达到可自己推动轮椅进出家门和小区的目标。

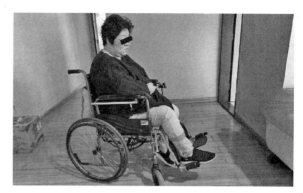

图 9-22 家中轮椅操控

(2)家务活动(图9-23、图9-24):

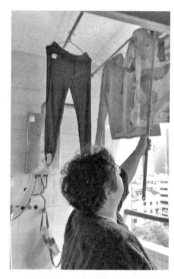

图 9-23 晾晒及收取衣服

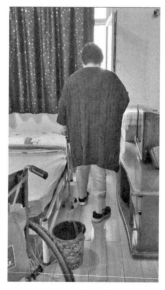

图 9-24 开关窗户及窗帘

存在问题:晾晒及收取衣服困难。

建议:加长晾衣杆长度,方便晾晒及收取衣服。

（二）出院指导

在她出院时,作业治疗师根据其情况为其提供合适的书面出院指导(图 9-25),以便其回家后可继续保持正确的锻炼,积极参与家居社区活动,养成健康良好的生活习惯。

出院指导

1. 家居锻炼方法
(1)上肢功能锻炼:先在桌面做降张操,待上肢和手放松后再用左手带动右手进行擦桌子活动和拿放物品活动。
(2)下肢功能锻炼:背靠墙站立,双腿打直,在保证安全的前提下双膝屈曲到自己可承受的最大程度,然后缓慢起身使双腿打直,根据自身情况可每次做几组,每组做几个。
(3)可制订自己每天的训练计划和目标,养成良好的锻炼习惯,锻炼过程中切记劳逸结合、安全第一。
2. 生活自理活动
(1)如厕和洗澡:如厕和洗澡时应注意地面防滑、预防跌倒,如厕时应确保站稳后再转身冲厕所,洗澡时应先确保站稳后再擦干身体。
(2)步行:家中步行时应注意地面防滑、预防跌倒,若要撑扶家具提供助力时应确保家具的稳固性。
(3)上下楼梯:为确保上下楼梯的安全性,上楼梯时应左脚先上、下楼梯时应右脚先下,在有人监督安全时可通过右脚先上、左脚先下的方法来锻炼右下肢的力量和控制。
3. 家居社区活动
回家后尽量参与自己可完成的家务活动(扫地、准备食物等),以重返家务分担者角色;可经常外出散步,锻炼自己的社区步行能力,并养成健康良好的生活习惯。
4. 工作及娱乐休闲活动
尽可能逐步重返工作,可先从线上英语培训逐步过渡到线下培训。
尽可能多地参与娱乐休闲活动,如参观博物馆、与朋友外出聚餐、看电影等,以丰富自己的生活,同时在活动中锻炼自己的步行等能力。
5. 环境调适
(1)浴室可安装扶手,更换淋浴固定装置和淋浴椅,以独立完成洗澡。
(2)将厨房常用物品摆放在台面上,方便安全取用,以提高自己准备食物的能力。

图 9-25 出院指导

五、社区随访

1. 出院后 2 周电话了解张女士的康复进展、功能变化和新的需求,并提供相应的指导。

2. 跟进重返家庭及社区的适应情况。出院 2 个月后张女士已可独自一人在家,家居环境已完成改造,生活自理和简单烹饪不需帮助,已重返自我照顾者和家务分担者的角色。

3. 跟进重返工作的情况。出院 1 个月后,开始在网上兼职担任英语培训老师,已部分重返工作角色。

第三节
烧伤患者举例

晓军来自四川,今年 36 岁,中专毕业,在深圳的工厂打工,21 岁那年因工厂失火造成 66% 的烧伤,劳动能力鉴定级别为四级,目前按月领取伤残津贴,这十几年过着无聊而烦闷的退休生活。从未敢尝试外出打工或创业,因为面容的毁损使其非常不自信,再次入院的期望是学习职业技能,重新返回工作岗位,走出家门,走向职场,融入社会。

针对晓军的状况,作业治疗师与其共同制订了相关的服务计划:以职业康复为介入重点,发展他的职业兴趣,提高其职业能力,出院后能独立在公开就业市场进行求职面试及就业。同时,提高他的伤残接受程度,重建伤后的自我形象。

一、院内服务

（一）职业技能的学习

职业康复训练的内容主要包括针对人体工效学用力的方法和工作的姿势,电脑技能的培训,工作行为教育等方面;同时晓军参与再就业的小组治疗和伤残适应的小组治疗,课程涉及职前教育,面试技巧,简历书写,沟通技巧训练等内容。

（二）提升心理社会适应能力

根据晓军所处的伤残适应阶段,作业治疗师给予其积极的关注和理解,协助其建立合理的自我概念,制订可实现的具体目标及有效的措施,提升其解决问题的能力。同时与晓军讨论及示范新的、恰当的行为模式。作业治疗师积极发挥"榜样的作用",通过烧伤互助小组的"同路人"支持的方法,分享如何面对他人的目光,如何突破沟通的限制,这次"同路人"的经历分享使晓军心理受到很大的震撼。

二、院外服务

（一）面试场景模拟与实地面试体验

作业治疗师召开招聘会,根据真实招聘会的场景,提供面试的模拟训练,以提高晓军的面试技巧、沟通能力等。作业治疗师陪同晓军到残联举办的招聘会和人才市场的招聘会,通过面试场景模拟与实地面试体验,增加晓军的信心(图9-26、图9-27)。

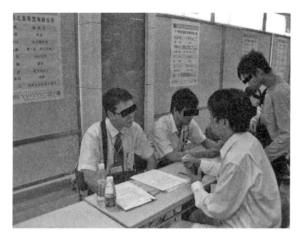

图9-26 残疾人招聘会

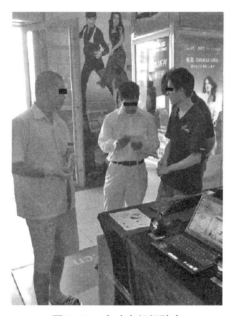

图9-27 人才市场招聘会

(二)参加捷普公司的应聘

捷普公司发出招聘残疾人的通告,提供的职位有修理/维修工,工作任务主要涉及运用双手对电子产品进行检测/维修。作业治疗师安排晓军参加捷普公司的此次招聘(图9-28、图9-29)。

(三)工作现场评估

晓军顺利通过了捷普公司的面试并获得了普工的岗位,试工1个月,工作内容涉及两部分:包装和老化设备检修。在晓军上岗1周后,作业治疗师

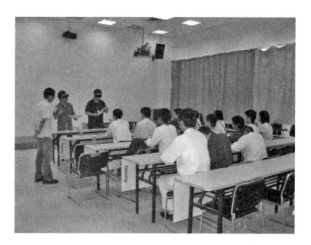

图9-28 捷普公司招聘会的笔试环节

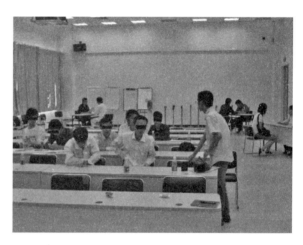

图9-29 捷普公司招聘会的面试环节

进行了工作现场的评估。由于十几年没有工作,晓军对于8 h站立下的工作感到力不从心,晓军受伤前在维修岗位工作,他期望能被安排到专业对口的岗位工作,如检测部的维修岗位。另外,晓军认为普工岗位的工资待遇较低。

在进行现场评估后,作业治疗师、雇主及晓军本人召开了协调会,作业治疗师提出晓军在工作中存在的困难,如不适合长时间站姿工作及长时间脱离工作后需要重新建立"工作者"角色等;建议公司提供坐位下的检修岗位及包装的工作;最后希望公司考虑晓军的个人专业能力及就业愿望,充分运用他的技术技能及工作价值。捷普公司人事经理和所在部门的经理积极听取了晓军的诉求和作业治疗师的建议,表示待晓军适应工作的节奏后,会考虑根据晓军的情况为其调整工作岗位(图9-30~图9-32)。

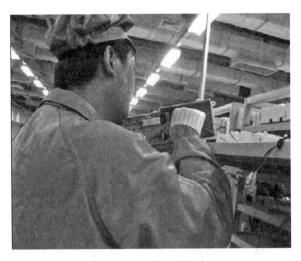

图 9-30　检修电路板

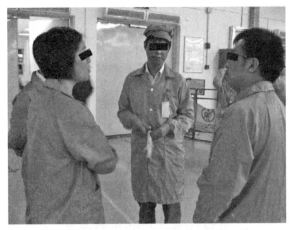

图 9-32　作业治疗师与雇主沟通

（四）持续性的电话跟进服务

在试工期间，作业治疗师通过电话跟进晓军的工作情况，予以及时的情绪支持和鼓励，协助晓军处理其在工作和生活中遇到的问题。经过 1 个月的试工，晓军转为正式员工，工作岗位为普工。

（杨晓姗　罗　伦）

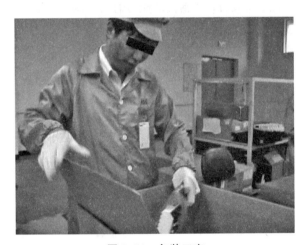

图 9-31　包装工序

第十章

社区作业实践的未来

一、社区作业治疗的重要意义

社区康复是 WHO 向世界各国,尤其是发展中国家建议的一种新型、经济、有效的康复服务形式。1981 年 WHO 专家委员会将社区康复定义为:在社区层次采取的康复措施,这些措施是利用和依靠社区的人力资源而进行的,包括依靠有残疾、残损、残障的人员本身及他们的家庭和社会。1994 年新定义为:社区康复是社区发展计划中的一项康复策略,其目的是使所有残疾人享有康复服务、实现机会均等、充分参与的目标。社区康复的实施要依靠残疾人、残疾人亲友、残疾人所在的社区及卫生、教育、劳动就业等社会保障相关部门的共同努力。

社区作业治疗是一项社区康复服务,旨在协助有需要的残障人士及长期患病者提高他们在起居、生活、工作及社区生活方面的独立生活能力。通过实地评估,进行家居及社区内的训练,提出改善家居环境设施建议或代替患者为其洽购适合的辅助用具,如轮椅、手杖,以及提供合适的信息及转介等服务,以帮助他们能够在不同方面独立生活,从而让他们可以提高生活质量并且成功融入社会。社区作业治疗作为社区康复服务中的一项重要内容,以及机构康复的一项重要延伸,在社区康复中起着举足轻重的作用。

二、社区作业治疗的现状和存在的问题

(一)作业治疗受重视程度低

综合性医院早期患者多,患者受住院时间的限制,作业治疗开展存在困难,效果不如物理治疗明显。相比而言,社区服务中心患者的平均治疗时间较综合性医院更长,开展作业治疗更有优势,但是大多数社区服务中心开展的作业治疗项目较为简单,作业活动单一,并且往往只局限于手和上肢的功能训练及日常生活活动能力的训练,对于辅助器具的应用、环境改造、认知训练、有针对性的职前训练和职业训练开展的是少之又少,并且很多治疗项目并未实际开展,加之人员的短缺和工作负担的沉重,社区服务中心主动去提供作业治疗的积极性并不高。

(二)作业治疗专业人才少

据中国康复医学会 2009 年全国调查,全国康复治疗专业技术人员总数不超过 1.4 万人,作业治疗师 2 400 人左右,这个数据远远落后于发达国家。在大环境如此的情况下,作业治疗师的缺乏是必然的。由于康复医学发展的时间相对较短,作业治疗师队伍中专科学历还是占较大比例,还有部分是由护理人员或物理治疗师兼做作业治疗工作,因此作业治疗师的人才层次普遍偏低。我国目前仅有部分大学设有康复医学专业(作业治疗方向),相比较而言,作业治疗的相关学术研究会议也较少,远不如物理治疗受到重视,这也给作业治疗师提高业务水平增加了难度。

(三)患者对作业治疗的接受程度偏低

对于作业治疗,患者及家属理解起来比较困难,对早期患者进行日常活动的训练,患者往往认为过于简单或没有训练的意义而拒绝接受治疗。多数患者认为经过临床治疗或物理治疗之后,肢体的功能慢慢恢复后自然能够进行作业活动,因此觉得作业治疗是没有必要的。有些患者及其家属则是过多关注患者的功能,却不考虑这些功能是否具有实际意义。作业治疗是长期的过程,见效相对较

慢,这也使患者较难接受。

（四）作业治疗师的工作内容烦琐,职业挑战性更高

每一位患者的病因、功能障碍程度、性别、年龄、爱好等都不相同,为他们设计作业活动时需要考虑众多因素,没有一个固定的模式,需要作业治疗师发挥自己的灵活性和创造性,也需要作业治疗师进行更多的思考及投入更多的心力。辅助支具的应用有时还需要作业治疗师根据患者情况进行特殊设计,这更是对作业治疗师的挑战。家庭环境改造方面需要作业治疗师实地考察并设计方案,这些工作量都是巨大的。然而与之相反的是,作业治疗师的收益却相对较少,作业治疗看似在体力上较为轻松却更为耗费脑力,这使得作业治疗师的积极性大大地降低。

（五）作业治疗的康复设备较少

医疗设备是辅助临床康复治疗的必要工具,康复治疗设备的应用可以极大程度地提高临床工作效率,保障治疗效果,提高临床疗效,激发患者的参与程度,降低医务人员的工作强度。随着我国康复产业的兴起,康复医疗设备的研发生产也进入了一个兴盛的时代,非常多的企业加入到康复产品的生产、经营的链条中来。但是我们非常遗憾地发现,目前的康复辅助训练设备仍然是物理治疗占主导地位,各种物理因子治疗设备是各个康复医疗机构的主要产品。而各个医疗康复机构所拥有的作业治疗设备少之又少,最常见的就是磨砂板、分指板、OT桌、简单的积木、滚筒和瑞士球。对于这些简单的作业治疗设备,训练时无法产生更多、更新颖的训练思路,让训练过程变得枯燥、单调,不但患者失去耐心、信心和兴趣,日久天长,作业治疗人员本身也对治疗产生乏味的感觉,很难激发起工作人员的积极性、主动性和创造性。近些年,随着科学技术的进步,在康复治疗领域里新兴了很多特殊的治疗技术,如镜像治疗技术、虚拟现实治疗技术、淋巴引流治疗技术、上肢手功能康复机器人等,这些新兴的康复治疗技术都被归为作业治疗的领域范畴,为作业治疗的开展开辟了新的方向。但是很多康复治疗设备非常昂贵,又造成了他们推广应用的困难。因此,研发更多较为实惠的作业治疗设备也成为当前急需解决的问题。

（六）作业治疗场地和环境受到限制

目前各级康复医疗机构中,大多数为作业治疗开辟了独立的治疗场所,将相关的上肢功能训练、生活自理能力训练、文娱活动集中到一定房间内进行训练。但是在大多数的社区工作环境里,并没有为作业治疗开辟独立的操作空间。很多社区作业治疗无法在特定的环境当中有针对性地开展。同时,社区层面的作业治疗更应该侧重患者生活自理能力的提高,以及社会适应能力的提高。从这个意义上讲,不应该完全将功能障碍的患者局限在某个房间内进行训练,而是应该在取得了一定功能的基础上,将患者带到家中、工作环境中、社会环境中进行适应性的训练。例如,训练患者去超市购物,练习他的计算能力、认知能力和行动能力。但是,在社区康复医疗工作中,医务人员短缺,又涉及非常多的医疗安全、伦理、信任等因素,因此无法实现真正的社会活动的参与,从而失去了作业治疗在社区康复当中应该发挥最大作用和效能的意义。

三、社区作业实践的未来方向

（一）落实相关法律法规,使社区康复成为"健康中国"战略的重要组成部分

中国残疾人社区康复经过30多年探索和实践,在政府高度重视、地方积极配合及社会力量和残疾人广泛参与下,取得了显著成效。社区康复得到《中华人民共和国残疾人保障法》保障,确定了社区康复的原则,即以社区康复为基础,康复机构为骨干,残疾人家庭为依托;以实用、易行、受益广的康复内容为重点,同时明确指出,各级人民政府应当将残疾人社区康复纳入社区公共服务体系。政府和有关部门应当组织和指导城乡社区服务组织、医疗预防保健机构、残疾人组织、残疾人家庭和其他社会力量,开展社区康复工作。《国家残疾预防行动计划(2016—2020年)》提出改善康复服务,坚持立足基层、综合干预等措施,广泛开展以社区和家庭为基础、以一级预防为重点的三级预防。社区康复已被纳入国家计划,社区康复自"八五"计划以来,连续纳入残疾人事业发展各个五年发展纲要中实施;与此同时,康复医学事业、社会保障事业、公共服务事业等也都明确规定大力开展社区康复,并

制订了工作目标、具体措施、实施进度、检查和考核措施,为社区康复建立社会化工作机制奠定了基础。

1. 将社区康复融入"健康中国2030"、医疗卫生体制改革、《国家残疾预防行动计划(2016—2020年)》《城乡社区服务体系建设规划(2016—2020年)》等大局中,突出政府责任,着力解决残疾人最关心、最直接、最现实的利益问题,确保残疾人公平享有基本民生保障和基本公共服务,充分发挥社会力量、残疾人组织和市场机制作用,满足残疾人多层次、多样化需求,不断增进残疾人福祉,实现残疾人"人人享有康复服务"的目标。

2. 加强统筹规划,进一步完善《残疾预防和残疾人康复条例》相关配套政策和制度体系,落实"预防为主、预防与康复相结合"的方针;扩大康复服务供给,为残疾人提供综合性康复服务,优先满足残疾人基本康复服务需求;加强标准、人才、学科建设和行业管理,全面提高康复服务质量;加强组织领导,强化政府责任,加大投入力度,加强督查落实,按照《残疾预防和残疾人康复条例》要求,依法推进社区康复发展。

3. 依法推进《残疾预防和残疾人康复条例》,明确政府在残疾人康复工作中的职责,规范康复服务行为,提出对康复工作人员的法定要求等,社区康复将依据《残疾预防和残疾人康复条例》得到进一步发展。按照国家"十三五"《残疾人精准康复服务行动实施方案》提出的目标,制订措施,务实推进。在完善组织管理体系和工作队伍、组建康复服务网络、开展需求评估和提供康复服务、信息化管理和经费保障方面,各级政府和相关部门明确分工,合力落实工作流程、制度、标准等。同时建立机构康复与社区康复有效衔接的工作机制,加强基层社区康复管理人员和专业人员的配合,完善转介服务路径,使残疾人得到安全、有效、精准的康复服务。同时,努力开发监测与评估工具,及时、完整收集数据进行统计分析,对社区康复实施进行动态、全面、科学监测。

(二)加大宣传力度,普及康复知识

目前,有很多人不了解康复领域中的相关知识,而且在社区开展的康复项目主要是物理因子、运动疗法、针灸、推拿等技术,虽然以上技术在社区治疗中较受欢迎,但都不是作业治疗的专长。而作业治疗的领域,如ADL训练、上肢功能训练等都需要患者亲身主动参与,这好像不太受患者的欢迎。如果把社区作业治疗比作一种产品,那这件产品的真正价值并没有被很多人发现。在市场学的理论中,产品的价值不仅仅单看它的材料,也应考虑服务提供的速度、便利、安全等因素,最重要的是这件产品是否为患者所需要。

宣传工作由接触患者的第一天就应该开始,让他们了解自己的病情及康复过程,早期的宣教可使患者对自己的问题更加了解,不会产生不切实际的期望。同时,要宣传主动参与的好处,并提升患者的正能量,帮助他们解决当前的逆境,积极地面对未来。宣传的手法可通过成功康复患者的例子,阐述他们的康复过程。宣传不是单单向着患者的,医院的领导、临床科主管、人力资源和社会保障部门的官员及一般市民也是推广康复的对象。

1. 推广"大康复"的理念 以往我们一提到康复,就会想到脑卒中后运动功能的恢复,想到脑瘫儿童的康复训练,顺其自然,社区康复就是将以上的康复形式移植到社区进行,其实这是一种错误的观点。医疗康复和社区康复是完全不同的两个领域。同样,当提及社区作业治疗时,很多人主要是想到推拿、针灸、拔火罐等简单的技术,然而,这个并不是作业治疗的内容,并且作业治疗的范畴远非这么局限。因此我们需要有"大康复"的理念。

所谓"大康复"就是全面的康复,超出康复医学的范畴,从人的生理功能恢复、社会功能恢复角度去思考,引进人文、心理、建筑、机械、电子通信、医学等各个领域的专家,共同为残疾人在社区中的康复提供合理的康复方案。例如,我们将精神康复中的农疗方法加以改变,提出了针对非精神残障患者的园艺治疗,建筑专家根据园艺治疗的概念,结合园林设计的理念,提出了疗愈景观的建筑设计方案;在制订康复方案时,还应该更多地结合全科医学知识和措施,尽可能合理地改善各类病损和残疾,进而提高患者的生活质量;同时也应当中西医结合提高康复质量,合理应用心身协调干预、太极拳、八段锦等自我保健、中药针灸及理疗的综合简便措施;此外,还要结合循证医学以确认各类病损和残疾的最佳康复干预证据,提高其临床应用价值及重复性,提高康复效果,并制订规范化建议或专家共识;也可以结合转化医学的应用,以提高康复水平及康复措施的科学性和有效力度。这就是"大康复"理念给社区作业康复提供的发展思路。

2. 落实"精准康复"理念 精准康复医疗指在医疗和康复机构内,结合现代科技手段和方法,传统康复评估与治疗方法,以及患者生活环境和以往的康复相关数据,为患者提供精准的康复评估、康复治疗与训练、康复管理及康复转介的过程。

美国前任总统于2015年提出"精准医学计划"后,精准医疗逐渐成为世界范围内医学界关注和热议的话题。精准医疗是一个建立在了解个体基因、环境及生活方式基础上的新兴的疾病治疗方式和预防方法。"精准康复"理念来源于"精准医疗"的思想。"精准康复"引进和利用先进科学技术,将现代尖端科技手段和医学技术应用到康复治疗中,使诊断和评估方法更加细化,治疗方案的选择更加精准。康复医学是一个年轻的学科,还存在诸多问题,"不精准"会严重阻碍学科未来的发展。同样,如果要推动社区的作业治疗快速发展,"精准化"是重要的转化方向。例如,在社区作业治疗前的评估环节中,可以使用更为量化的评估量表或者高端的评估设备,为康复方案的制订提供精准化的数据;在训练环节中,更多地参考有科学证据支持的治疗模式,结合循证医学的方法,使康复治疗和训练环节"精准化";此外,可引进先进的康复治疗和训练仪器,有效提高康复治疗的效率。

(三)加强人才队伍建设

随着社会各界对作业治疗的重视和认知度的逐步提高,作业治疗教育也显得更加重要,改善国内作业治疗教育的培养模式是关键的一步。

1. 明确作业治疗教育目标,即在掌握基础医学知识的基础上,能熟练掌握和运用作业治疗的基本理论和基本方法,在教育计划和课程设计方面应紧密围绕作业治疗的技术和方法,保障学习质量。根据国家制订的开设作业治疗课程的准入标准,督促相关院校按照准入标准加大软硬件的投入。

2. 我国应加强教育主管部门和卫生部门的沟通,建立完善的作业治疗师认证制度及岗位准入制度;鼓励成立各级作业治疗学会和作业治疗的专业杂志,推动作业治疗专业的发展及作业治疗专业教育的进步。2016年11月在杭州召开的中国康复医学会第十三届康复治疗学术年会上,相关专家已经开始筹备作业治疗师的规范培训和统一考核认证制度的相关问题。

3. 在作业治疗专业学历教育方面,西方发达国家及我国香港、台湾地区起点即是本科教育,美国甚至只培养研究生学历的作业治疗师,而我国目前尚有大批院校只是提供中专或大专学历教育,远远落后于西方发达国家,因此应结合我国国情,在做好、做精康复治疗或作业治疗专科、本科教育的基础上,分地区、分层次开展研究生教育,逐步提高我国作业治疗教育的学历水平。

4. 在作业治疗师资队伍方面,应加强和重视现有作业治疗教师队伍的培训,并不断吸收经过专业治疗教育培养的优秀人员充实到教师队伍中来。院校要学会和借鉴西方发达国家及我国港台地区作业治疗教育的成熟经验,寻求世界范围内的多方、多形式合作,通过合作快速提高作业治疗师队伍的整体素质。

社区康复服务能力的不足、人才的短缺仅是其中一个因素,此外,康复人才的流失也是社区的康复服务能力局限的主要阻碍因素。原本我国康复人才的培养就不能满足社区的需求速度,加之在福利待遇、职称晋升、学习进修机会等方面的制约,很少有人主动到社区从事康复工作。要想改变这种状态,就要从医改的大政策入手,改变社区医务工作者的福利待遇,并给予大力的政策倾斜,这样才能吸引优秀的康复人才进入社区工作,否则光靠硬件设施的改善并不能提高社区康复的服务能力。

(四)推行个性化服务——以因地制宜为原则,推行个性化服务

社区康复服务既适合发达国家,也适合发展中国家;既要适合经济发达的城市,也要适合经济落后的农村。要根据患者的康复需求,因地制宜开展康复服务,分类指导,方式多样,方法灵活。在需要接受作业治疗的患者中,脑卒中后遗症患者、退行性骨关节病、脊柱相关疾病占相当大的一部分人

群,为了方便患者就医,为了解决患者的痛苦,应根据各地环境、经济、文化、社区、资源条件的不同,再结合各地社区康复的具体模式和做法,以及对患者病情的综合评估,采用最合理合适的治疗方案。

对于脑卒中患者,由于很多脑卒中患者长期卧床,不能出门,作业治疗师可以针对患者 ADL 和居家环境进行个体化评估,参照无障碍改造标准,对居家环境及辅助器具的设置进行改造,可以使患者的日常生活更加便利化和安全化,提高患者自我照顾能力,减少对家属的依赖,让患者能重新学习并建立新生活。

在社区的作业治疗中,康复器材的配备也尤为关键。仅仅是康复治疗师的手法锻炼和治疗中心的医疗器械是远远不够的,我们应充分发挥公共康复器材的作用。

首先,在社区医院中,作业治疗仪器数量的局限导致了康复患者治疗时长的延长。目前,"共享单车""共享雨伞"等共享理念被广大的居民熟知,若能在社区公共活动领域内引入共享康复器械以供需要的患者共享使用,或者以公益公共设施的方式在社区内建立公共康复设施,并且康复居委会成员组织患者进行相关的健康讲座,定能让更多的患者学会自我康复,提高患者的康复效率。

其次,在社区作业康复的技术上,可采用中西结合的方式,不仅为患者提供高科技的康复项目,也继续开展有中国特色的康复疗法,如针灸、推拿按摩、中药草治疗、太极拳疗法等,再根据患者的喜好,制订低成本、可行性高、患者依从性高的治疗方案。

社区作业治疗的目的是让患者最大限度地恢复生活能力和提高患者的生活质量,个性化的康复方案不仅能提高患者的生活质量,还促进了患者的身心健康。根据不同的患者情况制订最合适的个性化治疗方案对每个作业治疗师和康复医师都具有很大的挑战性。目前,社区康复技术人才队伍仍在快速发展中,人才短缺、人才流失等问题仍有待改善。

(五)多学科多领域的融合

1. 推动多学科联合发展

(1)与全科医学结合:大部分的分散在家庭或社区中的患者都需要长期的治疗,但其中大部分患者同时患有多种疾病,他们需要接受综合性的治疗,然而我国社区康复的发展还很不平衡,许多社区康复机构的条件与患者的康复需求存在着较大差距,单一的作业治疗已经不能解决他们所有的问题。虽然全科医学涵盖的治疗性项目更加广阔,看起来更接近综合性治疗的理念,但是大多数全科医师的康复基础知识比较薄弱且没有掌握专业的作业治疗技术,因此全科医师需要和作业治疗师相互协作,促进社区医疗模式由单一的学科模式向多学科联动方向发展。

(2)与家庭医师结合:为提高医疗资源的利用效率,缓解"看病难、看病贵"的情况,国务院医改办、国家卫生计生委、国家发展改革委、民政部、财政部、人力资源和社会保障部及国家中医药管理局联合发布《关于推进家庭医师签约服务的指导意见》,建立分级诊疗制度,逐步形成基层首诊、双向转诊、急慢分治、上下联动的分级诊疗和就医模式。其中,推进家庭医师签约服务就是实现分级诊疗的关键。通过建立家庭医师签约服务制度,借助家庭医师的综合服务能够帮助缺乏专业知识的患者提升合理选择医疗机构的行为能力,获得长期协同的健康照顾。家庭医师签约服务制度已经在部分地区推行,未来也必定会落实到每个城市,为患者实现家庭康复带来曙光。在分级诊疗制度下,康复医师、公共卫生医师和家庭医师共同形成社区康复团队,以这种团队干预的模式,可以有效地提高治疗效果。社区家庭医师对管辖区域内的居民比较了解,清楚患者的病情,可为康复医师提供详细的患者资料,使社区作业治疗方案的制订更加个性化;另外,家庭医师容易获得患者及家属的信任,增加患者的康复欲望和康复信心;同时,未来康复医师也可签约为家庭医师,为行动不便的患者提供长期的康复指导和管理。

2. 加强基层资源的整合

(1)与养老机构联合:2016 年 11 月 11 日国务院总理李克强主持召开的国务院常务会议上提出推进医疗卫生与养老服务结合,更好地保障老有所依、老有所养。会议指出,推进医疗卫生与养老服务相结合是深化医疗、应对老龄化、增进亿万家庭福祉的惠民举措。为促进医养结合,养老机构内设的医疗机构可作为医院康复护理的场所。建议在现有基础上加大与养老机构的融合,在养老机构内设置康复护理场所,增设作业治疗的专项服务。同时对养老机构提供技术支持,对机构内护理工作人员进行作业治疗专项培训,提升其康复服务的意识和能力。康复和养老的结合已经是近些年来,乃至于未来一段时间内非常热点的话题。这里面既有医疗领域和民政系统的一个跨界融合,又蕴含着巨大商业模式的发展机遇,目前在我国非常多的国企和民营资本,都是康复和养老的结合。但是,目前康复和养老的结合更多的体现是医疗行为,忽略了养老的本质追求,在养老院中进行康复,它更多的目的应该是通过康复技术,尤其是作业治疗的介入,让老年人在养老的过程当中实现更多的社会活动参与,从而提高他们的内心丰富感受和愉快的精神生活,而不是过度的医疗行为介入,那样就会将养老院变成康复医院,脱离了养老和康复结合的真正目的。因此,作业治疗社区实践在养老领域的应用需要关注养老的特点。

(2)与社区残疾人联合会联合:在社区服务站中,残联具有完善的服务网络,其建立的康园工疗站承担了大量残疾人的康复服务工作。康园工疗站以政府购买服务的形式实行行业管理,为精神、智力残疾人提供日间托管、康复训练和辅助性就业服务。但残联的康园无法提供医疗康复的服务,很多残疾人出现医疗需求时,不得不再次去医疗机构,这给残疾人带来极大的不便。如果社区作业治疗师与残联形成残疾人联合,不仅可定期在残联活动中心开展一些关于作业治疗的康复讲座,加强作业治疗康复的宣传,鼓励残疾人积极参与康复训练;还能为残疾人提供更多专业化的作业治疗训练,帮助更多残疾人恢复生活技能。此外,在残联中心开设的作业治疗项目,在一定程度上扩大了社区康复科室的业务并带来了可观的经营创收。

3. 推进社区康复工作社会化

(1)社区康复网络:现有的五大系统(卫生、民政、残联、人力和社保)网络将加强双边的或多边的合作、沟通、协调、优势互补、资源共享。除五大系统网络外,还应发展地区性的社区康复网络和伤残

人士及其家属自行组织的民间自助互助网络。

(2)社区康复协力承担者:在各级政府的残疾人工作协调委员会的统筹下,各承担者要明确责任分工、角色使命,真正做到各负其责、各尽所能、各献其力、互相配合。并且要加强各部门之间的对话,加强跨部门之间的融汇协作。

(3)民间社会力量:目前在一些城镇正在兴起的民间社会力量办社区康复的潮流将继续发展。现已有民办的社区康复站(提供上门康复训练和服务)、民办社区辅助器具供应站、民办的养老或托幼机构(面向残疾老年人和儿童)等,预计未来还会出现民办的初级特殊教育机构和其他民办的康复咨询和培训机构。

(4)加强同社工组织的联系:社工作为社会协同和社会参与的重要组成部分,在社区管理治理过程中发挥着重要作用。社工组织承接社区公共服务,作为政府和居民外的第三方介入,在政府与居民之间构建起和谐的桥梁和沟通平台,运用自身的工作方法和理念承担相应的社会责任。社区将社区公共服务交由社工和社工机构承担,提高社区的功能,提升社区的文化涵养,促进和谐文明社区的构建,建立起新型的社区服务模式,促进社会治理,社工作为不可或缺的社会力量,在参与社区治理的过程中发挥着重要的作用。以社工和社工机构为平台,给社区居民提供为本社区服务的机会,促进整个社区居民参与,增进居民间互动,培养社区的互帮互助精神,对促进整个社区的融合包容、打造社区特色文化、构建和谐安定的社区有着重要的意义。社工开展服务,丰富社区的居民文化娱乐活动,引导积极健康的生活态度,提升社区居民的生活品质,打造幸福社区。社工作为活动的倡导者,在自然环境和人文环境的营造上,带动社区居民参与其中,共同打造自己的生活空间。总的来说,社工通过自身平台的构建,在社区治理过程中,致力于构建起一套新的社区互动模式,促进社区的融合,这一点上,和作业治疗所强调的积极参与到社会活动中来是完全一致的。因此,在社区开展作业治疗时应该多多和社工取得联系,借助社工和社工机构的力量让活动开展得更加深入和有意义。

（六）借助"互联网＋"，发展移动医疗

社区康复的移动医疗是指通过计算机技术、遥感、遥测、遥控技术为依托，充分发挥医院或医疗中心的医疗技术和医疗设备优势，对医疗条件较差的社区患者进行远距离诊断、治疗、康复和咨询。移动医疗旨在提高诊断与医疗水平、降低医疗开支、满足广大人民群众保健需求的一项全新的医疗服务。目前，移动医疗技术已经从最初的电视监护、电话远程诊断发展到利用高速网络进行数字、图像、语音的综合传输，并且实现了实时的语音和高清晰图像的交流，为现代社区康复作业实践的应用提供了更广阔的发展空间。国外在这一领域的发展已有 40 多年的历史，而我国只是在最近几年才得到重视和发展。在国家大力提倡供给改革，提倡创新的时代背景下，在"互联网＋"科技的推动下，我们应将观念尽快从过去的"疾病治疗为主"转移到"疾病预防和康复为主"上来。移动互联网时代，借助技术优势可实现为患者建立一个完整的个人健康信息档案，实时在线云端存储和检测，随时联通医疗机构和家属，通知医务人员上门康复服务。目前，社区作业治疗的主要群体是慢性病患者群体和社区居家养老群体，而慢性病患者和居家养老患者大多是活动受限的患者，移动医疗可以为他们提供即时的交流平台，有利于患者康复效果的持续观察和医师的即时指导，为医患沟通带来了极大的便利。"互联网＋"时代下，大力推动移动医疗的发展是社区作业实践发展中举足轻重的一环。

"人工智能"技术在全世界持续升温，今年甚至成为科技界的代名词。可能有些人觉得人工智能是高精尖的东西，对普通人目前还是遥不可及。事实上它已经不知不觉渗透到我们生活的方方面面。例如，手机的语音识别功能（苹果 Siri 系统）、今日头条的智能推送功能、淘宝等电商的购买推荐功能、网游的挂机服务、很多大平台 APP 的在线客服等都是人工智能技术的应用，而他们就是目前互联网时代大多数人生活中必不可少的元素。同时，随着人口老龄化问题的不断加剧，以及大众健康的意识愈发强烈，人们对于通过提升医疗技术达到增强健康及延长寿命的需求也更加迫切，因此，作为如今站在科技风口上的人工智能技术也必将成为推动医疗产业发展的重要动力。同时，人工智能技术与现代康复医疗技术也有了越来越多的交集，而且目前已有很多落地应用的项目与产品，如果能将人工智能充分运用到社区的作业治疗中，必定会为社区康复带来一片新天地。

5 年前，康复机器人研究的主流是力图研究机器取代人的功能。目前康复工程的专家已经纷纷将重点转移到利用机器人的方式去帮助康复治疗师进行康复锻炼，促进患者的功能恢复。某研究所研发出最新一代五指康复训练机器人，给脑卒中患者手指功能康复、提高生活质量带来了巨大的福音，极大地提高了我国手功能康复的技术水平。它由电源、外骨骼训练机器人和信息处理及控制终端上位机三部分组成，通过控制终端向机械手臂反馈，机械手臂从而辅助患者手指进行运动。由于是患者主动要做出的手指运动，因此康复效果有显著的提升。除此之外，康复机器人在步行、远程训练、虚拟现实训练等方面的运用也是当前研究的热点。

人工智能技术主要有两个核心：前端的交互技术和后端的人工智能技术。

（1）前端的交互技术分为自然语言处理技术、体感和手势的互动技术、视觉识别和图像处理技术。自然语言处理技术可运用于医疗信息数据库的检索、医疗文献的翻译、医护人员及患者身份的识别，以及医护人员实时操作语音记录的文字转化；体感和手势的互动技术已经在康复领域广泛运用，主要用于康复功能评定与康复设备中的应用；视觉识别和图像处理技术一般指的是平面图像的识别功能，但是未来人工智能的方向应该是多维度的即时环境处理功能，未来智能化机器人必定具有综合分析和即时反馈的能力，如果能把高智能机器人技术运用于病房，能大大地提高效率，节省人力成本和时间成本。

（2）后端的人工智能技术主要指的是运算和处理数据的能力。凭借深度学习算法，人工智能未来将会成为医师做病症诊断的最强大的工具，甚至在某些单一的常规病症的诊断分析方面，人工智能可以代替医师完成，而且能够保证很高的准确率，如医疗影像的分析诊断。在社区作业实践的发展中，人工智能技术是最有潜力的一部分，唯有跟上

科技快速发展的步伐,才能让社区康复的发展步步高升。

(七)早期康复、持续康复、智能康复

1. 早期康复 中国的康复医学经历了 10 年的黄金周期(2008—2018 年),逐渐被医学界同仁和广大的老百姓所认知、了解和熟悉,越来越多的临床医师会将患者出现功能障碍之后,转介到康复医学科,进行功能障碍的诊疗。越来越多的老百姓也认识到,脑卒中、脊髓损伤、骨折术后需要尽快地接受康复治疗。国家和各级医疗机构都在重视康复医学的发展,但是康复医学总体的体量、技术含量、人才储备还远远不能满足目前临床的需求,基层社区的康复医疗保障还不是十分全面。因此,目前的康复医疗,从临床医疗来讲更多地是解决临床后遗症。很多综合性医院的康复医学科中大多是各类神经及骨科术后后遗症的患者。在解决后遗症上,虽然我们也不断地在探索临床的诊疗思维、基础理论、诊疗策略及康复治疗手段,各种康复治疗技术也层出不穷,基础研究也取得了一定的进展,但是在最终的功能障碍的恢复效果上和最终结局上,在投入和产出的关系上并没有取得满意的社会经济效益和患者满意度。因此,如果将康复医学单单定位为解决各种疾病后功能障碍的医学,这是狭隘的康复医学,我们应该从广义的角度去认识康复医学,将康复医学的主阵地向前移。在疾病发生的那一刻,我们就要应用各种各样的评估和康复治疗手段,针对疾病的预后进行积极的干预,减少功能障碍的出现。康复医学的发展并不绝对取决于床位的数量,更应该取决于早期床边康复治疗的广度和深度,通过积极的早期干预,减少功能障碍的出现,这也是康复医学最大的贡献之一,而不是等出现功能障碍后才得到康复医学的介入。因此,早期康复显得尤其重要。何谓早期康复?不同时期有不同的见解,现在普遍的共识表明,当患者生命体征稳定之后,积极的康复干预就是早期康复,在不同的文献研究中,从 8 h、12 h、24 h～48 h,都认为是属于早期干预的范畴。早期康复的最大优势是预防深静脉血栓发生,缓解术后疼痛,预防组织粘连,促进神经肌肉功能恢复,预防肌肉萎缩和关节挛缩,预防压疮。大多数的作业治疗对体力的要求

并不是很高,在疾病的早期,身体机能状态还处于虚弱的时候,作业治疗非常适合于床边早期开展。尤其是神经康复和骨科康复的患者,在脑卒中早期,肌力还没有恢复到一定程度之前,很难支持高强度的运动治疗,床边的作业治疗则可以积极地介入。随着医联体的建设,三级医院很多患者都可以快速地转到下级医院和社区进行功能锻炼,给作业治疗早期介入、疾病的恢复、提供快速康复创造了有利条件。

2. 持续康复 是社区康复的一个重要功能。患者进入疾病的恢复期后,如果不能够持续康复,将可能出现功能的退化。临床上我们见到非常多的脑卒中、脊髓损伤及骨科术后的患者,经过了早期的积极干预,取得了比较理想的临床疗效,功能障碍恢复得比较理想,但是当患者出院后,回到社区和家中时并没有进行积极的康复干预,当患者回到上级医院复诊时,医师们发现,当时在医院已经取得的功能效果出现了明显的退化,这就是持续康复做得不好,有的患者出现了严重的功能倒退,这就是我们经常讲的无效康复。如果只进行早期的康复是没有持续效果的,对于患者和患者家属来说,是时间和金钱的浪费;对于医务工作者来说,是精力和体力的浪费;对于社会来说,是医疗资源的浪费。能否实现持续康复,是康复能否在社区扎根立足发展的关键环节。作业治疗,应用灵活,方便在居家和社区中开展,不需要过多的大型的物理治疗设备,可以灵活地因陋就简,因地制宜开展康复治疗,解决患者的社会参与问题,提高患者的生活自理能力,最大限度地提高患者的活动能力和活动参与程度,从而提高他们的生活质量。

3. 智能康复 在前文中反复提到过,随着互联网技术的发展,5G 时代的到来及大数据云计算技术的实现,越来越多康复信息的收集,对于康复治疗有了更多的决策依据,为康复智能化提供了数据的基础。智能化康复并不是要用机器设备取代治疗师和医师,而是在整个的康复过程当中,借助相应的大数据信息,辅助医师和治疗师进行诊断和判断,从而更精准地进行功能评估,随时观察评估的变化并准确地记录,对不同的个体给予更加精准的康复治疗。目前,大家熟知的虚拟现实技术就是

典型的智能康复,也是典型的作业治疗技术。但是目前的智能化康复,更多地是依靠大型康复治疗设备,能否研制出便携、移动、精准的智能化康复设备,引领智能化康复技术,对于作业治疗智能化有着重要的意义。

(八) 园艺治疗在社区作业实践中的应用

园艺治疗,顾名思义就是以园艺作为媒介的治疗技术,是对有必要在其身体及精神方面进行改善的人们,利用植物栽培和园艺操作活动,从社会、教育、心理及身体诸方面进行调整更正的一种有效方法。

园艺治疗强调在园艺栽培的过程中所得到的精神上的益处,治疗的范围很广泛。在欧美国家,园艺治疗普遍应用于社会服务机构、医疗机构、精神疗养院、大专院校、残疾人学校等。园艺治疗的对象十分多元化,包括亚健康人群、残疾人、高龄老年人、青少年、儿童、智力低下者、精神疾病患者、早期老年痴呆症患者等。在医院内开展的园艺治疗主要针对疾病所导致的功能障碍。

园艺治疗从作业疗法中分离出来,成为作业疗法的一个环节。作业疗法是可以随机应变地使用多种活动作为媒介的疗法,而园艺治疗只能使用园艺作为治疗的媒介。虽然园艺治疗的活动内容有限制,但适用对象广泛,可以运用多种技术和方法,这一点与音乐疗法、艺术疗法等相同,园艺治疗是相当专业的领域。作为辅助疗法之一的园艺疗法所包含的范围很广泛,内容包括从被动使用到作业疗法的积极使用,这是它的特征。将日常生活中的舒畅、乐趣和安心作为治疗和疗养手段来运用。

五官刺激是园艺治疗的基础。植物能提供不同的感官刺激,包括视觉、听觉、味觉、触觉及嗅觉等。植物的色、形对视觉,香味对嗅觉,可食用植物对味觉,植物的花、茎、叶的质感对触觉都有刺激作用。在植物种植修剪过程中,通过不同的动作设计可以改善疾病导致的功能障碍,练习丧失的成分。

1. 园艺治疗的特征　①与植物的生长建立密切关系;②运用感觉体验和动作体验的相互作用;③兼具各种疗法的特点;④能够用于园艺治疗的植物种类繁多、运用方式多样;⑤从植物生活周期中学习、体会生死周期与节奏韵律。

2. 园艺治疗的实施

(1) 植物认领:会根据患者的功能情况,让患者认领一盆植物,与患者共同去栽培、施肥、剪枝,让植物不断地生长。在活动区内,不仅可以呼吸新鲜的空气,有很好的视觉体验,同时也能更好地使植物的成长和患者疾病的恢复同步起来,看着植物一天天生长,患者也会愉悦很多,对疾病的恢复多一份信心,当患者出院时,我们会把他所培育的植物送给他带回家。

(2) 植物修剪:患者会在我们的指导下给植物浇浇水、施施肥、剪剪枝叶,在这个过程当中可以锻炼患者的肢体灵活性,加强与患者的交流,改善他们的心情。

(3) 音乐欣赏:患者在这里可以收听到特殊的,根据患者情志状态选择的,合适的金木水火土的五行音乐,收听五行音乐的过程中,让患者身心放松,融于大自然,融于这优美的乐曲当中,让身心伴随着五行运化的旋律,去迎合天地自然之道,回归到大自然的怀抱。例如,从传统中医的角度,有的患者脑卒中之后肝气郁结,听一听五行属木的音乐能够疏肝利胆、行气导滞,尤其配合上我们这些绿色的植物,对患者功能的恢复会更好。

(4) 步行运动:患者具备一定的步行能力之后,就可以沿着雪糕筒不断地走,沿着这个特定的形状,是对他运动、平衡、协调能力的一种锻炼,在这个运动的过程中还能听着优美的音乐,踏着音乐的节律去走,这对于患者功能恢复也有很大的积极作用。

(5) 影视观赏:通过视、听两种影响因子,容易使人们集中注意力。通过播放一些励志电影,激发患者对健康生活的向往。患者对电影里面的一些情节、片段会有自己的思考,刺激患者的记忆力,强化其思维能力。患者与家属之间乃至患者之间一定会产生一些交流,这有助于患者情绪的释放和思维的碰撞。

(6) 游艺活动:这里摆放着许多的雪糕筒,是为了锻炼患者的平衡和肢体控制能力,让患者在训练过程中充满乐趣、充满游艺的性质。

(7) 手功能训练:当患者在这些地方活动累了,可以再坐下来捏一下黏土,或者修剪一下他的植物,进行一下精细运动的练习。

(九)努力提升支持性服务能力

支持性服务是一个机构提供服务并在服务的使用方面提供支持的能力。这是社区康复落地的关键环节。很多好的社区康复项目不能够在社区持续开展,与支持性服务能力不足密切相关。支持性服务的直接对象是老年慢性病人群、残疾人士;支持性服务的间接对象是家属及照护者。支持性服务的内容包括健康指导、康复评估、指导转介、辅具适配、心理疏导、就业服务等精准康复的内容,是社区康复活动的保障。作业治疗侧重社会参与的执行,强调社会活动的融入,最能体现社区康复的要义和特色,但是作业治疗涉及的人员、场地、活动形式、活动支持、宣传报道、教育及培训等内容,需要多方面的专业人员,单独依靠医务工作者是很难实现的,这也是以往社区康复开展过程中效果不好的原因之一。作业治疗和社区支持性服务结合,可以全面提升社区康复的效果,使社区康复更具备活力。

随着科技和信息技术的不断发展,我们需要综合运用各方面技术,共商、共建、共享社区康复进步的成果,丰富和发展社区作业治疗的表型和内涵。

(刘　刚)

参考文献

[1] 陈可冀.倡导大康复医学理念(摘要)[C]// 2011 中国医师协会中西医结合医师大会论文集.北京:中国中医科学院西苑医院,2011:1-2.

[2] 陈玲,张婷珊,严建军.多学科联动在社区慢病管理中的实践与思考[J].现代医院管理,2018,16(3):16-19.

[3] 高峰,崔金龙,刘娜.国内作业治疗教育现状与发展——香港理工大学 MOT 课程学习体会[J].中国康复,2018,33(1):67-70.

[4] 国际康复会议与展览.人工智能即将进入康复医学,你准备好了吗?[DB/OL].[2017-12-13][2018-08-22].http://www.cantonrehacare.com/home/article/detail/id/247.html.

[5] 胡承伟,尹相风,支艳红,等.家庭医师康复团队对脑卒中患者康复疗效的影响[J].中国慢性病预防与控制,2015,23(11):859-861.

[6] 黄锦文.从市场学角度看作业治疗在内地的发展[C]//中国康复医学会第八届全国康复治疗学术年会论文集.香港大埔医院,2011:25-26.

[7] 梁鸿.专题导读-推进分级诊疗制度的关键是建立和完善家庭医师制度[J].中国卫生政策研究,2016,9(8):1-2.

[8] 刘刚.供给侧改革背景下中国社区康复发展的机遇与挑战[J].实用医学杂志,2017,33(2):169-172.

[9] 肖建华,陈龙伟,朱一平,等.对"精准康复"的理解[J].中国卫生质量管理,2017,24(3):110-112.

[10] 徐唱.作业治疗在综合性医院的现状及发展[J].按摩与康复医学,2018,9(4):11-12.

[11] 张金明,赵悌尊.中国残疾人社区康复 30 年回顾与展望[J].中国康复理论与实践,2017,23(11):1357-1360.

[12] 卓大宏,贝维斯,李建军,等.中国社区康复的现状、面临的挑战和发展趋势[J].中国康复医学杂志,2015,30(7):635-639.